W0275317

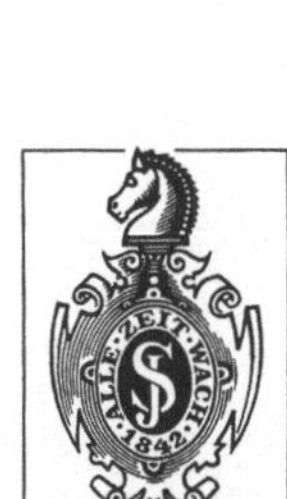

B.C. Manegold (Hrsg.)

Endoskopie postoperativer Syndrome

Mit Beiträgen von

H.O. Barth, W. Berges, G. Breucha, P. Friedl, K.H. Fuchs
H. Grimm, H. Groitl, M. Jung, G. Kautz, R.D. Keferstein
I. Kempeneers, G. Kliems, H.J. Lübke, B.C. Manegold
H.-J. Meier-Willersen, C. Mennicken, G.E. Müller, W. Oehlert
J. Philipp, B. Reers, J.J. Reiter, K. Rückauer
R. Salm, K. Schwamberger, M. Schweiger, N. Soehendra
M. Staritz, M. Wienbeck, H.J. Wirtz

Mit 228 Abbildungen und 60 Tabellen

Springer-Verlag Berlin Heidelberg New York
London Paris Tokyo

Professor Dr. B.C. Manegold

Klinikum der Stadt Mannheim
Fakultät für Klinische Medizin
der Universität Heidelberg
Abteilung für Endoskopie
Theodor-Kutzer-Ufer
6800 Mannheim

ISBN-13:978-3-642-73488-5 e-ISBN-13:978-3-642-73487-8
DOI: 10.1007/978-3-642-73487-8

CIP-Kurztitelaufnahme der Deutschen Bibliothek
Endoskopie postoperativer Syndrome / B.C. Manegold (Hrsg.). Mit Beitr. von H.O. Barth ...
- Berlin ; Heidelberg ; New York ; London ; Paris ; Tokyo : Springer, 1988
ISBN-13:978-3-642-73488-5

NE: Manegold, Bernd C. [Hrsg.]; Barth, H.O. [Mitverf.]

2123/3145-543210

Vorwort

Der Patient sollte nach einer wohlindizierten und kunstgerecht ausgeführten Operation geheilt und nicht durch postoperative Störungen oder Syndrome belastet sein. Operative Maßnahmen umfassen aber nicht nur Wiederherstellungen, sondern auch Organentfernungen und Organverpflanzungen, so daß postoperative Funktionsumstellungen und Funktionsstörungen durchaus zu erwarten sind. Zur Klärung und Beurteilung derartiger Funktionsstörungen wird zunehmend die Endoskopie herangezogen, die besonders am gesamten Gastrointestinaltrakt wesentlich zur Befunderhebung und im geeigneten Fall auch zur Beseitigung von Funktionsstörungen beitragen kann.

Es war die Absicht, die Möglichkeiten der Endoskopie in der Erkennung und Therapie postoperativer Störungen und Syndrome zusammenfassend zu beschreiben, und ich möchte mich bei den Autoren bedanken, die ihre hervorragenden Kenntnisse detailliert dargestellt und durch exemplarische Abbildungen belegt haben. Gewiß ist eine Sammlung von postoperativen Syndromen oder Störungen niemals vollständig, auch wenn man sich auf nur ein Organsystem, den Gastrointestinaltrakt, beschränkt. Die Methodenvielfalt und der Methodenwandel in der operativen Medizin liefern immer neue Möglichkeiten für unbeabsichtigte oder unvermeidliche Störungen und Syndrome. Möge das vorliegende Buch den Endoskopierenden aller Disziplinen zur Information dienen und den Endoskopierten von Nutzen sein.

Mein besonderer Dank gilt Herrn Prof. Dr. DIETRICH GÖTZE, Springer-Verlag Heidelberg, der die Herausgabe des vorliegenden Buches kurzfristig ermöglichte, und meinem Mitarbeiter Herrn Dr. OLIVER MICKISCH für die Erstellung des Sachregisters.

Mannheim, im Mai 1988 B. C. MANEGOLD

Inhaltsverzeichnis

Ösophagus und Kardia

K. Rückauer und R. Salm — Ösophagoskopie in der frühen postoperativen Phase 2

G. Breucha und G. E. Müller — Benigne postoperative Engen an Speiseröhre und Kardia 7

P. Friedl — Syndrome und Störungen nach Ösophagusersatz 22

N. Soehendra, I. Kempeneers und H. Grimm — Syndrome nach Ösophagusvarizensklerosierung 29

M. Wienbeck, W. Berges und H. J. Lübke — Funktionelle Ergebnisse nach Eingriffen am unteren Ösophagus . . . 35

Magen und Duodenum

H. Groitl — Die Bedeutung der Refluxösophagitis nach Gastrektomie – eine klinische und tierexperimentelle Studie 44

K. Schwamberger — Syndrome nach partieller Gastrektomie 63

C. Mennicken und B. C. Manegold — Postoperative Störungen und Syndrome nach totaler Gastrektomie 76

G. Kliems — Duodenogastraler und jejunogastraler Reflux 85

K. H. Fuchs und H. J. Wirtz — Definitive Therapie nach endoskopischen Blutstillungsverfahren . . . 90

Gallenwege und Pankreas

B. C. MANEGOLD
Benigne Papillenstenose 100

I. KEMPENEERS und N. SOEHENDRA
Komplikationen nach chirurgischer und endoskopischer Papillotomie . . 112

G. KAUTZ, R. D. KEFERSTEIN und B. REERS
ERCP und ERCP-assoziierte Methoden in der frühen postoperativen Phase 116

J. PHILLIP
Postcholecystektomie-Syndrome . . . 137

J. J. REITER
Syndrome biliodigestiver Anastomosen 147

M. STARITZ
ERCP nach operativen Eingriffen am Pankreas 154

Rektum und Kolon

R. SALM und K. RÜCKAUER
Anastomosen: Belastbarkeit, normale und pathologische Anatomie 162

H. O. BARTH
Rektoskopie und Koloskopie in der frühen postoperativen Phase nach Eingriffen am Rektum und/oder Kolon 168

M. JUNG, H. J. MEIER-WILLERSEN und B. C. MANEGOLD
Definitive Behandlung des malignen Kolonpolypen 170

W. OEHLERT
Rezidive bei Karzinomen des Kolons und Rektums 181

M. SCHWEIGER
Inkontinenz 190

Sachverzeichnis 194

Mitarbeiterverzeichnis

Dr. H. O. BARTH
Chirurgische Klinik
Klinikum der Stadt Mannheim
Theodor-Kutzer-Ufer
6800 Mannheim

Professor Dr. W. BERGES
Medizinische Klinik und Poliklinik
der Universität
Moorenstraße 5
4000 Düsseldorf 1

Priv.-Doz. Dr. G. BREUCHA
Chirurgische Abteilung
Kreiskrankenhaus
Weilheimer Straße 31
7450 Hechingen

Dr. P. FRIEDL
Chirurgische Klinik
der Universität
Im Neuenheimer Feld 110
6900 Heidelberg

Dr. K. H. FUCHS
Chirurgische Klinik
der Universität
Abt. Allgem. Chirurgie
Arnold-Heller-Straße 7
2300 Kiel

Dr. H. GRIMM
Chirurgische Klinik
der Universität
Abt. Chirurg. Endoskopie
Martinistraße 52
2000 Hamburg 20

Priv.-Doz. Dr. H. GROITL
Chirurgische Klinik und Poliklinik
der Universität
Maximiliansplatz
8520 Erlangen

Dr. M. Jung
Abteilung für Endoskopie
Klinikum der Stadt Mannheim
Theodor-Kutzer-Ufer
6800 Mannheim

Priv.-Doz. Dr. G. Kautz
Chirurgische Klinik
der Universität
Jungeblodtplatz 1
4400 Münster

Dr. R. D. Keferstein
Chirurgische Klinik
der Universität
Jungeblodtplatz 1
4400 Münster

Dr. I. Kempeneers
Chirurgische Abteilung
Sint-Maria-Ziekenhuis
Monseigneur Sencie Straat 4
B-1500 Halle/Belgien

Professor Dr. G. Kliems
Enddarmklinik Bad Soden
Parkstraße 26
6232 Bad Soden

Dr. H. J. Lübke
Medizinische Klinik und Poliklinik
der Universität
Moorenstraße 5
4000 Düsseldorf 1

Professor Dr. B. C. Manegold
Abteilung für Endoskopie
Klinikum der Stadt Mannheim
Theodor-Kutzer-Ufer
6800 Mannheim 1

Dr. H. J. Meier-Willersen
Medizinische Poliklinik
der Universität
Hospitalstraße 3
6900 Heidelberg

Dr. C. Mennicken
Chirurgische Abteilung
Cornelius-Hospital
Heerstraße 2–10
4060 Viersen 11

Priv.-Doz. Dr. G. E. Müller
Chirurgische Klinik
der Universität
Calwerstraße 7
7400 Tübingen

Professor Dr. W. OEHLERT	Pathologisches Institut Rosastraße 9 7800 Freiburg
Priv.-Doz. Dr. J. PHILLIP	Innere Abteilung Krankenhaus St. Josef Bergstraße 6-12 5600 Wuppertal 1
Dr. B. REERS	Chirurgische Klinik der Universität Jungeblodtplatz 1 4400 Münster
Professor Dr. J. J. REITER	Chirurgische Abteilung Städt. Krankenhaus Elsa Brändströmstraße 1 6710 Frankenthal
Dr. K. RÜCKAUER	Chirurgische Klinik der Universität Abt. Allgem. Chirurgie Hugstetter Straße 55 7800 Freiburg
Dr. R. SALM	Chirurgische Klinik der Universität Abt. Allgem. Chirurgie Hugstetter Straße 55 7800 Freiburg
Professor Dr. K. SCHWAMBERGER	Chirurgische Abteilung Krankenhaus der Barmherzigen Brüder Kajetaner Platz 1 A-5020 Salzburg
Professor Dr. M. SCHWEIGER	Chirurgische Abteilung Städt. Krankenhaus 8540 Schwabach
Professor Dr. N. SOEHENDRA	Chirurgische Klinik der Universität Abt. Chirurg. Endoskopie Martinistraße 52 2000 Hamburg 20

Priv.-Doz. Dr. M. STARITZ
I. Medizinische Klinik und Poliklinik
der Universität
Langenbeckstraße 1
6500 Mainz

Professor Dr. M. WIENBECK
Medizinische Klinik
Zentralklinikum
Stenglinstraße
8900 Augsburg

Dr. H. J. WIRTZ
Chirurgische Klinik
der Universität
Abt. Allgem. Chirurgie
Arnold-Heller-Straße 7
2300 Kiel

Ösophagus
und Kardia

Ösophagoskopie in der frühen postoperativen Phase

K. Rückauer und R. Salm

Jede früh postoperativ vorgenommene Endoskopie unterliegt gegenüber späteren Kontrollen besonderen Kriterien.

1. Strenge Indikation
2. Genaue Kenntnis des Operationssitus
3. Große endoskopische Erfahrung
4. Zielgerichtete, schonende Untersuchungstechnik
5. Therapiemöglichkeit
6. Entscheidungshilfe
7. Vertretbares Risiko

Ad 1: Die Indikation ist streng zu stellen vor dem Hintergrund der Frage, wie notwendig und wie effektiv die vorgesehene Untersuchung in der konkreten Situation des Patienten ist. Hierbei ist auch die zeitliche Dringlichkeit der zu klärenden Frage wesentlich. Nicht zuletzt ist die Zumutbarkeit der vorgesehenen Maßnahmen für den Patienten in dieser Phase erhöhter Belastung zu klären.

Ad 2: Die Verschiedenartigkeit der anatomischen Verhältnisse nach einem Eingriff an Ösophagus oder Magen macht eine genaue Kenntnis der intra- bzw. postoperativen Verhältnisse zur selbstverständlichen Bedingung. Der Untersucher ist konfrontiert mit dem Zustand einer Ösophagektomie mit kollarer Anastomose oder einem retrosternalen Magenbypass, einer Gastrektomie mit den verschiedenen Rekonstruktionsverfahren bei ösophagojejunaler oder evtl. ösophagoduodenaler Anastomose. Es können auch die Lokalverhältnisse bei einer Ösophagusperforation oder -verätzung im Sinne einer intraoperativen bzw. posttraumatischen Endoskopie zu klären sein.

Ad 3: Aus den genannten Kautelen ergibt sich, daß die Endoskopie in der frühen postoperativen Phase die Schwierigkeiten einer Notfallendoskopie beinhalten kann. Eine entsprechende Erfahrung und manuelles Geschick auf seiten des Untersuchers sind deshalb ebenso unerläßlich wie eine kritische Einschätzung der eigenen Fähigkeiten und Grenzen.

Zweifellos ist in dieser Situation der Chirurg als Endoskopiker im Vorteil. Wünschenswert, aber nicht realisiert und möglicherweise nicht realisierbar ist die Vornahme einer solchen Endoskopie durch den Operateur selbst [11].

Ad 4: Bei der Vornahme einer früh postoperativen Endoskopie gilt der Grundsatz des primum nil nocere in besonderem Maß: Es sollte ausschließlich der konkreten Fragestellung nachgegangen und somit Art der Maßnahmen und zeitliche Dauer auf dieses Minimum beschränkt werden. Dazu gehört auch die Bereitschaft, sich bei ungeeignetem Instrumentarium oder einem technischen Defekt zum Abbruch der Untersuchung zu entschließen.

Indikationen

Die frühe postoperative Endoskopie kann sowohl aus diagnostischen wie auch therapeutischen Gründen indiziert sein (Tabelle 1). Gastrointestinale Blutungen können

Tabelle 1. Indikationen zur frühen postoperativen Endoskopie

Diagnostik
- Lokalisation von Blutungsquellen
- Beurteilung der Blutungsstärke
- Bewertung von Mehrfachbefunden
- Beurteilung der Durchblutungsverhältnisse
- Klärung von Passagestörungen
- Unklare Röntgenbefunde
- Postoperative Befundkontrollen

Therapie
- Blutstillung
- Einlage von Sonden
- Bougierung?
- Histoakrylklebung?

technisch bedingt aus einer der zahlreichen Nahtstellen entstehen, aber auch durch Streßläsionen oder eine bisher nicht bekannte andere Blutungsquelle bedingt sein [8]. Erforderlich ist in diesem Zusammenhang der Ausschluß eines Mehrfachbefundes, wie er bei oberen Gastrointestinalblutungen in etwa 15% der Fälle vorliegt [1].

Die mit 85% bis 95% [3] sehr hohe Treffsicherheit rechtfertigt den Einsatz der Endoskopie auch beim frisch operierten Patienten. Die Möglichkeiten der Unterspritzung, Elektro- oder Laserkoagulation können hier in gewohnter Weise angewandt werden [4, 5, 8, 9, 12].

Eine ödematöse Schwellung, Hämatome oder Wandverziehungen im Anastomosenbereich sind sowohl im oberen wie im unteren Gastrointestinum in der Anfangsphase häufig. Gelegentlich sind sie so ausgeprägt, daß sich eine völlige Obstruktion des Lumens entwickelt. In dieser Situation zeigt die Gabe von Gastrografin lediglich den Abbruch der Kontrastmittelsäule, klärt jedoch nicht die Ursache der Passagebehinderung. Endoskopisch ist die Ursache in der Regel klärbar und die Überbrückung einer solchen Verlegung durch eine Sonde möglich. Die Kenntnis einer ausschließlich ödembedingten Stenose ist von Bedeutung, weil in diesem Fall eine abwartende Haltung auch bei protrahiertem Verlauf nicht nur erlaubt, sondern sinnvoll ist [6-8, 13].

Eine wesentliche Begründung für den so frühen Einsatz der Endoskopie beim frisch operierten Patienten ergibt sich aus dem Verdacht auf Durchblutungsstörungen, wobei der Zustand der Schleimhaut als Indikator für die Perfusionsverhältnisse der übrigen Wandschichten gelten kann.

Ischämische Läsionen können nach Ösophagusersatzoperationen wegen der langstreckigen Skelettierung des Interponats, seltener auch nach proximal-gastraler Vagotomie auftreten. Sind die Durchblutungsverhältnisse jedoch intakt und besteht kein Hinweis für eine Anastomoseninsuffizienz, so kann die Magensonde schon früh entfernt werden (Abb. 1).

Eine evtl. eingetretene Schleimhautnekrose entzieht sich der radiologischen

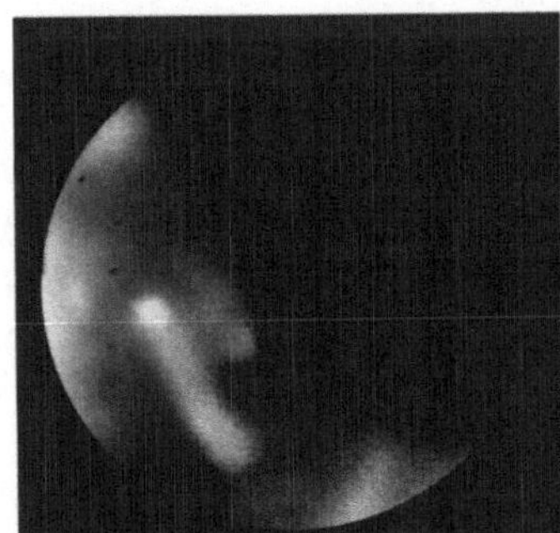
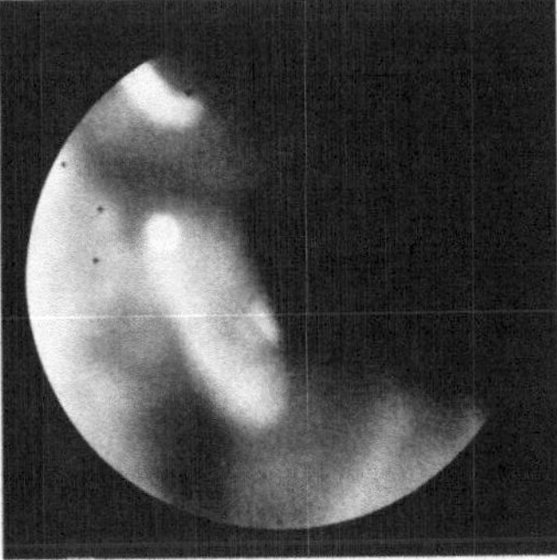

Abb. 1. Normale Anastomose nach Ösophagusersatz durch Colon transversum

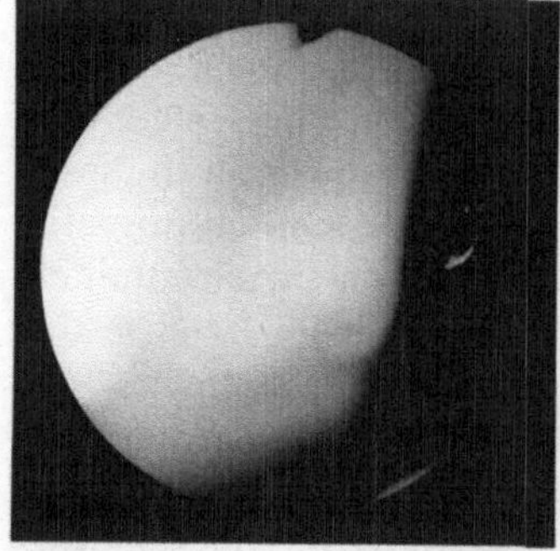
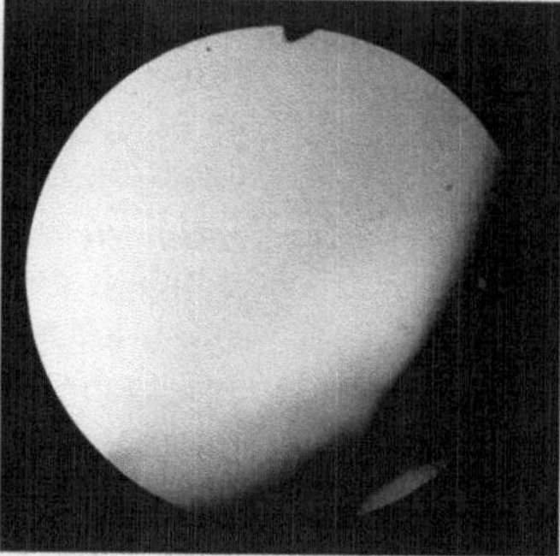

Abb. 2. Magenwandnekrose nach Ösophagusersatz (4. Tag)

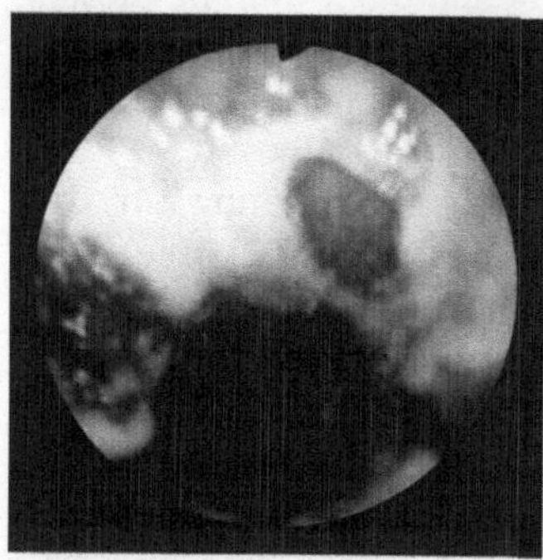

Abb. 3. Sondenbedingte Refluxösophagitis

Darstellung (Abb. 2). Die Kenntnis dieses bedeutsamen Befundes ermöglicht jedoch ein situationsgerechtes Vorgehen [2].

Im Gegensatz hierzu stellt die Suche nach einer Anastomoseninsuffizienz eine Domäne der Radiologie dar.

Bei nachgewiesenem Nahtbruch ist die unter endoskopischer Sicht über einen Führungsdraht eingelegte weiche Magensonde hilfreich: das regurgitierte Sekret wird nach außen drainiert, anstatt durch die Dehiszenz auszutreten; die Verklebung benachbarter Strukturen zum Verschluß des Lecks wird dadurch gefördert. Nicht zuletzt ist auch eine frühzeitige enterale Ernährung möglich.

Der Versuch des Verschlusses einer Anastomoseninsuffizienz durch Histoakrylklebung (3 Fälle in unserem Krankengut) war langfristig nicht erfolgreich.

Eine gravierende Komplikation besteht nach unserer Erfahrung in der sondeninduzierten Refluxösophagitis, die akut Anlaß zu unter Umständen bedrohlichen Blutungen, langfristig zur Entwicklung einer peptischen Striktur geben kann (Abb. 3).

Im Zusammenhang mit einer iatrogenen Läsion des Ösophagus ist die Endoskopie zur Lokalisation und zur Beurteilung der Verletzung unumgänglich (Abb. 4).

Risiken

Die Endoskopie wenige Tage postoperativ ist zweifellos nicht unbedenklich wegen der Belastbarkeit der frischen Anastomose wie auch der Gesamtverfassung des Patienten. Seine kardiopulmonale Situation würde durch eine Aspiration oder den postendoskopischen Meteorismus verschlechtert werden.

Im besonderen richten sich die Bedenken jedoch gegen die Gefahr einer Nahtdehiszenz. Wir halten entgegen früheren Bedenken [10] entsprechend unserer experimentellen [14] und klinischen Erfahrung die Inspektion von Anastomosen zu diesem Zeitpunkt auch am Ösophagus für sinnvoll.

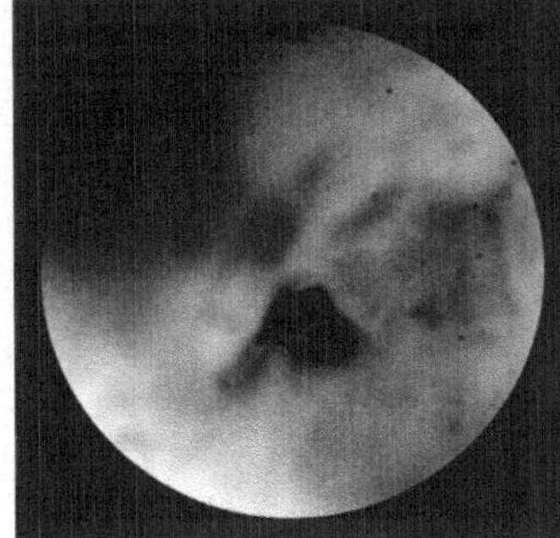
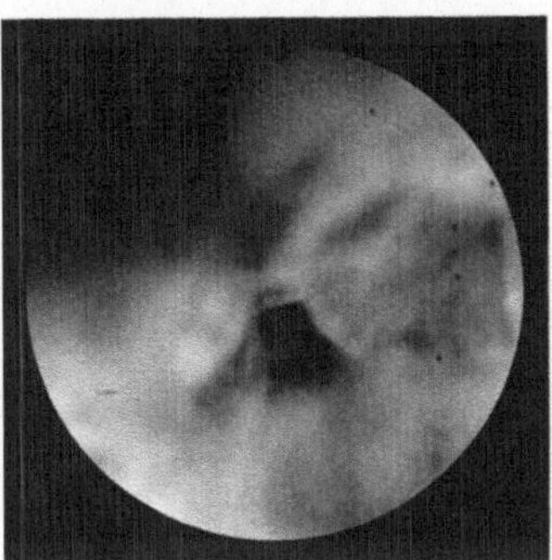

Abb. 4. Instrumentelle Ösophagusperforation nach Bougierung mit dem starren Ösophagoskop

Grenzen

Dessen ungeachtet erfährt dieses Vorgehen eine klare Einschränkung durch die fehlende Nachweismöglichkeit einer kleineren Nahtdehiszenz. Auch eine ausgeprägte, operativ bedingte Stenose des Ösophagus kann zum Abbruch der Untersuchung zwingen.

Mangelnde Erfahrung des Untersuchers ist als limitierender Faktor in diagnostischer wie in therapeutischer Hinsicht anzusehen. Last not least ist der Zustand des Patienten in Rechnung zu stellen.

Fazit

Für die Endoskopie in der frühen postoperativen Phase gibt es gute Argumente (s. Tabelle 1). Ihr wesentlicher Nutzen liegt in einer Entscheidungshilfe für das therapeutische Vorgehen.

Selbstverständliche Bedingung ist eine klare Vorstellung des diagnostischen und therapeutischen Ziels, so daß die Untersuchung schonend und ohne Gefährdung des Patienten erfolgen kann.

Literatur

1. Daniels V, Grönninger J, Dzieniszewski G, Kempf P (1980) Notendoskopie nach Operationen im Bereich des oberen Gastrointestinaltraktes. Dtsch Med Wochenschr 105: 1452
2. Delacroix R, Laniez C, Warin B, Delaby J (1979) Réinterventions en urgence pour l'écharge d'anastomose oeso-digestive intrathoracique. J Chir (Paris) 116: 411
3. Farthmann EH, Kirchner R, Salm R, Grups J (1981) Gastrointestinale Blutungen. Langenbecks Arch Chir 355: 365
4. Frühmorgen P (1975) Endoskopische Blutstillung im Gastrointestinaltrakt. Inn Med 2: 351
5. Kiefhaber P, Moritz K, Teufel H, Schildberg F, Feifel G (1978) Endoskopische Laserbehandlung gastrointestinaler Blutungen. In: Batelheimer H, Horatz KL, Schreiber H (Hrsg) Gastrointestinale Blutungen. Biliomed, Kassel, S 93
6. Kliems G, Paquet K, Engel C (1979) Die Bedeutung der Endoskopie in der frühen postoperativen Phase. Chirurg 50: 326
7. Lessen H van, Waldmann D, Rückauer K (1977) Postoperative Störungen in der Magenentleerung nach Antrumresektion (B I oder B II). 144. Tagung der Vereinigung Niederrheinisch-Westfälischer Chirurgen, Essen
8. Manegold BC (1981) Early postoperative endoscopy in the operated stomach. Endoscopy 13: 104
9. Paquet K, Tholen W, Albrecht M, Oberhammer E (1979) Zur Therapie der Ösophagusvarizenblutung durch Wandsklerosierung, gastroösophageale Diskonnektion und Shunt. Dtsch Aerztebl 76: 242
10. Rehner M, Soehndra N, Stolzenbach K (1973) Frühzeitige postoperative Endoskopie. Dtsch Med Wochenschr 98: 1319

11. Schumpelick V, Schreiber HW (1979) Operative Endoskopie - Zuständigkeit des Chirurgen. In: Demling L, Rösch W (Hrsg) Operative Endoskopie 1979. Acron, Berlin
12. Soehendra N, Rehner M, Werner B, Eichfuss H (1976) Endoskopie der postoperativen Blutung aus dem oberen Gastrointestinaltrakt. Z Gastroenterol 1: 9
13. Staib J (1969)Posttraumatische und -operative Magen-Darm-Störungen. In: Schwaiger M, Rodeck G, Staib J (Hrsg) Kurzes Lehrbuch der allgemeinen Chirurgie. Thieme, Stuttgart
14. Waldmann D, Rückauer K, Salm R (1979) Endoskopische Befunde an Anastomosen in Abhängigkeit vom postoperativen Intervall. 5. Symposium der Arbeitsgemeinschaft für Endoskopie der Deutschen Gesellschaft für Chirurgie, 3. März, Aachen

Benigne postoperative Engen an Speiseröhre und Kardia

G. Breucha und G. E. Müller

Die Dysphagie ist das Leitsymptom einer Passagebehinderung an Ösophagus und Kardia. In Abhängigkeit von der Ausprägung der Stenose ist das Allgemeinbefinden und der Ernährungszustand des Patienten mehr oder weniger beeinträchtigt. Infolge von Eingriffen an Ösophagus und Kardia kann es auch postoperativ zur Ausbildung von Stenosen kommen (Tabelle 1).

Die häufigste Ursache einer postoperativen Enge am ösophagokardialen Übergang ist die peptische Stenose, die sich auch noch nach Anlage einer Fundoplicatio entwickeln kann. Zum einen kann es bei der Abheilung der Refluxösophagitis zur narbigen Schrumpfung und Ausbildung einer Stenose des ösophagokardialen Übergangs kommen. Zum anderen besteht auch die Möglichkeit, daß eine zu eng angelegte Fundusmanschette die Nahrungspassage behindert [6]. Narbige Stenosen nach Kardiomyotomie werden wegen des Therapiewandels der Achalasie zugunsten konservativ-endoskpischer Behandlungsmethoden kaum gefunden [1].

Nach Magen- und Ösophagusresektionen wegen benigner und maligner Erkrankungen entwickeln sich häufiger narbige Stenosen bei jenen Patienten, bei denen es postoperativ zu einer Anastomoseninsuffizienz gekommen war. Bei einer weiteren Gruppe von Patienten können sich Stenosen infolge einer iatrogenen Verletzung der Speiseröhre einstellen. Zusammengefaßt sind somit postoperativ aufgetretene Stenosen an Ösophagus und Kardia in aller Regel Folge operationsbedingter Komplikationen.

Für das Schicksal des Patienten ist dann entscheidend, daß die Komplikationen beherrscht und deren Folgeschäden, die sich in einer Dysphagie manifestieren, behutsam und erfolgreich behoben werden. Dabei ist zu bedenken, daß die Therapie der Stenose durch die vorausgegangenen Operationen erschwert und deren Risiko erhöht ist (Tabelle 2).

Tabelle 1. Ursache benigner postoperativer Engen an Speiseröhre und Kardia

I. Ohne Resektion	
1. Fundoplicatio	
2. Cardiomyotomie	
II. Anastomosenstenosen nach Resektion	
1. Gastrektomie	Distale Stenose
2. Fundektomie	Distale Stenose
3. Ösophagusresektion	Proximale Stenose
III. Iatrogene Verletzungen	
1. Ösophagusperforation bei Bougierung	
2. Ösophagusverletzung bei kardianahen Eingriffen	

Tabelle 2. Therapiemöglichkeiten von postoperativen Engen an Ösophagus und Kardia

I. Operativ durch Nachresektion

II. Konservativ

1. Endlose Bougierung
2. Ballondilatation
3. Blinde Bougierung
4. Endoskopische Bougierung
   a. Eder-Puestow
   b. Pneumatischer Dilatator
   c. Mehrstufenbougies

Dabei mag die Nachresektion einer Stenose am Ösophagus bzw. am ösophagokardialen Übergang konsequent erscheinen, sie dürfte sich jedoch wegen des erhöhten Operationsrisikos in aller Regel verbieten. Inzwischen gibt es eine Vielzahl konservativ-endoskopischer Behandlungsverfahren, die auch kombiniert zur Anwendung kommen können [2, 4, 7].

Die früher bei peptischen Stenosen angewandte endlose Bougierung mit Hilfe eines nasogastralen Fadens, der über einen Witzel-Schlauch ausgeleitet wird, konnte, abgesehen von Sonderindikationen, verlassen werden. In Fällen mit subtotaler Stenose kann die Ballondilatation zu Beginn einer Bougierungsbehandlung wertvolle Dienste leisten [7]. Die blinde Bougierung mit Schlundbougies, die früher neben der endlosen Bougierung die einzige konservative Behandlungsmöglichkeit darstellte, birgt besonders in Fällen mit divertikelartigen Veränderungen der Speiseröhre bzw. exzentrischem Abgang der Stenose die Gefahr einer instrumentellen Perforation in sich. Demgegenüber sind endoskopische Bougierungsverfahren wesentlich weniger risiko- und komplikationsgefährdet. Bei dem Verfahren nach Eder-Puestow wird die Stenose mit Metalloliven steigenden Durchmessers aufgeweitet, die über einen endoskopisch gelegten Führungsdraht eingeführt werden und dadurch nicht Gefahr laufen, eine via falsa am Ösophagus zu setzen. Die pneumatische Dilatation mit Hilfe eine Ballons, der über die Spitze des Endoskops geschoben wird, hat gegenüber der Methode von Eder-Puestow den Vorteil, daß der Ösophagus weniger longitudinalen Kräften ausgesetzt ist [3]. Der Nachteil dieser Methode wie auch des endoskopischen Mehrstufenbougies ist, daß die Bougierung von Stenosen mit einem Durchmesser unter 6 mm nicht möglich ist [2].

Bei der Behandlung ösophagokardialer Stenosen hat sich bei uns die Kombination von endoskopischer Bougierung nach Eder-Puestow und anschließender blinder Bougierung mit Schlundbougis der Fa. Rüsch als zweckmäßig erwiesen (Abb. 1). Zunächst wird die Stenose in Narkose endoskopisch nach Eder-Puestow aufgedehnt und die erzielte Lumenweite anschließend durch regelmäßiges blindes Bougieren mit Schlundbougies erhalten bzw. stetig verbessert. Dabei hängen die Bougierungsfrequenz und die Bougierungsdauer von der Schrumpfungstendenz der Stenose ab. Liegen anatomische Be-

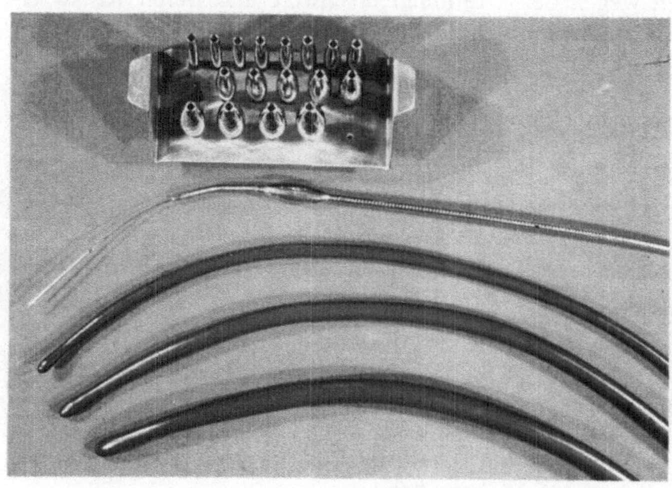

Abb. 1. Eder-Puestow-Instrumentarium und Rüsch-Schlundbougies zur kombinierten Bougierungsbehandlung

sonderheiten vor, die eine erhöhte Perforationsgefahr bedingen, wird die Bougierung unter Durchleuchtungskontrolle durchgeführt. Dabei schluckt der Patient bereits in liegender Position einige Milliliter eines wasserlöslichen Kontrastmittels, um anschließend unter Durchleuchtung bougiert zu werden. Nachdem die Stenose endoskopisch aufgeweitet wurde, wird zunächst 2mal wöchentlich bougiert. In Abhängigkeit vom Bougierungsergebnis wird auf eine wöchentliche bzw. eine 14tägige Bougierung übergegangen, wobei eine Lumenweite von Charrière 48 angestrebt wird. Wenn nach 4wöchigem Intervall das Ergebnis konstant geblieben ist und endoskopisch entzündliche Veränderungen im Bereich der Stenose ausgeschlossen sind, wird der Patient aus der Bougierungsbehandlung entlassen, um im Rahmen einer Nachsorge regelmäßig röntgenologisch und endoskopisch kontrolliert zu werden. Patienten, die über einen längeren Zeitraum bougiert werden müssen, werden von uns zur selbständigen Bougierung angeleitet. Als medikamentöse Therapie erhalten die Patienten in Abhängigkeit vom pH-Metrie-Ergebnis H_2-Rezeptoren-Blokker bzw. Pirenzepin oder Antazida. Obligat verordnen wir jedoch Sucralfatsuspension (Ulcogant).

Die peptische Ösophagusstenose ist die häufigste Indikation für die endoskopische Bougierung. Nicht selten tritt sie erst nach erfolgter Antirefluxoperation auf und ist häufig Hinweis für einen mißglückten Eingriff.

Als Beispiel diene ein 65jähriger Patient (D.W.), bei dem wegen einer fortbestehenden Refluxösophagitis mit zunehmender Stenosesymptomatik nach Fundoplicatio eine transthorakale Refundoplicatio erforderlich wurde (Abb. 2, 3). Unter Abheilung der Ösophagitis entwickelte sich eine Stenose, die zunächst einmal endoskopisch bougiert und anschließend über 5 Monate

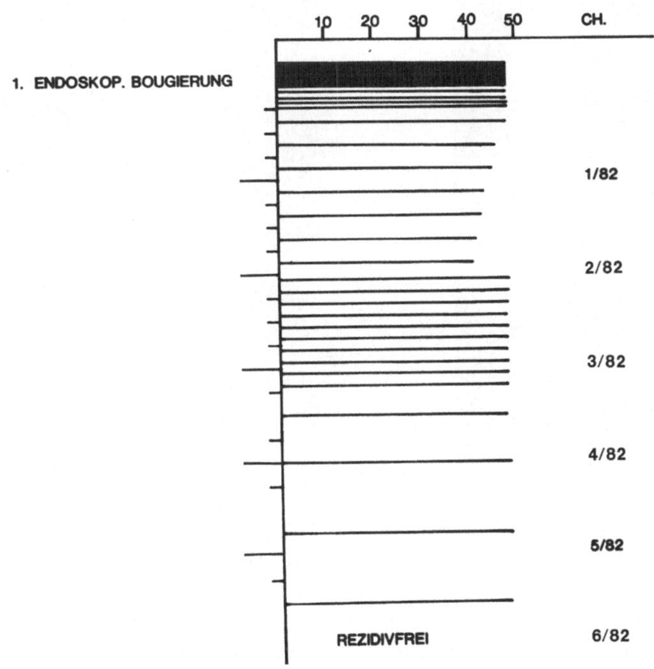

Abb. 2. Behandlungsschema bei Patient D.W. (65 a) mit peptischer Stenose bei Z. n. Fundoplicatio und SPV 4/81 und thorakaler Vagotomie mit Refundoplicatio 11/81

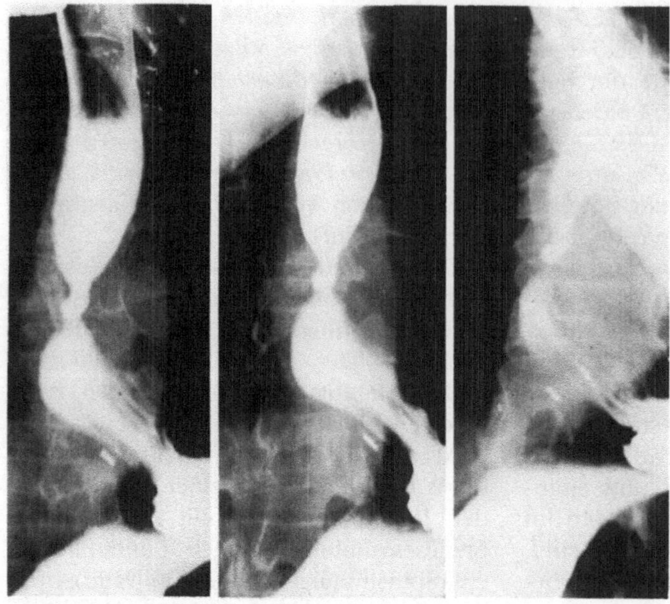

Abb. 3. Röntgenbefund bei Patient D. W. vor Refundoplicatio mit deutlicher Stenose

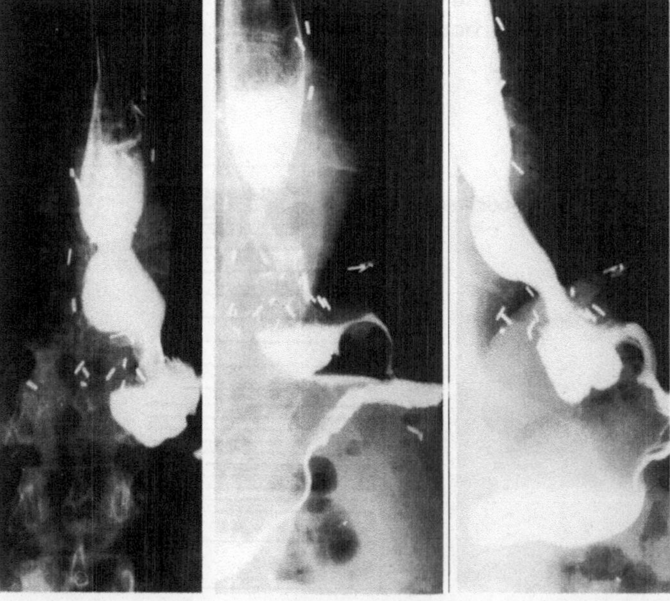

Abb. 4. Patient D. W. nach Refundoplicatio und erfolgreicher Bougierung der peptischen Stenose

wöchentlich 1- bis 2mal bis Charrière 50 aufbougiert wurde. Dabei konnte die vormals bestehende subtotale Stenose, wie das Röntgenbild dokumentiert, so weit aufbougiert werden, daß der Patient seit 6/82 beschwerde- und rezidivfrei ist (Abb. 4). Auch die Refluxösophagitis ist fast völlig abgeheilt, wie das endoskopische Bild zeigt (Abb. 5).

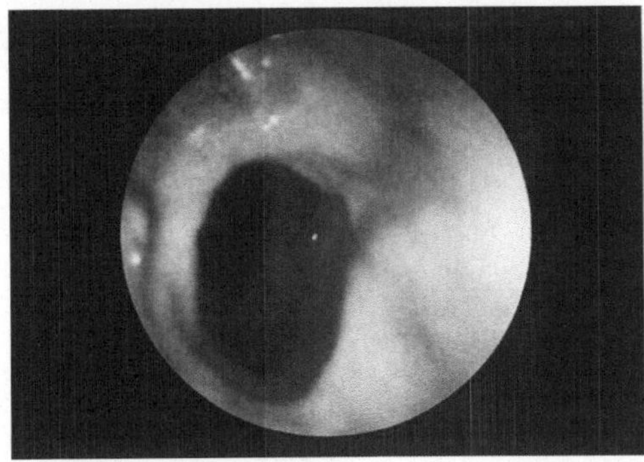

Abb. 5. Endoskopischer Befund bei Patient D. W. nach Abschluß der Behandlung

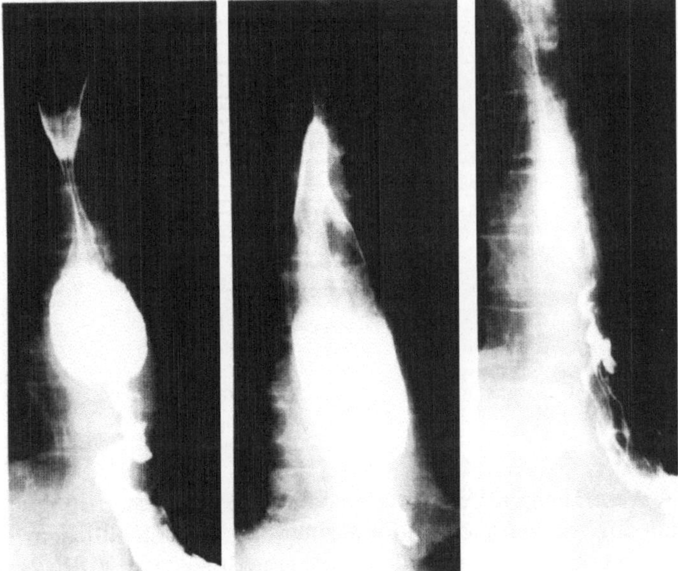

Abb. 6. Patient Sch. E. mit peptischer Stenose bei Zollinger-Ellison-Syndrom vor Bougierungsbehandlung

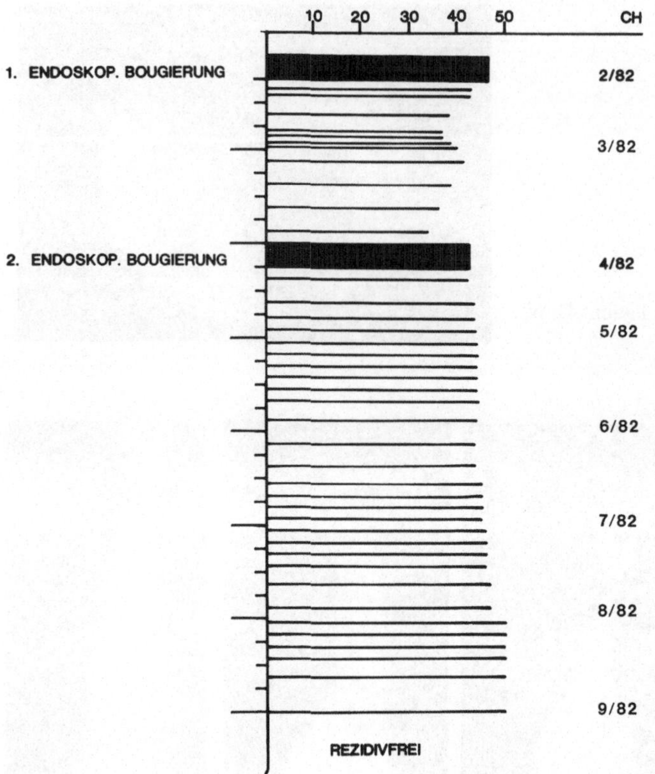

Abb. 7. Behandlungsschema von Patient Sch. E. (50a) mit peptischer Ösophagusstenose bei Zollinger-Ellison-Syndrom und Z. n. Fundoplicatio 11/79

Wesentlich größere Probleme bieten Patienten, die auf dem Boden eines Ulkus am ösophagokardialen Übergang eine Stenose entwickeln. Ein 50jähriger Patient (Sch. E.) hatte wegen einer Refluxösophagitis 3 Jahre zuvor eine Fundoplicatio erhalten, die jedoch den weiteren Verlauf nicht verhindern konnte (Abb. 6). Nach zunächst einmaliger endoskopischer Bougierung nach Eder-Puestow kam es trotz 2maliger wöchentlicher Bougierung mit Rüsch-Schlundbougies zu einer Befundverschlechterung, die durch das pH-Metrie-Ergebnis mit einem basalen Wert über 60 mvalH^+/h erklärt war. Gastrinbestimmungen verifizierten die Verdachtsdiagnose eines Zollinger-Ellison-Syndroms (Abb. 7). Nach nochmaliger endoskopischer Bougierung und Fortsetzung der wöchentlichen Bougierung unter hochdosierten H_2-Rezeptoren-Blockern über 5 Monate konnte seit 9/82 ein befriedigender Status erzielt werden, der dem Patienten Beschwerdefreiheit ermöglicht (Abb. 8).

Besonders bei alten Patienten stellen peptische Stenosen ein großes Problem dar. Wegen einer größeren Indolenz kommen sie erst spät zur Behandlung, wie jene 81jährige Patientin (K. G.), die bereits 2mal als über 70jährige eine Witzel-Fistel zur endlosen Bougierung angelegt bekommen hatte, sich jedoch einer konsequenten Behandlung stets erfolgreich entzog. Bei der Wiederaufnahme 1982 bestand bereits eine subtotale Stenose, die für den Führungsdraht nicht mehr passierbar war

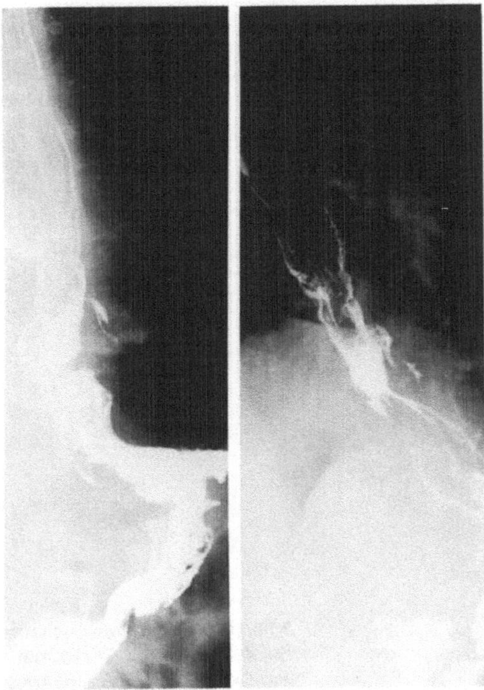

Abb. 8. Patient Sch. E. mit peptischer Stenose und Zollinger-Ellison-Syndrom nach erfolgreicher Bougierungsbehandlung

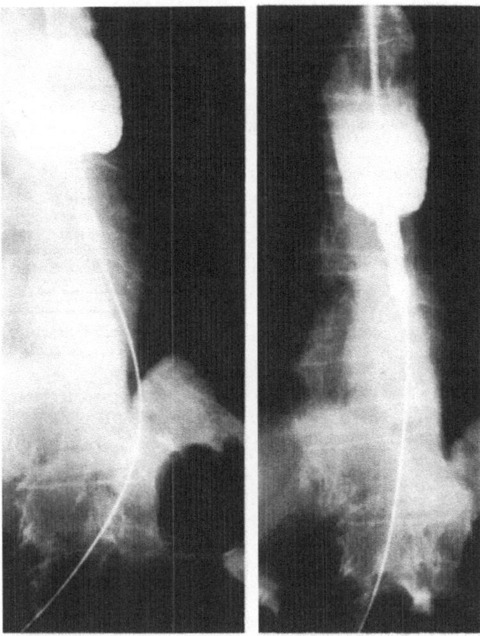

Abb. 10. Aufdehnung der subtotalen peptischen Ösophagusstenose mittels Ballondilatator bei Patientin K. G.

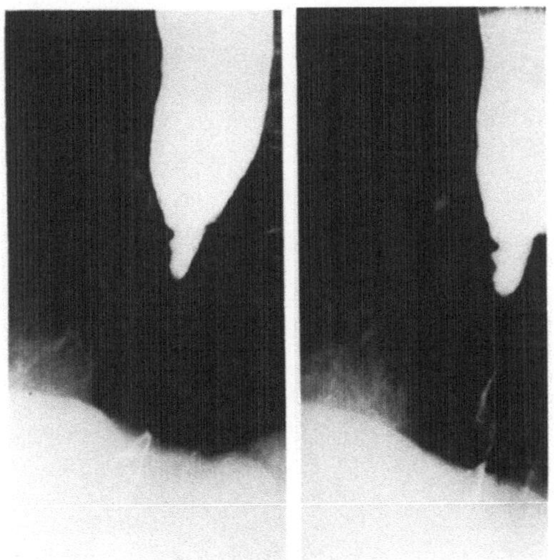

Abb. 9. Röntgenbefund von Patientin K. G. mit subtotaler peptischer Ösophagusstenose vor Behandlung

(Abb. 9). Mit Hilfe der Ballondilatation konnte ein Lumen wiederhergestellt werden, das die endoskopische Bougierung ermöglichte (Abb. 10). Erst nach 3 endoskopischen Sitzungen gelang es, das Ösophaguslumen ausreichend aufzuweiten. Da jedoch eine Fortführung der Bougierungsbehandlung bei der betagten Patientin nicht möglich war und sich innerhalb von 4 Wochen ein Stenoserezidiv einstellte, erhielt die Patientin einen Tubus (Abb. 11, 12). Mit Hilfe des Tubus konnte der Patientin die Schluckfähigkeit bis zu ihrem Tod erhalten werden.

Ösophagusstenosen nach Magen- und Ösophagusresektionen treten vor allem im Rahmen der narbigen Abheilung von Anastomoseninsuffizienzen auf. Zur Wiederherstellung der Schluckfähigkeit sind sehr

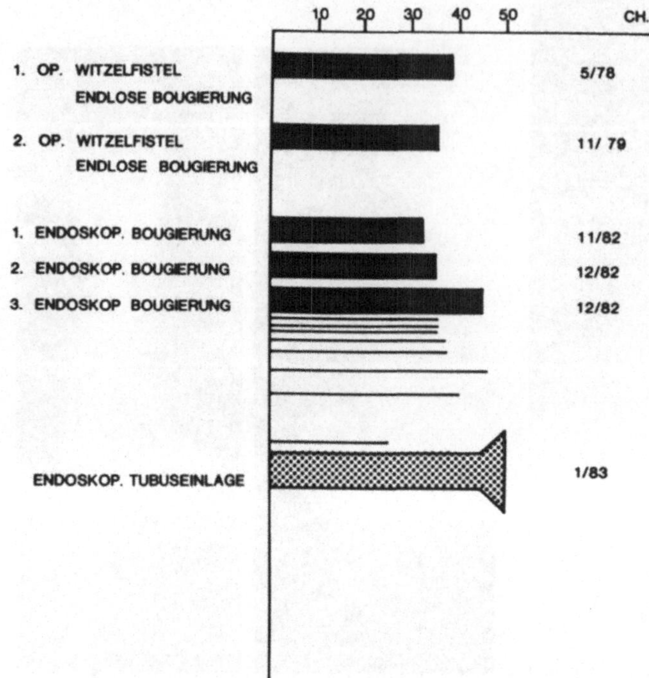

Abb. 11. Behandlungsschema der Patientin K. G. (81 a) mit peptischer Ösophagusstenose

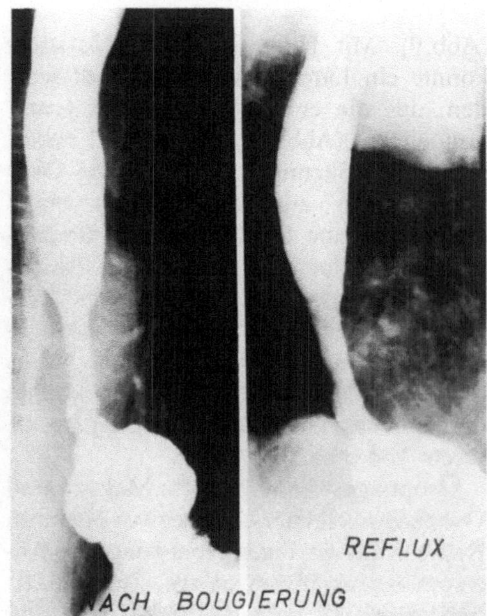

Abb. 12. Röntgenbefund der peptischen Ösophagusstenose nach 5maliger endoskopischer Bougierung der Patientin K. G. (81 a)

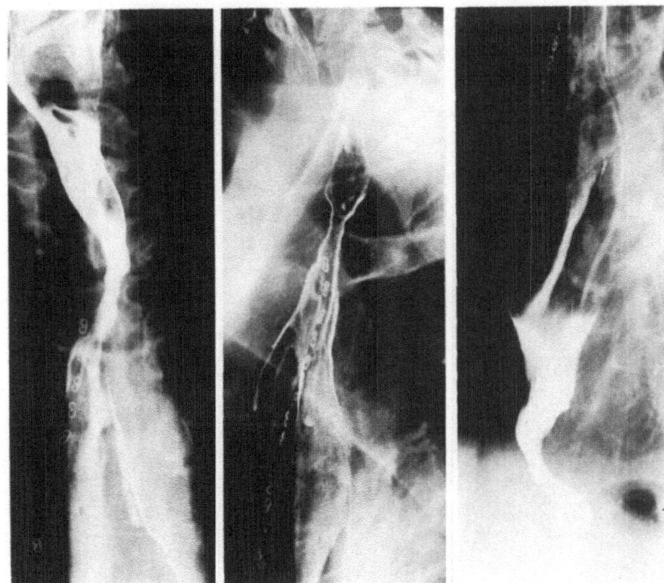

Abb. 13. Stenose der zervikalen ösophagogastralen Anastomose bei Patient H. H.

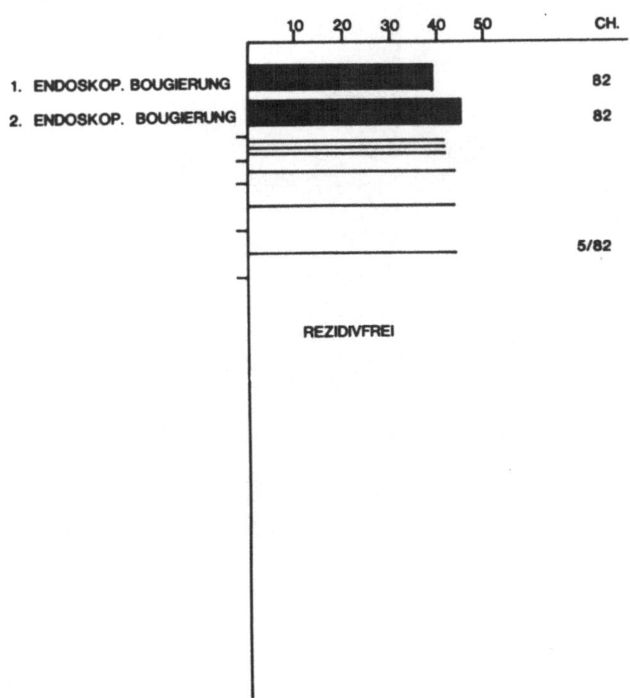

Abb. 14. Behandlungsschema bei Patient H. H. (56 a) mit Anastomosenstenose nach retrosternalem Magenhochzug wegen Ösophaguskarzinoms 11/80

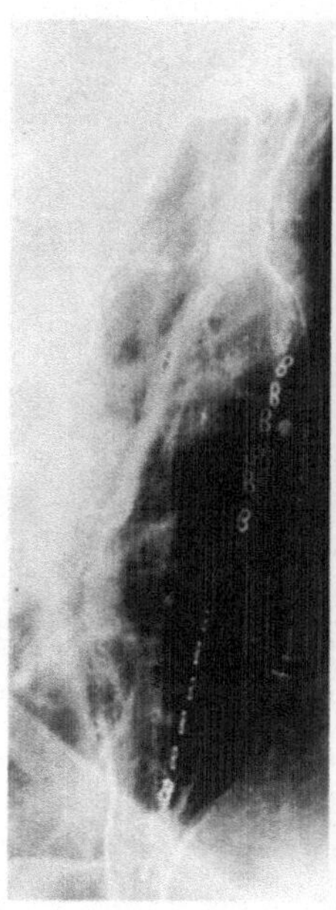
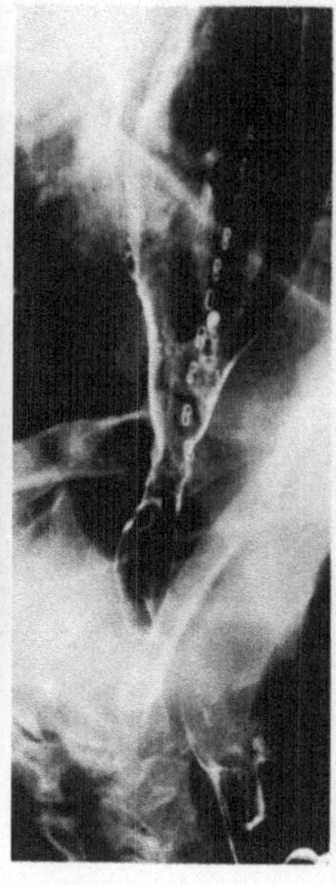
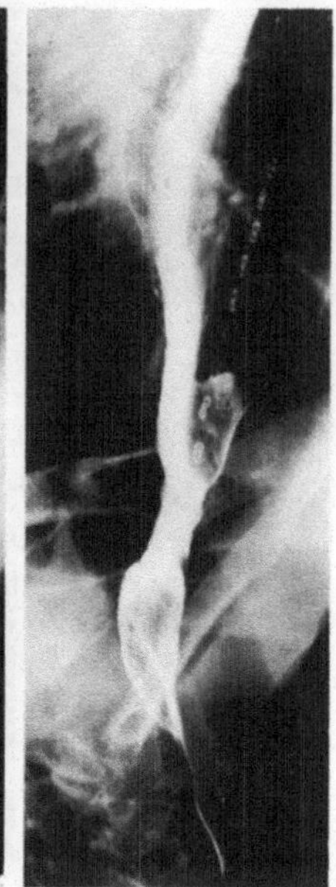

Abb. 15. Röntgenbefund der zervikalen Anastomose nach erfolgreicher Bougierung

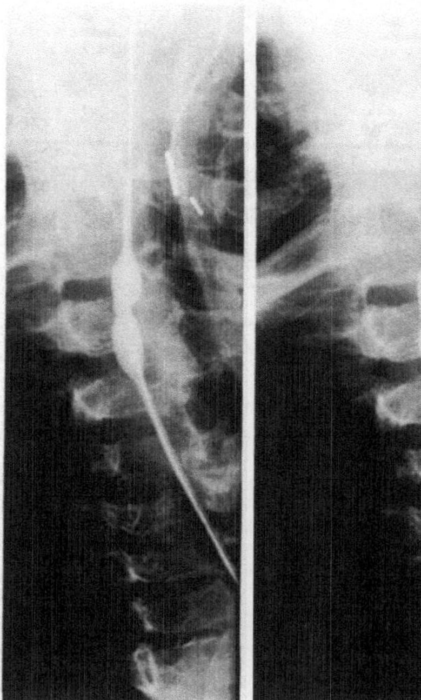

Abb. 16. Patient L. H. mit pneumatischer Dilatation der zervikalen Anastomosenstenose

unterschiedliche Behandlungszeiten erforderlich.

Bei dem Patienten H. H. mit retrosternalem Magenhochzug und zervikaler Anastomose nach Ösophagusresektion wegen Karzinoms war nur eine 2monatige Behandlungszeit erforderlich, um die Schluckfähigkeit wiederherzustellen (Abb. 13, 14, 15). Seitdem ist der Patient beschwerde- und rezidivfrei.

Wesentlich schwerer war dagegen die Behandlung des Patienten L. H., dessen Ösophagus nach einer Verätzung bei einem blinden Bougierungsversuch perforiert worden war. Nach Abheilung der Mediastinitis wurde zur Wiederherstellung der Nahrungspassage ein retrosternaler Magenhochzug mit zervikaler Anastomose gemacht, die wegen einer Anastomoseninsuffizienz subtotal stenosierte. Mit Hilfe der Ballondilatation gelang schließlich die endoskopische Bougierung, die mehrere Sitzungen erforderte (Abb. 16). Weitere 4 Monate mit wöchentlich 2maliger Bougierung waren nötig, bis die Schluckfähigkeit weitgehend wiederhergestellt war

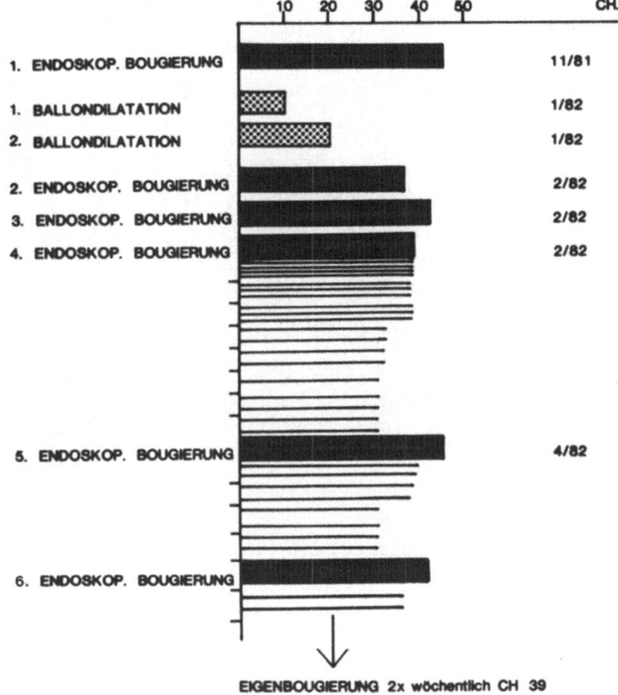

Abb. 17. Behandlungsschema vom Patient L. H. (45 a) mit zervikaler Anastomosenstenose nach retrosternalem Magenhochzug 9/81 wegen Ösophagusverätzung mit Perforation 7/81

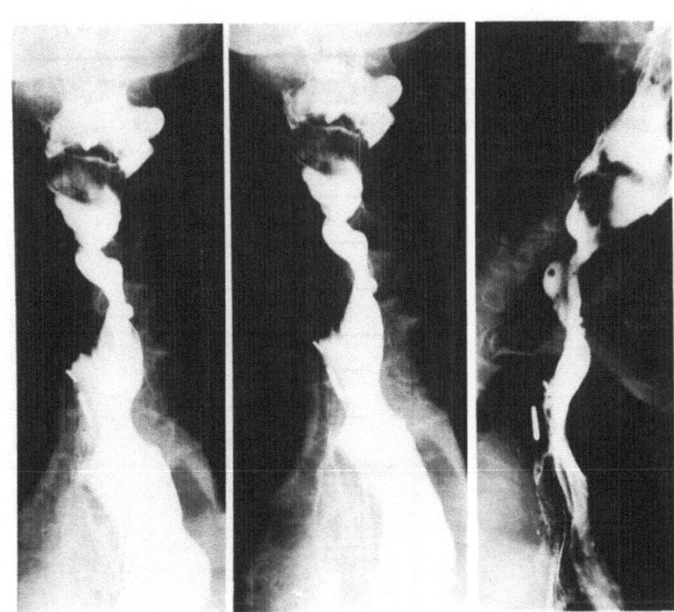

Abb. 18. Röntgenbefund der zervikalen Anastomose nach erfolgreicher Bougierungsbehandlung bei Patient L. H.

(Abb. 17). Der Patient ist jedoch weiterhin gezwungen, durch eigene Bougierung das Ergebnis zu erhalten (Abb. 18).

Eine wesentliche Aufgabe besteht in der endoskopischen Behandlung iatrogen entstandener Stenosen am ösophagokardialen Übergang. Bei einer 38jährigen Patientin (P. H.) mit schwerer fortbestehender Refluxösophagitis nach Fundoplicatio war es nach transthorakaler Refundoplicatio postoperativ zu einer Ösophagusperforation gekommen. Im Rahmen der narbigen Abheilung bildete sich eine distale Ösophagusstenose, die zunächst endoskopisch aufgedehnt wurde (Abb. 19).

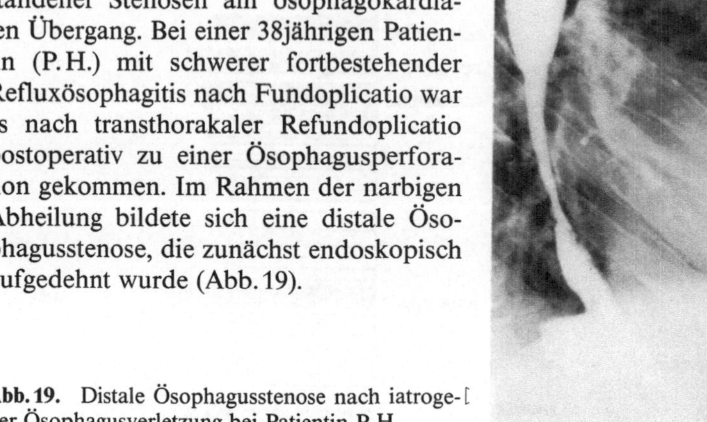

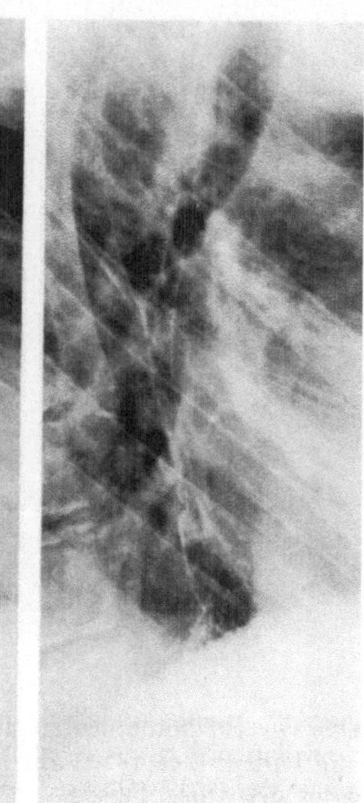

Abb. 19. Distale Ösophagusstenose nach iatrogener Ösophagusverletzung bei Patientin P. H.

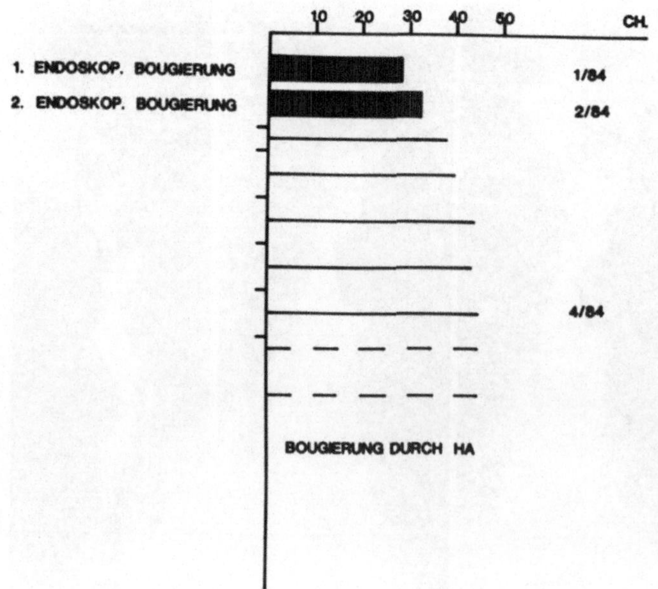

Abb. 20. Behandlungsschema bei Patientin P. H. (38 a) mit iatrogen bedingter distaler Ösophagusstenose nach Fundoplicatio, thorakaler Vagotomie und Replicatio 7/83, Drainage und Witzel-Fistel wegen Ösophagusperforation 8/83 sowie Abszeßdrainage 8/83

Nach nur kurzzeitiger Bougierungsbehandlung mit den Schlundbougies war die Patientin beschwerdefrei. Aufgrund einer fortbestehenden Neigung zur Restenosierung ist jedoch eine weitere Bougierung durch den Hausarzt erforderlich (Abb. 20, 21).

Einen bemerkenswerten Verlauf zeigte ein 34jähriger Patient (Sch. O.), bei dem es während einer selektiv-proximalen Vagotomie zur Verletzung des distalen Ösophagus gekommen war. Wegen einer distalen Ösophagusnekrose mußte der Magen abgesetzt, verschlossen und über eine Witzel-Fistel zusammen mit dem distalen Ösophagus nach außen drainiert werden (Abb. 22). Nach mehreren schweren Komplikationen zeigte sich in der Abheilungsphase, daß der Ösophagus über eine Fistel wieder Anschluß an den Magen gefunden hatte (Abb. 23, 24). Nach einmaliger endoskopischer Bougierung und einer weiteren Bougierung über 3 Monate hatte der Patient seine völlige Schluckfähigkeit wieder erlangt (Abb. 25). Die Fistel reepithelisierte sich vollständig, und der Patient ist seit Anfang der Behandlung völlig beschwerdefrei (Abb. 26, 27).

Zusammenfassung

Zusammenfassend ist es mit endoskopischen Behandlungsmethoden möglich, postoperative Stenosen an Ösophagus und Kardia erfolgreich und risikoarm zu behandeln. Es gibt wenige Behandlungsverfahren, bei denen der Dank der Patienten so gewiß ist, wie nach der erfolgreichen Beseitigung ihrer Dysphagie.

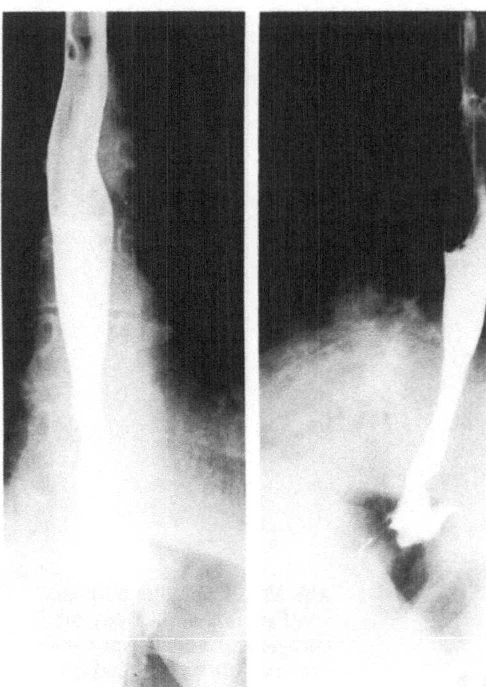

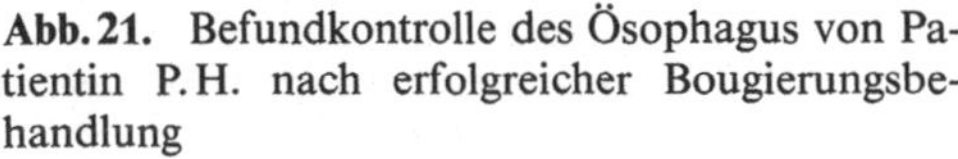

Abb. 21. Befundkontrolle des Ösophagus von Patientin P. H. nach erfolgreicher Bougierungsbehandlung

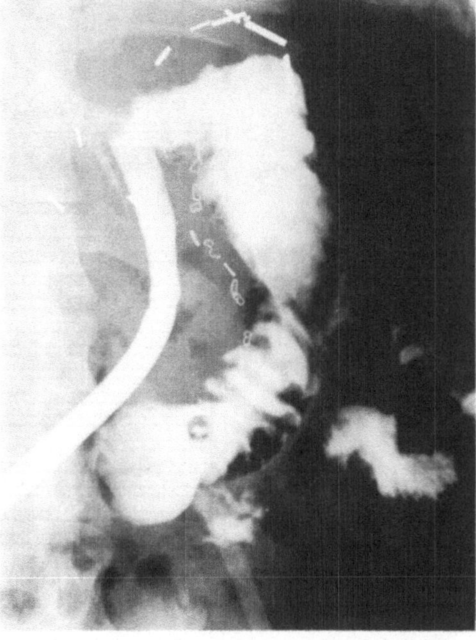

Abb. 22. Röntgenbefund von Patient Sch. O. nach Drainierung des distalen Ösophagus wegen Perforation

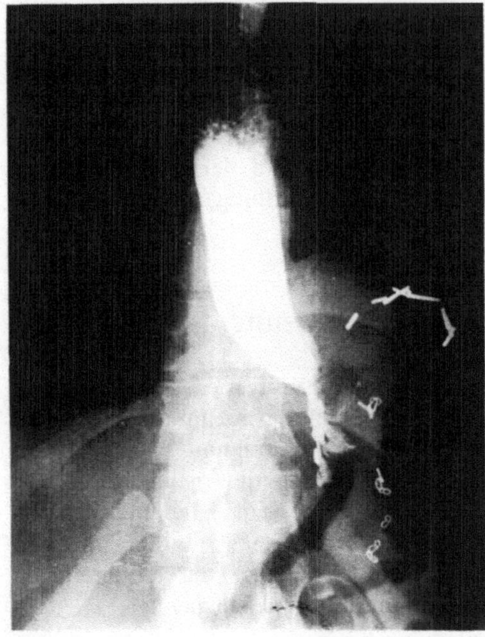

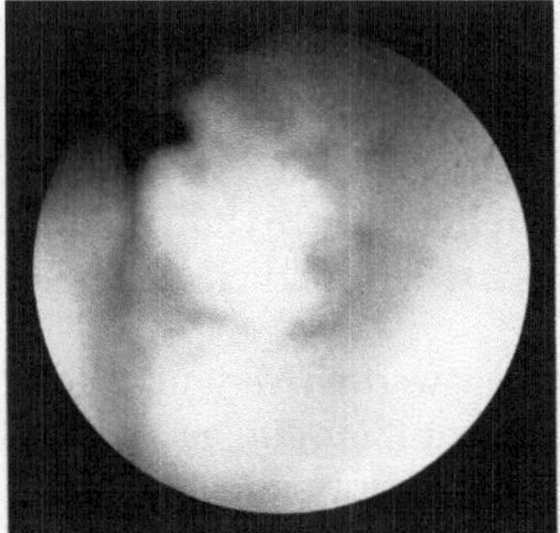

Abb. 23. Röntgenbefund von Patient Sch. O. mit spontaner Fistel zwischen distalem Ösophagus und abgesetztem proximalen Magen

◁ **Abb. 24.** Endoskopischer Befund mit spontaner Fistel zwischen distalem Ösophagus und Magen vor Beginn der Bougierungsbehandlung

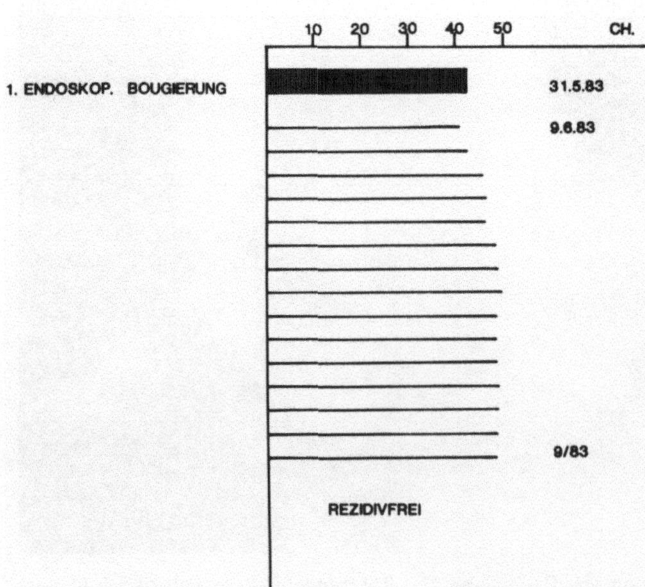

Abb. 25. Behandlungsschema von Patient Sch. O. (34a) mit iatrogener Ösophagusperforation nach SPV mit Fundoplicatio 8/82. Ösophagusdrainage und Witzel-Fistel 8/82, Relaparotomie wegen Arrosionsblutung 9/82

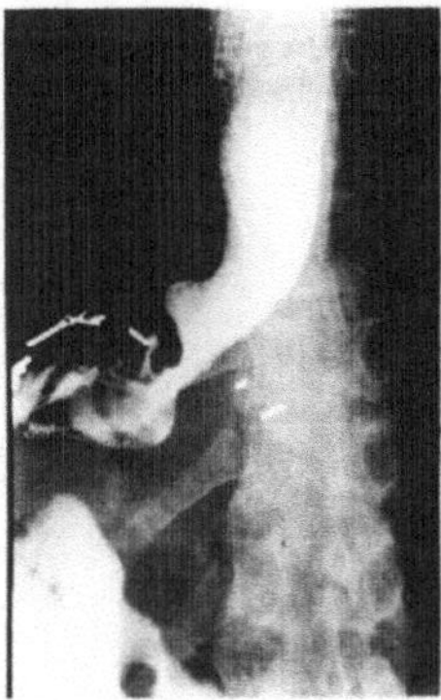

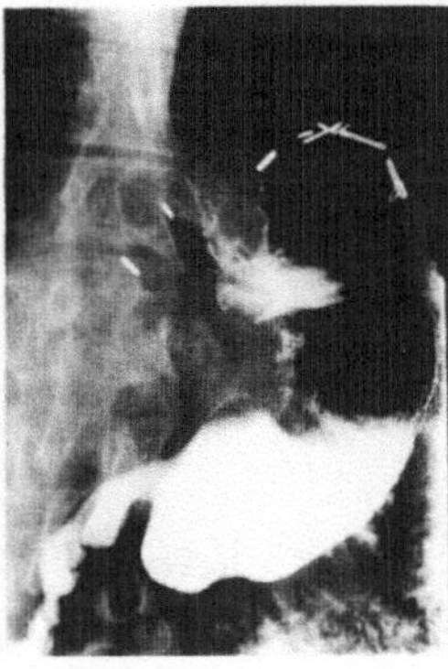

Abb. 26. Röntgenbefund des Patienten Sch. O. nach Abschluß der Bougierungsbehandlung

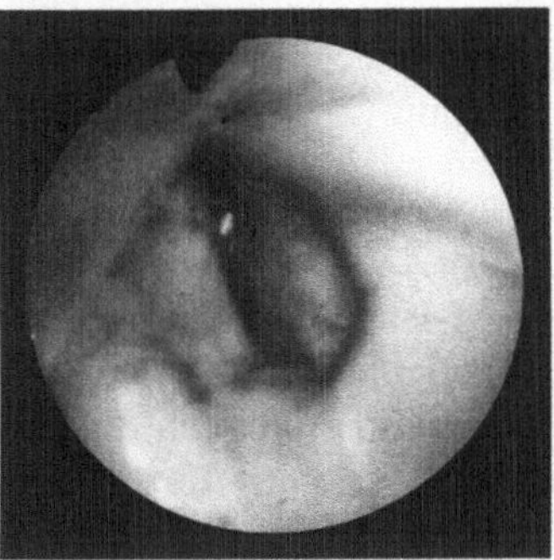

Abb. 27. Endoskopischer Befund des ösophagogastralen Übergangs nach erfolgter Bougierungsbehandlung

Literatur

1. Breucha G, Kieninger G, Müller E, Schindler G (1982) Spätergebnisse nach operativer und konservativer Behandlung der Kardiaachalasie. Med Welt 33: 895-900
2. Bueß G, Thon J, Hutterer F (1983) A multiple-diameter bougie fitted over a small-caliber fiberscope. Endoscopy 2: 53
3. Heitmann P (1981) Endoskopische Therapiemöglichkeiten: Bougierung. In: Blum AL, Siewert JR (Hrsg) Refluxtherapie. Springer, Berlin Heidelberg New York
4. Manegold BC (1982) Diagnostik und Differentialtherapie der benignen Oesophagusstenosen. Internist 23: 257-263
5. Siewert JR, Schattermann G (1981) Spezielle Therapie peptischer Oesophagusstenosen. In: Blum AL, Siewert JR (Hrsg) Refluxtherapie. Springer, Berlin Heidelberg New York
6. Siewert JR, Weiser HF, Blum AL (1983) Postoperative Syndrome. In: Blum AL, Siewert JR (Hrsg) Refluxtherapie. Springer, Berlin Heidelberg New York
7. Witzel L (1981) Treatment of achalasia with a pneumatic dilator attached to a gastroscope. Endoscopy 13: 176-177

Syndrome und Störungen nach Ösophagusersatz

P. Friedl

Einleitung

Die postoperativen Komplikationen nach Ösophagusersatz durch einen Magenhochzug, ein Koloninterponat oder Jejunuminterponat können in Früh- und Spätkomplikationen eingeteilt werden [4].

Zu den Frühkomplikationen (Tabelle 1) zählen die Nekrose des Interponats, die Anastomoseninsuffizienz mit Fistelbildung, akute respiratorische Insuffizienz sowie der Chylothorax.

Zu den Spätkomplikationen (Tabelle 2) gehören die Anastomosenstriktur und die infolge einer Refluxösophagitis im verbleibenden Ösophagusrest auftretende Blutung. Im weiteren Sinne kann das Anastomosenrezidiv zu dieser Gruppe gezählt werden.

Tabelle 1. Postoperative Frühkomplikationen nach Ösophagusersatz

1. Nekrose des Interponats (2–25%)
2. Anastomoseninsuffizienz, Fistelbildung (10–30%)
3. Akute respiratorische Insuffizienz
4. Chylothorax

Tabelle 2. Postoperative Spätkomplikationen nach Ösophagusersatz

1. Anastomosenstriktur
2. Anastomosenblutung
3. Lokales Rezidiv

Eigenes Krankengut

Die Analyse des Krankengutes der Ösophagus- und der Kardiakarzinompatienten der Jahre 1983 und 1984 an der Chirurgischen Universitätsklinik Heidelberg zeigt die Tabelle 3. Insgesamt wurden 49 Patienten mit Ösophaguskarzinom und 10 Patienten mit einem Kardiakarzinom behandelt. Eine abdominothorakale Ösophagusresektion wurde beim Ösophaguskarzinom bei 23 Patienten vorgenommen, bei 26 Patienten konnte lediglich ein palliativer Eingriff durchgeführt werden. Bei den 10 Patienten mit Kardiakarzinom führten wir einmal eine abdominothorakale Ösophagus-Kardia-Resektion durch, in 4 Fällen eine Ösophagoantrostomie, und bei 5 Patienten wurden palliative Maßnahmen

Tabelle 3. Therapie des Ösophagus- und Kardiakarzinoms im Zeitraum 5/82–11/84

Ösophagus-Ca.	49	44 ♂ : 5 ♀
Kardia-Ca.	10	9 ♂ : 1 ♀
Therapieverfahren		
Ösophagus-Ca.	abdominothorakale Ösophagusresektion	23 (46,8%)
	palliative Maßnahmen, expl. Laparotomie	26 (53,2%)
Kardia-Ca.	abdominothorakale Ösophagus-Kardia-Resektion	1
	Ösophagoantrostomie	4
	palliative Maßnahmen	5

Tabelle 4. Komplikationen nach abdominothorakaler Ösophagusresektion (n = 15/23)

	n
Respiratorische Komplikationen	7
Anastomoseninsuffizienz	1
Anastomosenstriktur	6
Ruptur einer Duodenalvene	1
Postop. Letalität nach Resektion	4

Tabelle 5. Nekrosen des Interponats

Häufigkeit:	2-25%
Ursachen:	Blutung, Torsion des Gefäßstiels mit Hämorrhagie, Thrombose
Zeitpunkt:	1.-7. postop. Tag
Diagnostik:	Klinik, Thorax, Gastrografin, EKG
Therapie:	Allgem. Maßnahmen, Notfalltherapie, Elektivtherapie

angewendet. Bei 7 von 23 Patienten mit Ösophaguskarzinom kam es nach abdominothorakaler Ösophagusresektion postoperativ zu respiratorischen Komplikationen. In einem Fall war eine Anastomoseninsuffizienz nachweisbar, bei 6 Patienten trat im postoperativen Verlauf als Spätkomplikation eine Anastomosenstriktur auf (Tabelle 4). Als seltene Komplikation trat einmal eine Ruptur einer Duodenalvene auf, die zur Relaparotomie führte. Nach der abdominothorakalen Ösophagusresektion verstarben in diesem Zeitraum postoperativ 4 Patienten.

Postoperative Frühkomplikationen

Nekrose des Interponats

Zu den frühen postoperativen Komplikationen zählt die Nekrose des Interponats, sei es Kolon oder Jejunum bzw. der proximale Anteil des hochgezogenen Magens. Diese Komplikation ist nach Literaturangaben [4-6] bei 2-25% der Fälle zu verzeichnen, vor allem bei Verwendung von Jejunuminterponaten (Tabelle 5). In unserem Krankengut haben wir diese Komplikationen nicht beobachtet, zumal wir in dieser Serie nur 3 Koloninterpositionen vorgenommen haben. Die Ursachen liegen in der Dehnung und Torsion des Gefäßstiels, wobei es möglicherweise zu Hämorrhagien und Thrombosen der begleitenden Venen kommt. Der Zeitpunkt der Gewebsnekrose liegt zwischen dem 1. und dem 7. postoperativen Tag. Für die Diagnostik ist die typische klinische Symptomatik charakteristisch. Das EKG als ein Baustein in der Diagnostik bei anhaltender Tachykardie und Arrhythmie auf dem Boden einer Perikardreizung maßgebend. Bei entsprechendem klinischen Verdacht auf das Vorliegen einer Nekrose des Interponats bzw. des hochgezogenen Magens kann die Endoskopie in der Frühphase wertvolle diagnostische Hilfe leisten. Blasse bis graue Schleimhautzonen zeigen endoskopisch die betroffenen Ischämiebezirke an und sind pathognomonisch für das Vorliegen einer totalen bzw. partiellen Nekrose. Dem Gastrografinschluck kommt eine diagnostische Bedeutung erst in der Spätphase, also zwischen dem 7. und 12. postoperativen Tag, zu.

Infolge einer Mediastinitis mit Schocksymptomatik führt diese frühe postoperative Komplikation unbehandelt in 80-90% der Fälle zum Exitus [5, 6]. Nur 10-20% der Patienten mit dieser Komplikation überleben die chirurgische Therapie.

Anastomoseninsuffizienz

Als zweite Frühkomplikation ist die Anastomoseninsuffizienz mit Fistelbildung zu erwähnen. Am häufigsten tritt die Anastomoseninsuffizienz an der ösophagogastralen Anastomose auf, wobei nach Ancona et al. [1] und Gunning und Marshall [4] diese Komplikation bei 10–30% der Fälle vorkommt. In den letzten 2 Jahren trat bei 23 abdominothorakalen Ösophagusresektionen im Krankengut der Chirurgischen Universitätsklinik Heidelberg bei einem Patienten eine Anastomoseninsuffizienz mit Fistelbildung nach Magenhochzug am 17. postoperativen Tag auf. Nach konservativer Therapie schloß sich die Fistel spontan. Die Ursachen der Anastomoseninsuffizienz sind in der Tabelle 6 aufgeführt. Nicht nur die verminderte arterielle Versorgung, sondern auch die Kompression der Begleitvenen kann als Ursache für die Anastomoseninsuffizienz in Betracht gezogen werden. Nahttechnische Fehler können auch Leckagen bedingen. Die Anastomoseninsuffizienz kann sich entweder klinisch sofort, d.h. innerhalb von 24–72 h nach der Operation manifestieren oder verzögert, meistens zwischen dem 5. und 7. postoperativen Tag. Für die Diagnostik ist neben der Klinik die Röntgenthoraxaufnahme, der Gastrografinschluck und das EKG entscheidend.

Tabelle 6. Anastomoseninsuffizienz, Fistelbildung

Häufigkeit:	10–30%
Ursachen:	Arterielle Versorgung, Venenkompression Operationstechnische Fehler
Zeitpunkt:	a) Sofort 24–72 h postop. b) Verzögert 5.–7. postop. Tag
Diagnostik:	Klinik, Rö.-Thorax, Gastrografinschluck, EKG
Therapie:	Chirurg. Therapie, konservativ, endoskopisch (Fibrinklebung)

Die Insuffizienz der Anastomose im zervikalen Bereich schließt sich bei ausreichender Drainage in aller Regel spontan. Die Insuffizienz im intrathorakalen Bereich stellt wegen der schlechten Prognose eine vitale Bedrohung dar. Diese Lokalisation der Insuffizienz erfordert eine Reoperation, wobei eine ausreichende Drainage des gesamten Gebiets von größter Wichtigkeit ist. Eine Möglichkeit, Anastomoseninsuffizienzen im zervikalen Bereich mit unter 2 cm Weite zu verschließen, wurde von Gunning und Kingsworth [3] vorgeschlagen. Via Endoskop wird 2- bis 3mal in der Woche eine 20%ige Natriumhydroxydlösung in den Bereich der Anastomoseninsuffizienz eingebracht. Die Anwendung dieser Lösung verursacht eine intensive fibroblastische Reaktion, die zum Defektverschluß führt. Eine weitere Möglichkeit des Fistelverschlusses bietet die Fibrinklebung, bei der via Biopsiekanal flüssiger Fibrinkleber direkt in die Dehiszenz eingebracht wird.

Respiratorische Insuffizienz

Die Ursache der akuten respiratorischen Insuffizienz ist am häufigsten die postoperativ auftretende Bronchopneumonie. Mit dieser Komplikation muß bei allen Patienten gerechnet werden, die bereits präoperativ an einer chronischen respiratorischen Insuffizienz leiden.

Chylothorax

Eine persistierende Lymphorrhoe über 2 Wochen via Thoraxdrainage muß operativ angegangen werden.

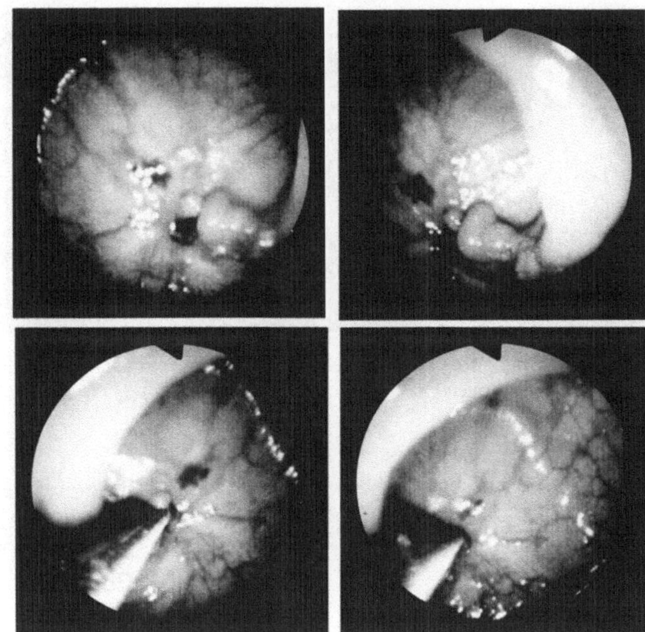

Abb. 1. Anastomosenstriktur nach Ösophagogastrostomie. Eingelegter Führungsdraht in das Restlumen im Bereich der Anastomose

Spätkomplikationen nach Ösophagusersatz

Anastomosenstriktur

Bereits nach Wochen oder erst nach Monaten kann sich in der postoperativen Phase die Anastomosenstriktur als Spätkomplikation, vor allem nach Ösophagogastrostomie manifestieren [5]. Typische Symptome sind die Passagestörung und der Gewichtsverlust. Zur Bildung einer Striktur führen 2 mögliche Ursachen: einmal die inapparente Anastomoseninsuffizienz mit nachfolgender perianastomotischer Fibrose und/oder eine schwere Refluxösophagitis als Folge eines Magen-Galle-Pankreas-Saftrefluxes. Die Häufigkeit der Anastomosenstriktur liegt nach Literaturangaben bei Ösophagogastrostomie bzw. Kolon- oder Jejuneminterponaten durchschnittlich bei 10% [4]. Den typischen Befund einer Anastomosenstriktur nach Ösophagogastrostomie zeigt die Abb. 1. Es fand sich eine stecknadelkopfgroße Lumenweite bei begleitenden überschießenden Granulationen als Ausdruck einer Narbenstriktur.

Anastomosenblutung

Auf dem Boden einer schweren Ösophagitis oder bei Vorliegen eines lokalen Rezidivs besteht die Möglichkeit einer oberen Gastrointestinalblutung aus diesem Bereich. Die Abb. 2 zeigt eine konfluierende Ösophagitis III bei einer 69jährigen Patientin 1 Jahr nach partieller Ösophagektomie mit intrathorakalem Magenhochzug. Die Schleimhaut im Bereich des Restösophagus war beim Kontakt mit dem Endoskop äußerst vulnerabel und zeigte eine flächenhafte Blutung.

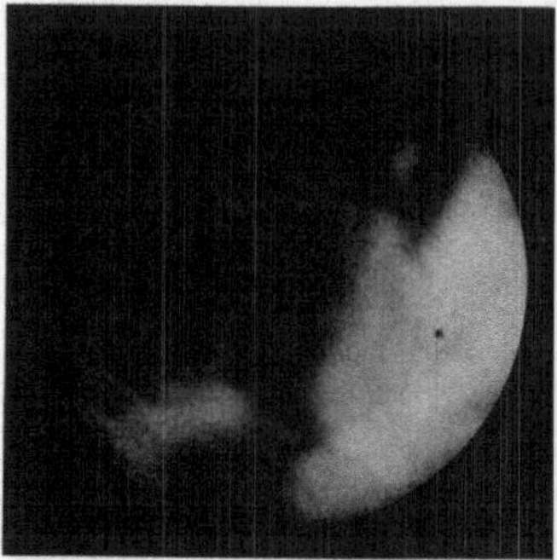
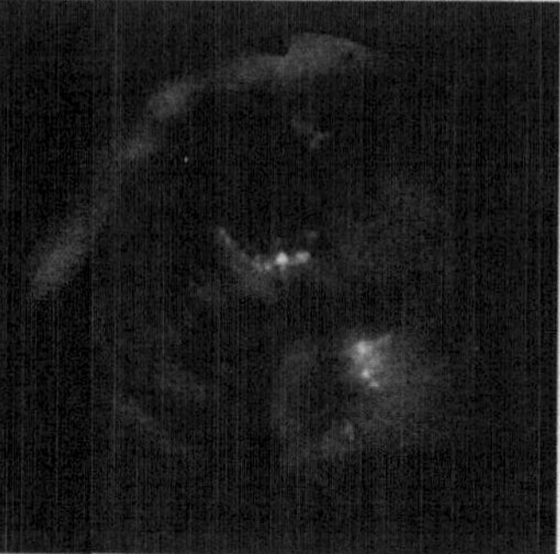
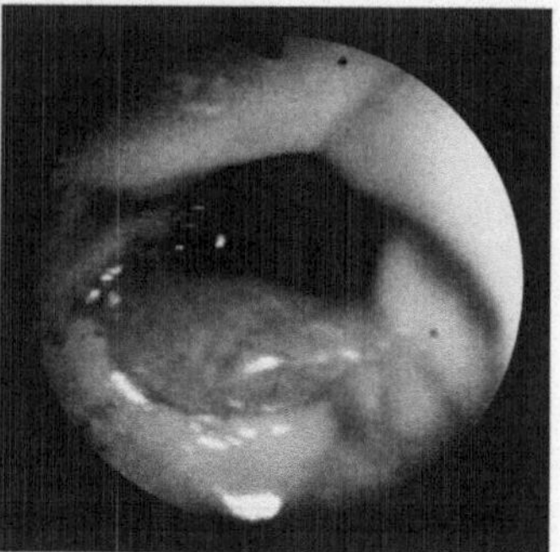

Abb. 2. Ösophagitis Grad II nach Ösophagogastrotomie. Überschießende Granulationen in der Umgebung der Anastomose

Tabelle 7. Endoskopische Bougierung 1983/84 wegen Ösophagusstrikturen

Zahl der Patienten	39
Zahl der Behandlungen	62
Anastomosenstriktur nach Ösophagusersatz mit Magenhochzug	6 Pat. 5 ♂ : 1 ♀
Durchschnittliche Zahl der Bougierungsbehandlungen	4mal
Dilatation nach Eder-Puestow	4 Pat.
Kombiniert mit Neodym-YAG-Laser	2 Pat.

Therapieverfahren

Als Therapie der Wahl bei der Anastomosenstriktur gilt allgemein die endoskopische Dilatation der Stenose mit unterstützender konservativer Therapie mit Antazida, bei starkem galligen Reflux evtl. mit Cholestyramin [4].

Wir haben (Tabelle 7) in den letzten 2 Jahren 39 Patienten wegen Ösophagusstrikturen unterschiedlicher Genese insgesamt 62mal dilatiert. Darunter waren auch die bereits geschilderten 6 Patienten mit einer Anastomosenstriktur. Durchschnittlich war eine 4malige Dilatationsbehandlung bis zum gewünschten Therapieerfolg notwendig. Als Komplikation trat einmal unter den 62 Dilatationsbehandlungen eine gedeckte Perforation bei einer 48jährigen Patientin nach Ösophagojejunostomie auf. Die Dilatationen erfolgten mit dem Eder-Puestow-Instrumentarium. Eine weitere Methode zur Öffnung einer Striktur gab Groitl [2] an, wobei die Striktur mit einer Polypektomieschlinge gespalten wird. Eine andere Möglichkeit bietet die kombinierte Anwendung der mechanischen Dilatation der Striktur mit anschließender Photokoagulation der Schleimhautläsionen und der überschießenden Granulationen durch den Neodym-YAG-Laser. Wie bereits von Swain et al. [8] angegeben, wird das Gewebe durch den fokusierten Laserstrahl nicht nur koaguliert, sondern auch karbonisiert. Somit läßt sich einmal eine Lumenvergrößerung erreichen, zum anderen aber zeigen die verbleibenden Gewebeschichten nur eine geringe Tendenz zur Narbenbildung. Dies stellt einen außerordentlichen Vorteil dieses Vorgehens dar. Die Abb. 3 soll dies beispielhaft darstellen. Die oberen 2 endoskopischen Aufnahmen zeigen die Situation vor der Dilatation einer Ösophagoantrostomie bei einem 75jährigen Patienten, der über erhebliche Passagestörungen klagte. Bei bestehender Ösophagitis, Grad II trat zusätzlich eine überschießende Granulation im Bereich der Anastomose auf. Wiederholte Dilatationen mit dem Eder-Puestow-In-

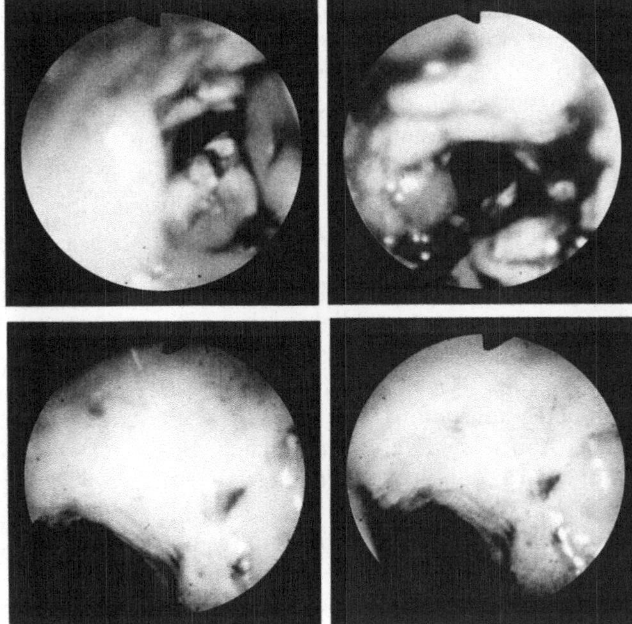

Abb. 3. Ausgeprägte Anastomosenstriktur nach Ösophagoantrostomie vor der Dilatation. Untere Bildreihe: Zustand nach kombinierter mechanischer Dilatation und Laserphotokoagulation mit Neodym-YAG-Laser

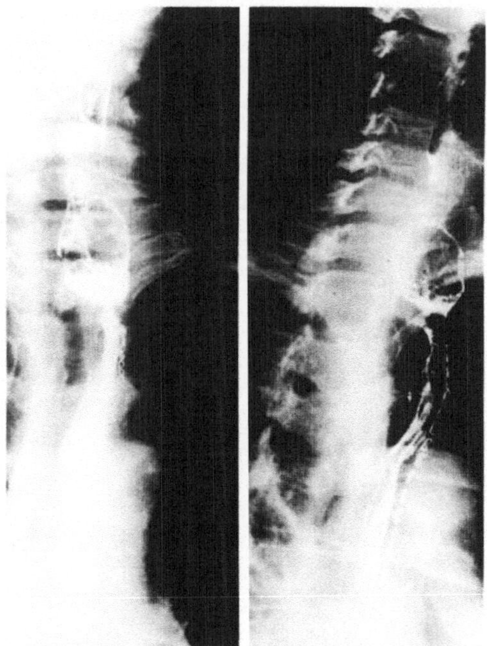

Abb. 4. Röntgendarstellung einer filiformen Anastomosenstenose nach kollarer Anastomose bei Ösophagogastrostomie mit Magenhochzug

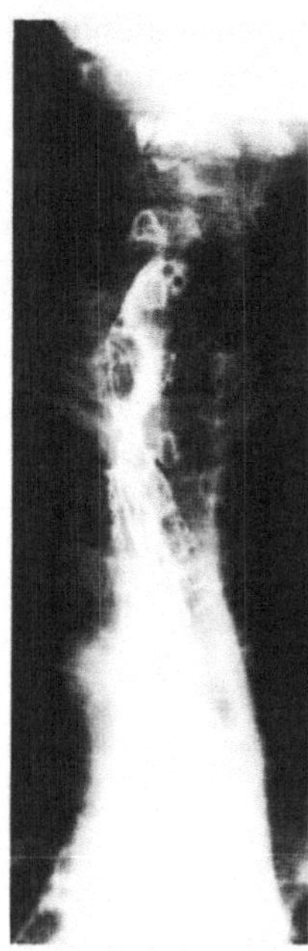

Abb. 5. Röntgendarstellung der dilatierten Anastomosenstenose bei kombinierter Anwendung mit Neodym-YAG-Laser

strumentarium führten jedoch nur zu einem kurzzeitigen Erfolg. Wir haben uns deshalb zu dem kombinierten Vorgehen entschlossen. Nach der jeweiligen Dilatation wurde das gesamte Gebiet der Anastomose mit dem Neodym-YAG-Laser photokoaguliert. Wie aus den unteren 2 Aufnahmen ersichtlich, kam es rasch zur Ausbildung von weißlichen Schorfarealen, die sich mit der Zeit zurückbildeten. Die Lumenweite von 1,2 cm blieb nach 2maliger Anwendung dieser Therapie mittlerweile in einer Nachbeobachtungszeit von 8 Monaten konstant.

Die Abb. 4 stellt einen ähnlichen Befund einer 57jährigen Patientin dar, bei der bereits 2 Monate nach einer abdominothorakalen Ösophagusresektion mit Magenhochzug und kollarer Anastomose eine ausgeprägte Anastomosenstriktur auftrat. Den Zustand nach kombinierter Dilatation mit Laserphotokoagulation zeigt die Abb. 5. Nach 3maliger Anwendung dieser Methode kam es zu einer suffizienten Lumenerweiterung. Im Rahmen der Nachuntersuchungen war eine freie Passage mit dem 12 mm Endoskop möglich. Die Patientin ist z. Zt. symptomlos.

Die Anastomosenstriktur stellt eine der wichtigsten postoperativen Spätkomplikationen nach Ösophagusresektionen dar, die mit erheblicher subjektiver Symptomatik einhergeht. Die Endoskopie mit ihren Möglichkeiten hat auch in der Therapieplanung dieser Spätkomplikation ihren festen Platz.

Literatur

1. Ancona E, Bardini R, Nosadini A, Giunta F, Peracchia A (1982) Esophagogastric anastomotic leakage. Int Surg 67: 143-145
2. Groitl H (1979) Seltene endoskopische Eingriffe am Gastrointestinaltrakt. In: Manegold BC (Hrsg) Therapeutische Endoskopie. Witzstrock, Baden-Baden Köln New York, S 126 (Gastroenterologisches Kompendium 6)
3. Gunning AJ, Kingsworth A (1979) Endoscopic treatment of esophageal leaks. Br J Surg 66: 226-229
4. Gunning AJ, Marshall R (1980) Postoperative Syndrome nach Oesophagusersatz. In: Siewert JR, Blum AL (Hrsg) Postoperative Syndrome. Springer, Berlin Heidelberg New York, S 77
5. Launois B, Paul IL, Lygidakis NJ, Campion JP, Malledant Y, Grosetti D, Delarne D (1983) Results of the surgical treatment of carcinoma of the esophagus. Surg Gynecol Obstet 156: 753-760
6. Postlethwait RW (1983) Colonic interposition for esophageal substitution. Surg Gynecol Obstet 130: 377-383
7. Riemann JF, Ell C, Lux G, Demling L (1985) Combined therapy of malignant stenoses of the upper gastrointestinal tract by means of laser beam and bougienage. Endoscopy 17: 43
8. Swain CP, Boen SG, Edwards DAW, Kirkham JS, Salmon PR, Clark CG (1984) Laser recanalisation of obstructing foregut cancer. Br J Surg 71: 112

Syndrome nach Ösophagusvarizensklerosierung

N. SOEHENDRA, I. KEMPENEERS und H. GRIMM

Die endoskopische Sklerosierungstherapie ist heute ein anerkanntes Verfahren zur Behandlung der blutenden Ösophagusvarizen. Ihre Ergebnisse fallen jedoch je nach Methode noch unterschiedlich aus. Neben der angewandten Injektionstechnik spielen darin auch Instrumentarium, Sklerosierungsmittel und taktisches Vorgehen eine Rolle.

Mit diesen vier Punkten hängen nicht nur die Erfolge, sondern auch Vorkommen und Häufigkeit der Komplikationen zusammen [3].

Instrumentarium

Zunehmend werden vollflexible Glasfiberendoskope verwendet, die im allgemeinen keine Narkose oder Prämedikation erfordern. Vollnarkosen, die bei der starren Ösophagoskopie unabdingbar sind, stellen für die meist schwerkranken Patienten eine zusätzliche Belastung dar. Das starre Gerät kann außerdem auch nicht für die Untersuchung des Magens und des Duodenums benutzt werden. Zum Ausschluß anderer Blutungsquellen muß also im akuten Stadium zuerst ein flexibles Instrument verwendet werden. Großlumige Fiberendoskope mit einem Arbeitskanal von mindestens 3,7 mm (z. B. GIF-1T 10, Olympus) bieten die nötige Absaugmöglichkeit und sind daher für den Einsatz bei der akuten Blutung gut geeignet. Geräte mit kleineren Instrumentierkanälen sollten für die akute Blutung nicht verwendet

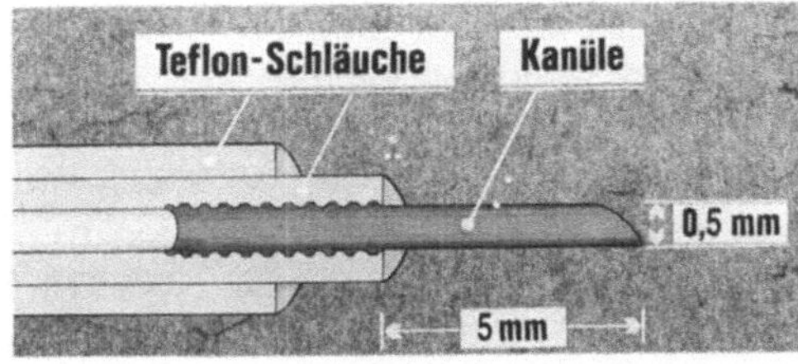

Abb. 1. Technische Daten der Injektionsnadel. Die Sonde wird aus 2 ineinander passenden Teflonschläuchen hergestellt

werden, da das Absaugen bei liegender Injektionssonde nicht möglich ist.

Schlechte Sichtverhältnisse bedeuten ungezielte Injektionen, die Komplikationen nach sich ziehen können. Zum weiteren wichtigen Bestandteil des Instrumentariums gehört die Injektionssonde. Aus Metall hergestellte Modelle sind anfälliger und lassen sich nicht so leicht reinigen wie die Teflonsonden. Die Maße der Nadel sind für den Erfolg der Sklerosierung mitentscheidend. Sie sollte nicht länger als 5 mm und nicht dicker als 0,5 mm im Außendurchmesser sein. Ihr Schliff ist so kurz wie möglich zu wählen. Zu dicke Nadeln verursachen vermehrt Nachblutungen aus den Einstichstellen. Zu lange Nadeln bringen erhöhte Perforationsgefahren mit sich (Abb. 1).

Injektionstechnik

Man kann die Ösophagusvarizen paravasal, intravasal oder aber gleichzeitig peri- und intravasal injizieren. Paravasale Sklerosierungen mit maximal 20 ml 1%igem Polidocanol, wie noch von mehreren Behandelnden praktiziert wird, haben einen zu geringen Effekt. Auf diese Weise benötigt man erfahrungsgemäß mehrere Monate, um die Wand des Ösophagus ausreichend zu sklerosieren. Die Behandlungszeit ist zu lang, da währenddessen Rezidivblutungen auftreten können. Intravasale Injektionen mit dem Ziel, die Varizen sofort zu verschließen, können nur mit Zusatzvorrichtungen durchgeführt werden. Die Ausschwemmung des Verödungsmittels in den Kreislauf muß verhindert werden, damit keine systemische Nebenwirkung entsteht. Das Polidocanol (Aethoxysklerol® Kreussler) hat z. B. eine negative inotrope Wirkung, die bei Patienten mit instabilem Kreislauf manifest werden kann. Zusatzvorrichtungen, wie ein Ballon am Endoskopende oder der Williams-Tubus [1, 7], sind für die intravasale Injektion unerläßlich. Andere Autoren sind der Meinung, daß die Kompression der kranial gelegenen Varizen mit dem Ballon am Endoskop den Abtransport des Verödrungsmittels in den Herz-Lungen-Kreislauf nicht vollständig verhindern kann, da im distalen Ösophagus Venae perforantes bestehen [2]. Es wird daher empfohlen, die Injektionen unter gleichzeitiger Durchleuchtungskontrolle vorzunehmen [1].

Einfacher und effektiver kann die Varizensklerosierung mit der kombinierten Injektionstechnik erfolgen. Zusätzliche Vorrichtungen sind hierbei nicht erforderlich. Man injiziert zuerst das perivasale Gewebe mit 5-10 ml 1%igem Polidocanol, um die Varizen zu komprimieren. Dann folgen die intravasalen Injektionen mit nur einigen Millilitern der Verödungslösung. Die Venenwand wird absichtlich verletzt, damit es zur Thrombosierung kommt (Abb. 2). Bei kleineren Varizen können peri- und intravasale Injektionen gleichzeitig unter maximalem Druck erfolgen. Bei der kombinierten Injektionstechnik ist die Gefahr der Nachblutungen oder der systemischen Nebenwirkung sehr gering.

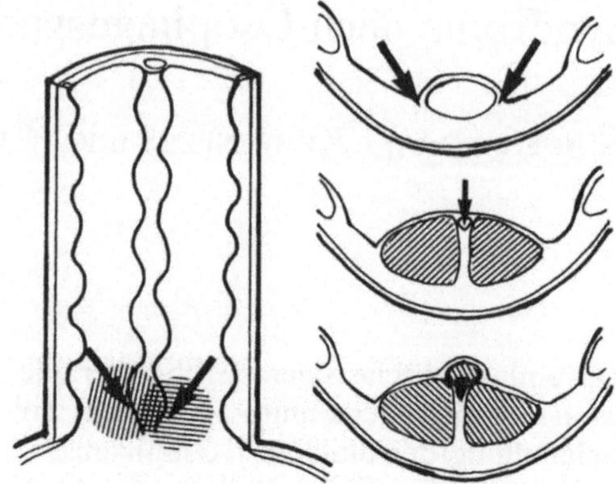

Abb. 2. Schematische Darstellung der kombinierten Injektionstechnik zur Sklerosierung der Ösophagusvarizen

Sklerosierungsmittel

Von einem guten Sklerosierungsmittel verlangt man neben dem Verödungseffekt, daß es möglichst keine Nebenwirkung hat. Die meisten bekannten Substanzen besitzen einen überzeugenden Sklerosierungseffekt, aber sie haben Nebenwirkungen.

Neben der genannten systemisch wirksamen Kreislaufbeeinflussung verursachen sie an der Schleimhaut Nekrosen. Das Ausmaß der Nekrosenbildung hängt in erster Linie von der Menge des verabreichten Verödungsmittels ab, wobei das Intervall zwischen den einzelnen Behandlungssitzungen mit eine Rolle spielt. In der Regel sollten bei der ersten Behandlung nicht mehr als 40 ml 1%iges Polidocanol verwendet werden. Je konzentrierter die Lösung ist, desto stärker kann die Nekrosenbildung sein. Die Intervalle zwischen den Sklerosierungssitzungen sollten 5-7 Tage betragen. Bei zu kurzen Abständen und zu häufigen Sklerosierungen muß

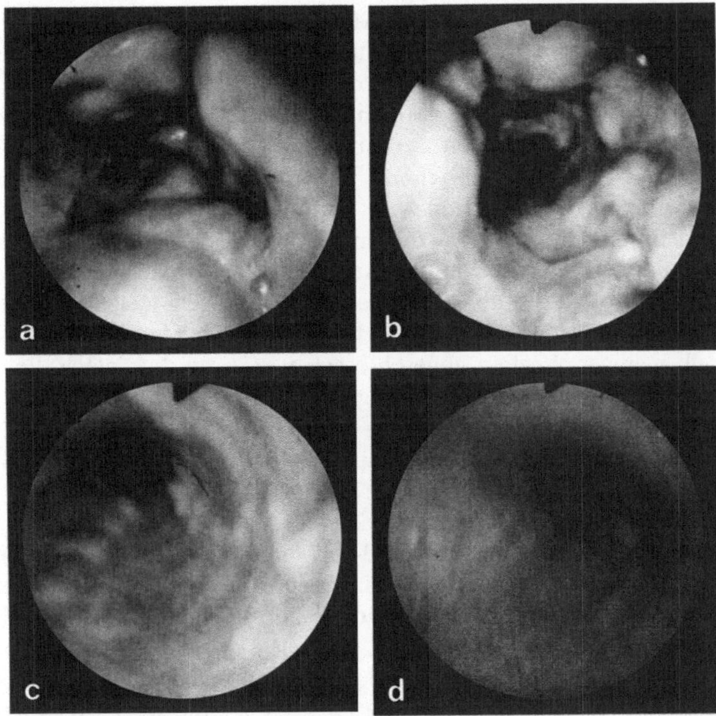

Abb. 3. Endoskopische Bilder zum Verlauf einer Sklerosierungsbehandlung: **a** Ösophagusvarizen III. Grades, **b** Nekrosenbildung nach einer Sklerosierungssitzung, **c** thrombosierte Varizen im proximalen Ösophagus, **d** glatte Ösophagusinnenwand nach Abschluß der Behandlung; alle Varizen sind beseitigt

man mit stärkeren Schädigungen der Schleimhaut rechnen. Injektionen in das Nekrosengebiet sind bei Wiederholungsbehandlungen stets zu vermeiden.

Neuerdings wird der flüssige Gewebekleber n-Butyl-2-Cyanoacrylat (Histoacryl® blau, Braun Melsungen) mit Erfolg bei akuten Blutungen aus Ösophagus- und Fundusvarizen verwendet. Eine intravasale Applikation von 0,5–1,0 ml des Gewebeklebers führt sofort die Obliteration der Varize und somit eine sichere und definitive Hämostase herbei. Rezidivierende Blutungen lassen sich besser beherrschen. Die Krankenhausletalität dieser Patienten ist dadurch um fast die Hälfte gesunken [6].

Therapeutisches Vorgehen

Das Vorgehen bei der akuten Varizenblutung ist nicht nur für die Prognose, sondern auch im Hinblick auf die Risiken von Wichtigkeit. Endoskopisch lassen sich akute Blutungen nur stillen, wenn man sie einstellen kann. Bei schlechten Sichtverhältnissen sollte jeder frustrane Blutstillungsversuch unterbleiben, da er mit unnötigen Gefahren verbunden ist. Ungezielte Injektionen steigern den Verbrauch an Verödungsmittel und können unter Umständen die Blutung eher verschlimmern. Bei massiven Hämorrhagien ist es ratsam, zunächst die Ballonsonde zu verwenden. Durch die geblockte Sonde sollte der Verdauungstrakt durch eine orthograde Lavage gereinigt werden. Diese Maßnahme ist eine wirksame Komaprophylaxe.

Nach 8-12 Stunden kann dann die Sklerosierung im blutungsfreien Intervall ohne Hast vorgenommen werden.

Ziel der endoskopischen Sklerosierungstherapie sollte erstens die Verödung bzw. Beseitigung aller Varizen im Ösophagus und zweitens die Fibrosierung der Innenwand des distalen Ösophagus sein. Die Behandlung sollte möglichst innerhalb weniger Wochen abgeschlossen werden, damit keine Rezidivblutungen auftreten können (Abb. 3).

Zum konsequenten therapeutischen Vorgehen gehört auch die gewissenhaft durchgeführte Nachsorge. Nur durch regelmäßige Kontrollen, etwa in 3- bis 6monatigen Abständen, können Varizenneubildungen rechtzeitig erkannt und entsprechend nachverödet werden.

Komplikationen

Komplikationen der endoskopischen Sklerosierungstherapie lassen sich je nach Zeitpunkt ihres Auftretens in 3 Gruppen einteilen: a) Spezifische Behandlungsfehler, b) Frühstörungen und c) Spätkomplikationen.

Spezifische Behandlungsfehler

Es handelt sich hierbei in erster Linie um technische Unzulänglichkeiten. Die Ursachen sind in mangelnder Beherrschung der Methode und instrumenteller Ausrüstung zu suchen. Intravasale Injektionen von Polidocanol ohne jegliche Vorrichtung zur Verhinderung des sofortigen Abfließens des Verödungsmittels führen zwangsläufig zur systemischen Nebenwirkung, die dosisabhängig besonders bei kreislaufinstabilen Patienten manifest werden kann.

Die falsche Wahl der Injektionskanüle kann auch Komplikationen nach sich ziehen. Bei Verwendung einer zu langen Nadel wird die relativ dünne Ösophaguswand leicht perforiert. Das applizierte Sklerosierungsmittel gelangt vorwiegend in die tieferen und periösophagealen Schichten. Es kommt nicht zu dem gewünschten Sklerosierungseffekt. Stattdessen treten periösophageale Infiltrationen bis hin zur Mediastinitis auf. Ist die Nadel zu dick, steigt die Gefahr der Nachblutung aus den Einstichstellen an.

Frühstörungen

Darunter verstehen wir Störungen, die während der Behandlungsphase vorkommen, z. B. Blutungen, übermäßige Schleimhautnekrosen, Perforationen und septische Komplikationen. Bei Patienten, die wegen rezidivierender, konservativ unstillbarer Blutungen endoskopisch behandelt wurden, traten in nahezu 30% Rezidivblutungen auf, noch bevor die Sklerosierungstherapie abgeschlossen werden konnte. Von 168 Patienten dieser Gruppe starben schließlich 23 an den Blutungen (Tabelle 1). Trotz der erfolgreichen, d. h. definitiven endoskopischen Blutstillung, die in 85% der Fälle möglich war, verstarb etwa jeder 5. dieser Patienten an den Folgen der Leberinsuffizienz oder anderer Organkomplikationen. Dies ist die Erklärung, warum die Krankenhausletalität der akut-rezidivierenden Ösophagusvarizenblutungen nach der Einführung der Sklerosierungstherapie mit etwa 30-35% immer noch zu hoch ist [3, 5].

Nicht immer handelt es sich bei den frühen wiederkehrenden Hämorrhagien um echte Rezidive aus noch offenen Varizen. Gelegentlich können es auch Hämorrhagien aus den nekrotischen Schleimhautbereichen sein. Oberflächliche Nekrosenblutungen sind in der Regel leicht und bedür-

Tabelle 1. Endoskopische Sklerosierung (n = 738). Krankenhausletalität (1978–1985)

Behandlung	n	Todesursache			%
		Blutung	Koma	Andere	
Während der Blutung	169	23	17	13	31,4
Im Intervall	490	4	13	12	5,9
Prophylaktisch	80	1	-	-	1,3

Tabelle 2. Frühe Rezidivblutung nach Sklerosierung: 50 von 490 Patienten (10,2%) erfuhren während der Behandlung Rezidivblutungen

Frühe Rezidivblutung nach der	n	Therapie				
		Sklero	EHT	Ballonsonde	Spontan	Letal
1. Sklerosierung	28	19	-	12	-	2
2. Sklerosierung	25	14	2	6	6	2
3. Sklerosierung	10	6	3	1	3	-
4. Sklerosierung	7	1	2	2	2	-
5. Sklerosierung	4	1	2	2	-	-
6. Sklerosierung	3	2	-	-	1	-

fen keinerlei aktiver Behandlung; sie stehen bei intakter Gerinnung meist spontan. Durch tiefergreifende Nekrosen kann es jedoch in seltenen Fällen zu einer massiven Arrosionsblutung aus den submukösen Gefäßen kommen. Derartige Hämorrhagien lassen sich am besten mit Laser oder EHT-Sonde beherrschen. Erneute Sklerosierungen sind gefährlich.

Die genaue Analyse der Verläufe von 490 Patienten, die während der letzten 7 Jahre im blutungsfreien Intervall der endoskopischen Sklerosierungstherapie unterzogen wurden, zeigt, daß etwa 10% von ihnen frühe Rezidivblutungen hatten. Die meisten Blutungen traten nach den ersten 2 Sklerosierungen auf und konnten entweder durch erneute Injektionen oder mit der Ballonsonde beherrscht werden. Nur 4 dieser Patienten (6,5%) überlebten die Rezidivblutungen nicht (Tabelle 2).

Die kurzfristige Anwendung der Ballonkompression bei den frühen Rezidivblutungen sollte nur erlaubt sein, wenn keine allzu starken Schleimhautnekrosen nach den vorausgegangenen Sklerosierungen entstanden sind.

Übermäßige Nekrosenbildungen als Folge der zu intensiven Sklerosierungen können Störungen hervorrufen, die von periösophagealer Entzündung über Mediastinitis bis hin zur Perforation reichen. Periösophageale Entzündungen mit Pneumonie, Pleuraerguß und Atelektase verursachen Fieber, retrosternale Schmerzen sowie Dysphagie, die in der Regel ohne spezielle Behandlung nach 2–3 Tagen wieder abklingen werden.

Empyeme sind immer ein Zeichen für eine gleichzeitige Perforation der Ösophaguswand und können mit der Bülau-Drainage behandelt werden. Perforationen als schwerwiegendste Komplikation der Sklerosierungstherapie kommen in knapp 1% vor.

Um weitere Zwischenfälle zu verhindern, ist die orale Nahrungszufuhr bei Auftreten von übermäßigen Nekrosen für 7–10 Tage zu unterlassen. Antazida sollten grundsätzlich verabreicht werden. Septische Metastasen sind unter den per se unsterilen Arbeitsbedingungen bei schwerkranken, abwehrgeschwächten Patienten möglich. Wir beobachteten in einem Fall eine tödliche eitrige Meningitis 8 Tage nach Abschluß der Sklerosierungsbehandlung und in einem anderen Fall einen Hirnabszeß bei gleichzeitiger Ösophagusperforation.

Spätkomplikationen

Als Spätkomplikation sei die Stenose des distalen Ösophagus erwähnt. Sie ist eine Folge der überschießenden Narbenbildung, die meist durch zu starke Nekrosen ausgelöst ist [4]. In solchen Fällen ist eine frühzeitige vorsichtige Bougierungsbehandlung zu empfehlen, um die Entwicklung einer Stenose zu verhindern. In einem Kollektiv von 738 Patienten verzeichneten wir eine leichte Einengung bei 5% und eine therapiebedürftige Stenose bei 4% der Fälle.

Späte Rezidive

Die Häufigkeit der späteren Rezidivblutungen hängt in erster Linie von der Konsequenz ab, mit der die Sklerosierungstherapie durchgeführt wird. Diese Konsequenz beginnt bei der Zielsetzung der Behandlung und endet mit der regelmäßigen Nachsorge praktisch bis ans Lebensende der Patienten. Als Ziel der Behandlung betrachten wir stets die Beseitigung aller sichtbaren Varizen im Ösophagus [5]. Unter diesen genannten Voraussetzungen hatten wir während des 7jährigen Beobachtungszeitraums eine Rezidivrate von knapp 9% verzeichnet.

Literatur

1. Brunner G, Harke U (1982) Therapie blutender Ösophagusvarizen. Ergebnisse einer kombiniert-internistischen und endoskopisch selektiv intravasalen Sklerosierungstherapie. Dtsch Med Wochenschr 107: 1791
2. Grobe JL, Kozarek RA, Sanowski RA, LeGrand J, Kovac A (1984) Venography during endoscopic injection sclerotherapy of esophageal varices. Gastrointest Endosc 30: 6
3. Soehendra N, de Heer K, Kempeneers I, Runge M (1983) Sclerotherapy of esophageal varices: Acute arrest of gastrointestinal hemorrhage or long-term therapy? Endoscopy 15: 136
4. Soehendra N, de Heer K, Kempeneers I, Frommelt L (1983) Morphological alterations of the esophagus after endoscopic sclerotherapy of varices. Endoscopy 15: 291
5. Soehendra N (1985) Sklerosierung und ihre Spätergebnisse. Chirurg 56: 432
6. Soehendra N, Grimm H, Nam VC, Berger B (1987) N-Butyl-2-Cyanoacrylate: A supplement to endoscopic sclerotherapy. Endoscopy 19: 221
7. Williams KGD, Dawson JL (1979) Fibreoptic injection of esophageal varices. Br Med J 2: 766

Funktionelle Ergebnisse nach Eingriffen am unteren Ösophagus

M. WIENBECK, W. BERGES und H. J. LÜBKE

Operative Eingriffe am unteren Ösophagus hinterlassen in einem relativ hohen Prozentsatz funktionelle Störungen, so daß bei gutartigen Erkrankungen der Speiseröhre präoperativ sehr sorgfältig der zu erwartende Nutzen gegen das Risiko postoperativer Störungen abgewogen werden muß.

Bei den funktionellen Störungen nach Eingriffen am unteren Ösophagus kommen grundsätzlich folgende Möglichkeiten in Frage:

1. Die präoperative Störung besteht fort: *Erfolglose Operation*
2. Die präoperative Störung tritt nach einem Intervall wieder auf: *Rezidiv*
3. Es kommt nach dem operativen Eingriff zum Auftreten neuer Funktionsstörungen: *Postoperatives Syndrom* im engeren Sinne

Die wichtigsten gutartigen Erkrankungen des Ösophagus, die postoperativ als Folge einer gestörten Funktion Symptome machen können, sind die Refluxösophagitis, die Achalasie des Ösophagus, epiphrenische Divertikel und die Ösophagusatresie [9]. Die entscheidenden Methoden in der Diagnostik sind in Tabelle 1 aufgeführt.

Tabelle 1. Diagnostische Verfahren bei Störungen nach Eingriffen am unteren Ösophagus

1. Endoskopie
2. Röntgen
3. Manometrie
4. Langzeit-pH-Metrie
5. (Szintigraphie)

Gastroösophageale Refluxkrankheit

Die verbreitetste chirurgische Methode zur Behandlung der Refluxösophagitis und ihrer Folgen ist die Fundoplicatio. Andere Methoden sind häufig von Refluxrezidiven gefolgt, die sich endoskopisch meistens unschwer erkennen lassen (Abb. 1). Wenn jedoch morphologisch keine sicheren Entzündungszeichen feststellbar sind [5], hilft die intraösophageale Langzeit-pH-Metrie [14] am zuverlässigsten in der Erkennung eines pathologischen gastroösophagealen Refluxes und damit auch in der Abgrenzung gegenüber anderen möglichen retrosternalen Schmerzursachen (Abb. 2).

Die Fundoplicatio gilt in erfahrener Hand als risikoarm und effektiv. Es gibt

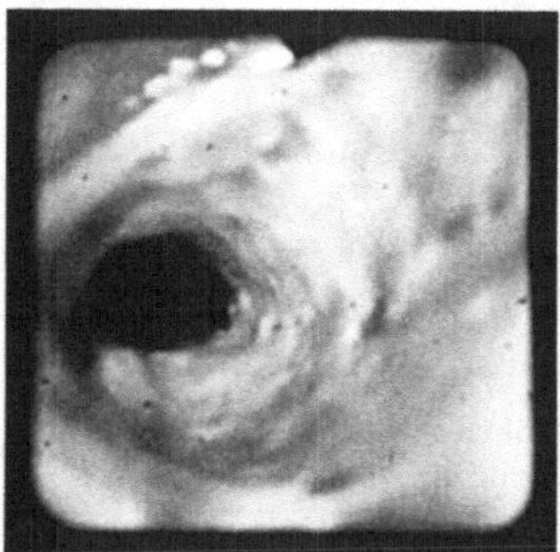

Abb. 1. Rezidiv einer Refluxösophagitis nach Gastropexie. Das endoskopische Bild zeigt eine um die gesamte Zirkumferenz reichende Erosion und eine Stenosierung, d. h. eine Refluxösophagitis, Stadium IVa nach Savary-Miller

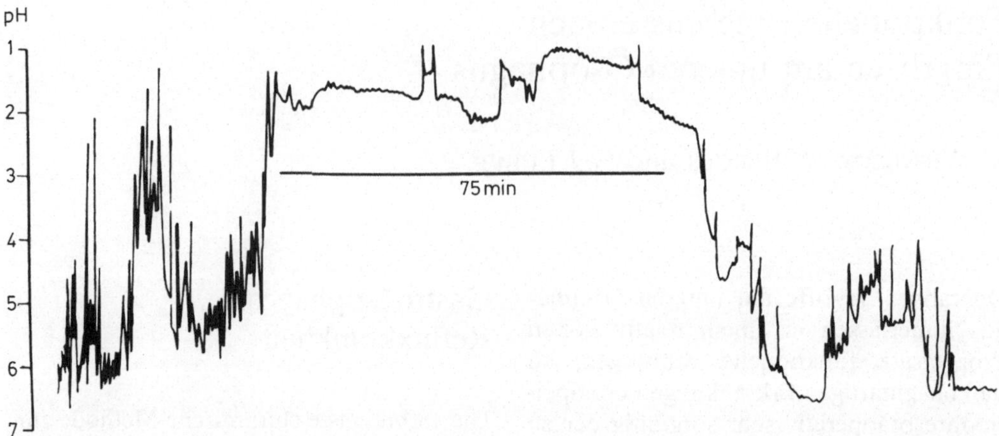

Abb. 2. Intraösophageale Langzeit-pH-Metrie bei einer Patientin mit einer Refluxösophagitis. Die Aufzeichnung läßt neben kurzen Phasen mit intraösophagealen pH-Werten unter der kritischen Grenze von pH 4 während der Nacht einen langdauernden pH-Abfall von über 75 min Dauer erkennen

aber neben dem Refluxrezidiv eine Reihe funktioneller Störungen, die fast nur nach einer Fundoplicatio vorkommen und den Patienten stärkere Beschwerden verursachen können als das präoperative Leiden. Im einzelnen handelt es sich dabei um eine zu eng angelegte Manschette um den unteren Ösophagus, um das Zurückgleiten eines kardianahen Magenanteils durch die Fundusmanschette in Richtung Ösophagus (sog. Teleskopphänomen) und um Auswirkungen einer vagalen Denervation [13]. Die Häufigkeit dieser einzelnen Erscheinungen ist in Tabelle 2 angegeben. Sicherlich sind diese postoperativen Syndrome nach Eingriffen durch den Erfahrenen selten. Aus Tabelle 2 ist jedoch auch ersichtlich, daß mehr als die Hälfte aller

Tabelle 2. Häufigkeit von Störungen nach Fundoplicatio

Rezidive	6-30%
Überblähungssyndrom	8-54%
Davon:	
Denervationssyndrom	3-15%
Zu enge Fundusmanschette	5-50%
Teleskopphänomen	0-20%

operierten Patienten davon betroffen sein können. Ferner kommt unmittelbar postoperativ häufig, d.h. bei 50%, eine mäßig ausgeprägte Dysphagie vor. Diese bessert sich innerhalb der folgenden 4 Wochen. 1 Jahr später wird sie nur noch von 2-3% der Patienten angegeben. Das sog. Postfundoplikationssyndrom kann in erheblichem Umfang sowohl diagnostische als auch therapeutische Probleme hervorrufen. Die Diagnostik stützt sich auf die in Tabelle 1 angegebenen Maßnahmen [3]. Therapeutisch ist die Schluckbehinderung durch eine zu eng angelegte Fundusmanschette noch am einfachsten anzugehen. Mittel der Wahl ist die vorsichtig durchgeführte Bougierung [15]. Die anderen Erscheinungen des Postfundoplikationssyndroms bedürfen in schweren Fällen einer operativen Korrektur.

Nach Implantation einer Antirefluxprothese (Angelchik) muß bei einem relativ hohen Prozentsatz von ca. 20% mit einer Dislokation der hufeisenförmigen Plastikmanschette oder auch mit einem Rezidiv der Refluxbeschwerden gerechnet werden [2, 11].

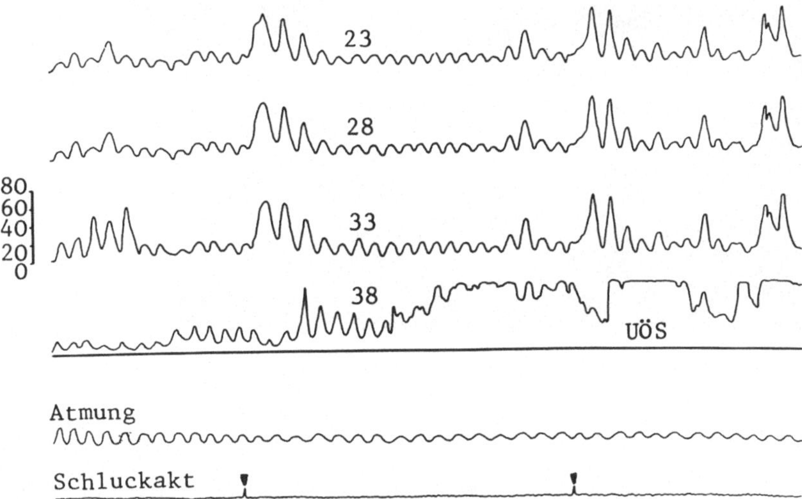

Abb. 3. Intraösophageale Manometrie bei einem Patienten mit einer Achalasie des Ösophagus. Die Druckaufzeichnungen erfolgten 23, 28, 33 und 38 cm ab Zahnreihe. Am linken Bildrand ist die Eichung in mm Hg angegeben. Krankheitstypisch treten nach Schlucken im Speiseröhrenkörper ausschließlich simultane (nicht peristaltisch fortgeleitete) Kontraktionswellen auf. Daneben kommen spontane Kontraktionen vor. Während der Speiseröhrenkontraktionen fällt der Druck im unteren Ösophagussphinkter (UÖS) nicht oder nicht vollständig auf Magenfundusdruckniveau (durchgezogene Linie) ab

Achalasie des Ösophagus

Die Achalasie der Speiseröhre ist eine neuromuskuläre Erkrankung mit den Leitsymptomen Dysphagie, Regurgitation, Retrosternalschmerz, Gewichtsabnahme und bronchopulmonale Aspirationen [16]. Sie ist gekennzeichnet durch eine unzureichende schluckreflektorische Öffnung des unteren Ösophagussphinkters und durch aperistaltische Kontraktionen des Speiseröhrenkörpers (Abb. 3). In früheren Jahren wurde als operative Behandlungsmethode gelegentlich eine Resektion des terminalen Ösophagus und Reanastomose zwischen restlicher Speiseröhre und Magen durchgeführt. Dieser Eingriff führt jedoch unweigerlich zum postoperativen gastroösophagealen Reflux, der eine schwere Refluxösophagitis nach sich zieht. Saurer Reflux in die Speiseröhre verbleibt bei der Achalasie wegen der zugrundeliegenden Motilitätsstörung besonders lange in dem Organ. Dies kann im Laufe von Monaten und Jahren zur Entwicklung einer Zylinderepithelmetaplasie und damit zur Entwicklung eines Barrett-Syndroms (Endobrachyösophagus) führen (Abb. 4 u. 5).

Wegen der Schwere dieses postoperativen Syndroms sind resezierende Verfahren am gastroösophagealen Übergang bei der Achalasie heute verlassen. Es konkurrieren miteinander die intraluminale Dilatation des enggestellten Segments am gastroösophagealen Übergang (pneumatische Dilatation oder Dehnung mit dem Metallspreizer nach Stark) und die vordere longitudinale Myotomie nach Gottstein-Heller. Beide Verfahren bessern oder beseitigen die Schluckstörungen bei 80–90% der Patienten [12, 16, 18]. Nach Myotomie kommt jedoch relativ häufig ein gastroösophagealer Reflux zustande, der im Extremfall zu den gleichen Veränderungen führen kann, wie die früher geübten resezierenden Verfahren (Tabelle 3).

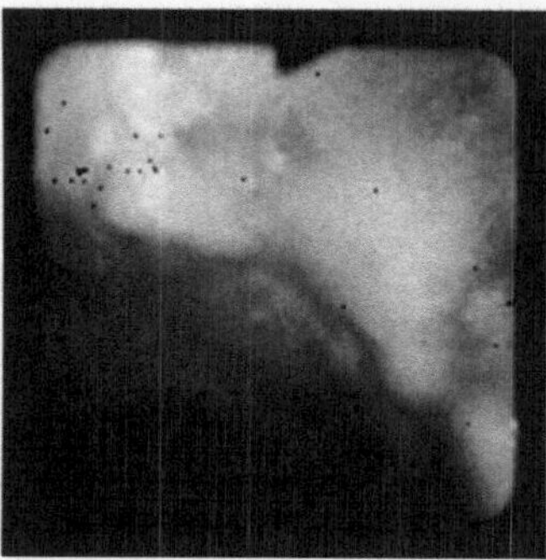
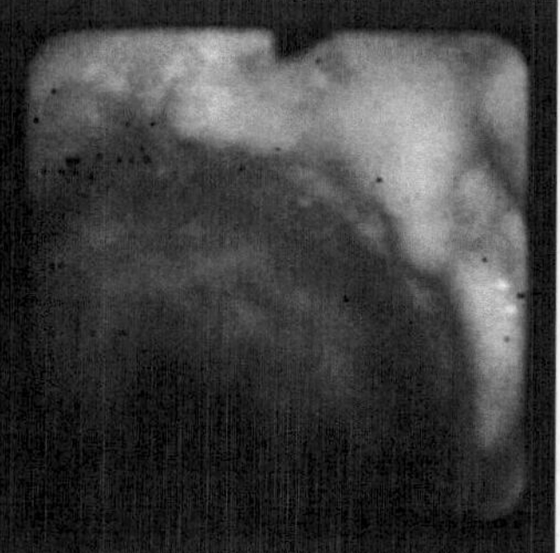

Abb. 4. Sekundäres Barrett-Syndrom bei einem Patienten mit Achalasie des Ösophagus und Zustand nach Ösophagogastrostomie. Die Zylinderepithelauskleidung der distalen Speiseröhre hebt sich rötlich von dem hellfarbenen Plattenepithel am oberen Bildrand und den weißlichen Erosionen am Epithelübergang ab

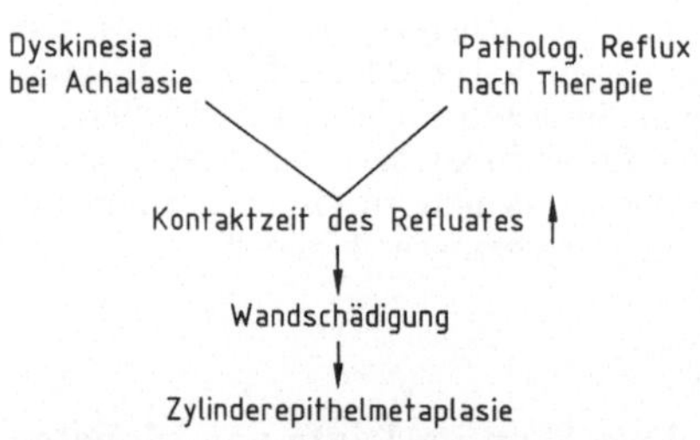

Abb. 5. Schematische Darstellung des Pathomechanismus bei der Entwicklung eines Barrett-Syndroms nach Behandlung einer Achalasie des Ösophagus und postoperativem gastroösophagealen Reflux

Tabelle 3. Häufigkeit von postoperativen Störungen nach Myotomie wegen Achalasie des Ösophagus

Rezidive	4–25%
Gastroösophagealer Reflux	17–40%

Ein kontrollierter Vergleich zwischen intraluminaler Dilatation und operativer Behandlung wurde bisher erst einmal durchgeführt (Tabelle 4). Dabei beseitigte die Myotomie die Dysphagiesymptomatik zuverlässiger als die Dilatation [6]. Jedoch kam Sodbrennen als Hinweis auf einen pathologischen gastroösophagealen Reflux nur nach dem chirurgischen Eingriff vor.

Tabelle 4. Ergebnisse 43 Monate nach Behandlung einer Achalasie des Ösophagus [3]

	Nach Dilatation (n = 18)	Nach Myotomie (n = 19)
Asymptomatisch	8	12
Mäßige bis schwere Dysphagie	4	0
Geringe Dysphagie	0	7
Sodbrennen	0	2
Erneute Dilatation notwendig	3	0
Operation notwendig	3	0

Epiphrenisches Ösophagusdivertikel

Im Gegensatz zu den Divertikeln im übrigen Ösophagusverlauf verursachen sog. juxtasphinktere Divertikel, d.h. pharyngeale und epiphrenische Divertikel, relativ häufig Symptome [7]. Die Beschwerden können zum einen durch Rückfluß oder

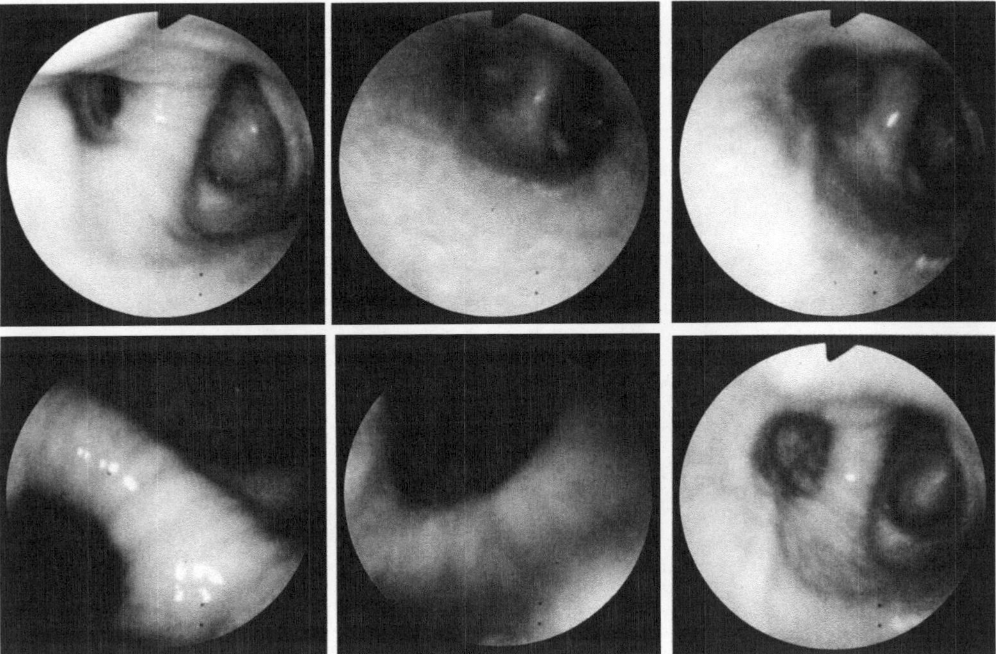

Abb. 6. Rezidiv eines epiphrenischen Ösophagusdivertikels 3 Jahre nach Divertikelabtragung. Bei diesem Patienten bestand eine Öffnungsstörung des unteren Ösophagussphinkters, die bei der chirurgischen Therapie nicht berücksichtigt wurde

mechanische Kompression der Umgebung, verursacht durch den angesammelten Speiseinhalt der Divertikel, herrühren, zum anderen durch die gewöhnlich zugrundeliegende Motilitätsstörung. Juxtasphinktere Divertikel rühren nämlich in den meisten Fällen von einem unzureichenden oder unzeitigen Öffnungsreflex des benachbarten Ösophagussphinkters her [17]. Diese Sphinkteröffnungsstörungen können sowohl präoperativ als auch bei ungenügender Berücksichtigung postoperativ zu einer Schluckerschwernis und zu retrosternalen Schmerzen führen. Folge einer bei der Operation nicht berücksichtigten Sphinkteröffnungsstörung ist gewöhnlich das rasch wieder eintretende Divertikelrezidiv (Abb. 6) [1].

Die Therapie besteht bei ungenügender schluckreflektorischer Erschlaffung des unteren Ösophagussphinkters in einer pneumatischen Dilatation dieses Sphinkters (Abb. 7). Falls sich der Dilatator dabei in dem Divertikel verfängt und das Einführen dementsprechend Schwierigkeiten bereitet, sollte das Dehnungsgerät unter endoskopischer Sicht plaziert werden.

Ösophagusatresie

Die verschiedenen Formen der Ösophagusatresie machen sich in den ersten Tagen nach der Geburt bemerkbar. Behandlungsmethode der Wahl ist die Operation mit Wiedervereinigung der beiden getrennten Speiseröhrenenden unter Verschluß von evtl. bestehenden Verbindungen zum Atemwegssystem. Wenn die Anomalie rechtzeitig erkannt wird, läßt sich die Operation rasch, komplikationsarm

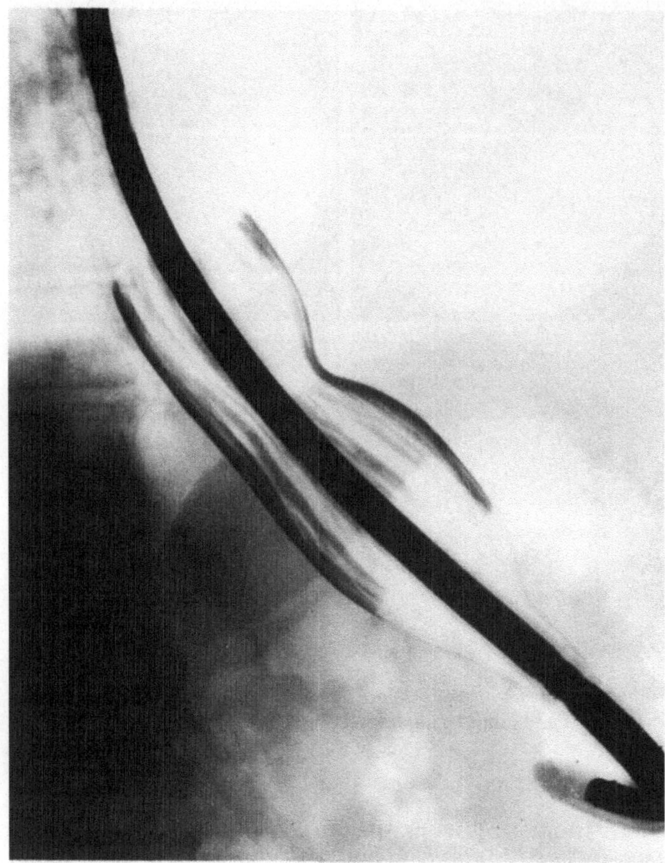

Abb. 7. Pneumatische Dilatation des unteren Ösophagussphinkters im Röntgenbild bei einem Patienten mit postoperativem Rezidiv nach Abtragung eines epiphrenischen Divertikels

und wirksam durchführen. Trotzdem hat ein Teil der Patienten nach dem Eingriff Schluckbeschwerden. Mit Hilfe der Ösophagusmanometrie lassen sich sogar relativ häufig Motilitätsstörungen in dem anastomosennahen Ösophagus nachweisen [10]. Diese bestehen in sehr schwachen Kontraktionen, die häufig nicht peristaltisch fortgeleitet werden. Diese Funktionsstörungen können zu einer Passageerschwernis von Speisen, seltener auch von Getränken führen.

Therapie der Funktionsstörungen nach Eingriffen am unteren Ösophagus

Die Behandlung funktioneller Störungen nach Eingriffen am unteren Ösophagus setzt eine klare Diagnose voraus. Dazu ist der Einsatz mehrerer moderner diagnostischer Verfahren erforderlich [3]. Eine endoskopische Therapie der Funktionsstörungen ist nur in beschränktem Umfang möglich. Bei organischen Stenosen besteht sie in einer Aufbougierung [8] oder in einer Dilatation der Enge. Bei funktionellen Engstellungen, gleichbedeutend mit einer Öffnungsstörung des unteren Ösophagussphinkters, ist die vorsichtige pneumatische Dilatation mit oder ohne endoskopische Führung die Behandlungsmethode der Wahl. Alle übrigen therapeutischen Schritte entsprechen bekannten konservativen und operativen Verfahren. Insbesondere bei Postfundoplicatio-Syndromen sind häufig chirurgische Reinterventionen mit schwierigen Korrekturverfahren nicht zu umgehen.

Literatur

1. Allen TH, Clagett OT (1965) Changing concepts in the surgical treatment of pulsion diverticula of the lower esophagus. J Thorac Cardiovasc Surg 50: 455-462
2. Angelchik JP, Cohen R, Kravetz RE (1983) A ten-year appraisal of the antireflux prosthesis. Am J Gastroenterol 78: 671-673
3. Berges W, Wienbeck M (1980) Diagnostik von Ösophagusstenosen. Dtsch Med Wochenschr 105: 1009-1011
4. Berges W, Wienbeck M (1980) Therapie benigner Ösophagusstenosen. Dtsch Med Wochenschr 105: 1012-1013
5. Brand D, Eastwood IR, Martin D, Carter WB, Pope CE II (1979) Esophageal symptoms, manometry, and histology before and after antireflux surgery. Gastroenterology 76: 1393-1401
6. Csendes A, Velasco N, Braghetto I, Henriquez A (1981) A prospective randomized study comparing forceful dilatation and esophagomyotomy in patients with achalasia of the esophagus. Gastroenterology 80: 789-795
7. Goodman HI, Parnes IH (1952) Epiphrenic diverticula of the esophagus. J Thorac Surg 23: 145-159
8. Hanrath R-D, Wienbeck M, Scholten T, Hengels KJ (1984) Ein einfaches Verfahren zur Bougierung von Ösophagusstenosen. Z Gastroenterol 22: 547
9. Kirk RM, Stoddard CJ (1986) Complications of surgery of the upper gastrointestinal tract. Ballière Tindall, London
10. Koch A, Ellers J, Krtsch K, Siewert R (1976) Spätergebnisse nach operierter Ösophagusatresie. Z Kinderchir 18: 33-44
11. Kozarek RA, Brayko CM, Sanowski RA, Grobe JL, Phelps JE, Sarles H Jr, Fredell CH (1985) Evaluation of Angelchik antireflux prosthesis. Long-term results. Dig Dis Sci 30: 723-732
12. Riemann JF, Erlmeier S, Lux G (1986) Langzeitergebnisse nach konservativer Behandlung benigner Passagestörungen der Speiseröhre. Leber Magen Darm 16: 259-266
13. Siewert JR, Blum AL (1980) Postoperative Syndrome. Springer, Berlin Heidelberg New York
14. Weiser HF (1983) 24-h-Festspeicher-pH-Metrie. In: Wienbeck M, Lux G (Hsrg) Gastrointestinale Motilität. Klinische Untersuchungsmethoden. Edition Medizin, Weinheim Deerfield Beach Basel, S 31-38
15. Wienbeck M, Berges W (1983) Konservative Therapiemöglichkeiten nach Myotomie des unteren Ösophagussphinkters und nach Antirefluxmaßnahmen. In: Demling L, Lux G, Domschke W (Hrsg) Therapie postoperativer Störungen des Gastrointestinaltraktes. Thieme, Stuttgart New York, S 71-79
16. Wienbeck M, Berges W (1984) Funktionelle Erkrankungen der Speiseröhre: Achalasie, Spasmus, sekundäre Störungen. In: Demling L (Hrsg) Klinische Gastroenterologie, 2. Aufl. Thieme, Stuttgart New York, S 254-265
17. Wienbeck M, Siewert R (1976) Diagnostische und therapeutische Probleme nach Ösophagus-Operationen. Internist (Berlin) 17: 290-301
18. Wong RKH, Johnson LF (1983) Achalasia. In: Castell DO, Johnson LF (eds) Esophageal function in health and disease. Elsevier, New York Amsterdam Oxford, pp 99-123

Magen und Duodenum

Die Bedeutung der Refluxösophagitis nach Gastrektomie - eine klinische und tierexperimentelle Studie

H. GROITL

Einleitung

Schlatter [34] hat 1897 als erster eine erfolgreiche Entfernung des ganzen Magens in Zürich durchgeführt. Seit dieser Zeit sind zur Rekonstruktion und Kontinuitätsherstellung zwischen Speiseröhre und Dünndarm über 50 Modifikationen beschrieben worden [20, 24, 30, 35, 37].

Mechanisch sind im wesentlichen 5 Modifikationen von Bedeutung (Abb. 1-5).

Die Indikation zur Entfernung des ganzen Magens wird immer häufiger gestellt, an manchen Kliniken sogar „de principe". Dies ist möglich durch verbesserte präoperative Vorbereitung, Narkosemethoden und Intensivpflege sowie postoperative Nachsorge.

Die Lebensqualität nach Gastrektomie ist in der Literatur bisher wenig analysiert worden, die Parameter sind unklar definiert, die Mangelerscheinungen nach partieller oder totaler Entfernung des Magens

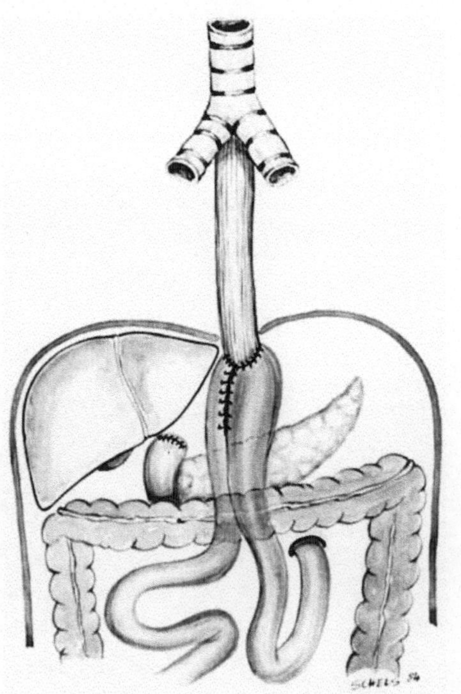

Abb. 1. Operationssitus nach Gastrektomie. Ösophagojejunostomie nach Schlatter (1897)

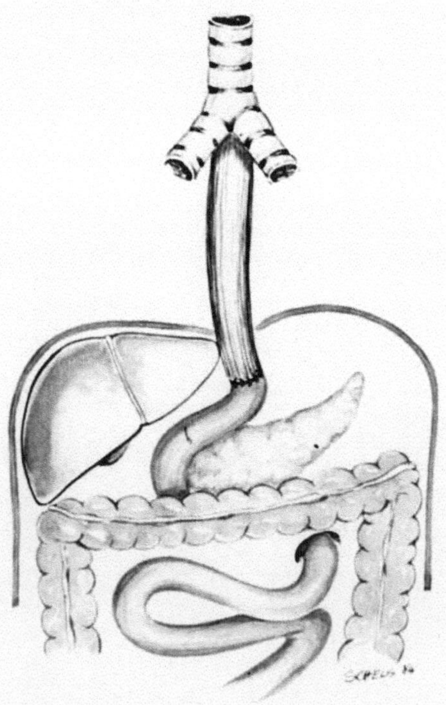

Abb. 2. Operationssitus nach Gastrektomie. Ösophagoduodenostomie nach Brigham (1898)

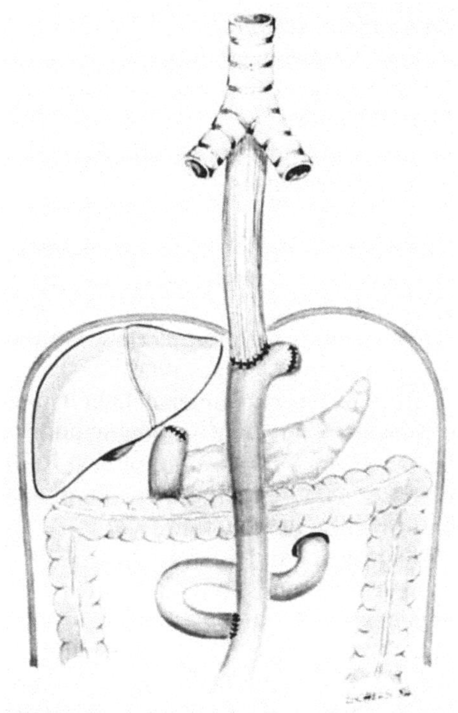

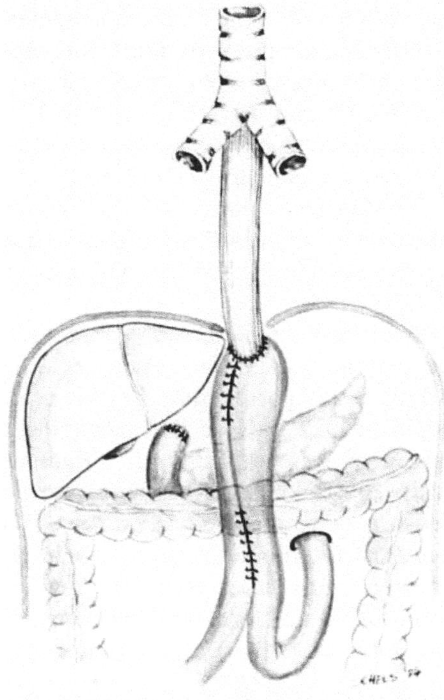

Abb. 3. △

Abb. 4. ◁

Abb. 5. ▷

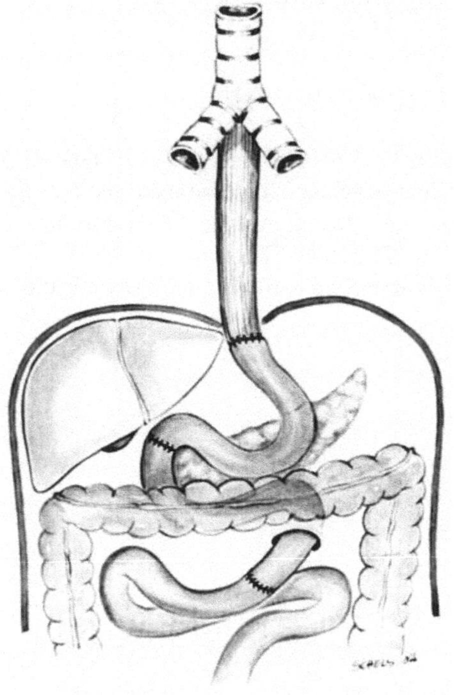

Abb. 3. Operationssitus nach Gastrektomie. Ösophagojejunostomie mit ausgeschalteter Jejunumschlinge nach Roux (1907), Roux-en-Y Modifikation

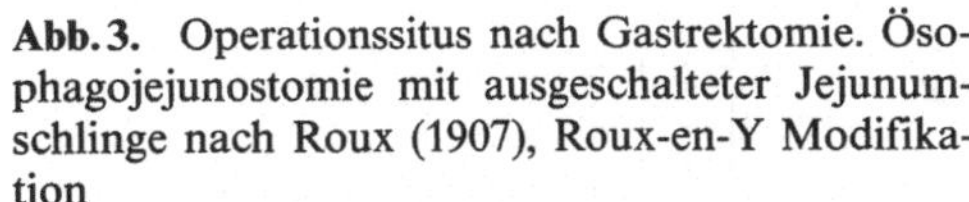

Abb. 4. Operationssitus nach Gastrektomie. Ösophagojejunostomie mit Braun-Anastomose und Deckung der Anastomose mit zuführender Schlinge nach R. Graham (1938)

Abb. 5. Operationssitus nach Gastrektomie. Ösophagojejunoduodenostomie mit Interponat einer Jejunumschlinge nach Seo-Longmire (1935/1947)

sind unter dem diffusen Begriff des Postgastrektomiesyndroms zusammengefaßt, das über 50 einzelne Symptome und Mangelerscheinungen mehr oder weniger schweren Grades umfaßt [1, 4, 5, 8, 9, 14, 18, 27, 41].

Wegen der ohnehin schlechten Prognose des Magenkarzinoms sollte die geringe Lebenserwartung des Patienten nicht noch durch eine schlechte Lebensqualität beeinträchtigt werden.

Durch die zunehmend lückenlosere Nachuntersuchung am Tumorpatienten und die relativ problemlose flexible Endoskopie ist man auf die Refluxösophagitis als ein gravierendes und den Patienten massiv belästigendes Beschwerdebild aufmerksam geworden. Wir haben die klinische Auswirkung dieser „alkalischen" Refluxösophagitis an unseren Patienten ausgewertet und im Tierexperiment bewiesen.

Material und Methodik

Nachuntersuchungen

Von 1955 bis 30. April 1983 erfolgte an der Chirurgischen Universitätsklinik Erlangen bei 640 Patienten eine Gastrektomie. Bei den Patienten kamen im wesentlichen 3 Operationsmethoden zur Anwendung:

1. Ösophagojejunostomie mit Y-Anastomose (nach Roux)
2. Loop-Ösophagojejunostomie (nach Schlatter, Schloffer, bei uns nach Graham benannt)
3. Jejunuminterposition (nach Seo-Longmire-Gütgemann)

Alle Patienten wurden im Rahmen der Tumorsprechstunde engmaschig nachuntersucht (Abb. 6).

Es wurden die endoskopischen Befunde von 216 Patienten ausgewertet.

Von den 216 nachuntersuchten Patienten wurde bei 99 eine Ösophagojejunostomie, bei 85 eine Y-Anastomose nach Roux und bei 32 eine Jejunuminterposition nach Seo-Longmire durchgeführt.

Von diesen 216 Patienten litten 213 an einem Malignom, und bei 3 Patienten handelte es sich um ein gutartiges Leiden. Bei 80 Frauen und 136 Männern mit einem Durchschnittsalter von 60,3 Jahren lag die Operation mindestens 3 Monate zurück (1.1. 1968-30.4. 1983).

Insgesamt konnten bei diesen 216 Patienten die Ergebnisse von 1114 postoperativen Endoskopien ausgewertet werden; 106 dieser Patienten wurden mit einem erweiterten Schema intensiv nachuntersucht:

1. Genaue Anamnese mit den wichtigsten Bezugspunkten: subjektives Befinden,

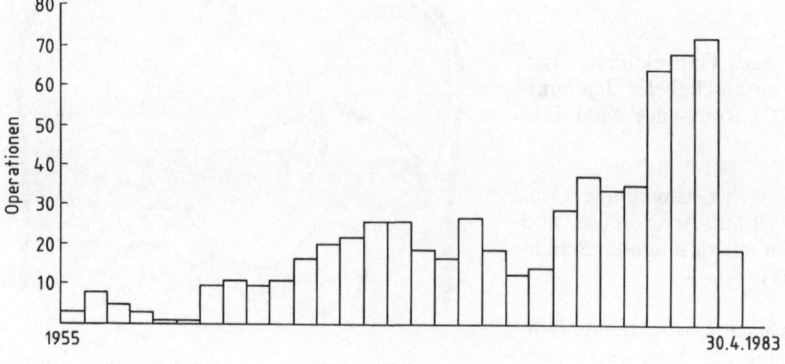

Abb. 6. Totale Gastrektomie (1955-30.4. 1983, n = 640)

Sodbrennen, Schmerzen bei Nahrungsaufnahme. Die subjektiven Beschwerden wurden in Kategorien keine, wenig, starke und sehr starke Einschränkung gegliedert
2. Gewichtsverhalten, gemessen in Abständen von 3 Monaten in 364 Einzelmessungen
3. Es wurden die routinemäßigen endoskopischen mit den histologischen Untersuchungen der Biopsate im Rahmen der Tumorsprechstunde ausgewertet
4. Bei den nüchternen Patienten wurde morgens eine Sonde an die Anastomose gelegt, um den intestinoösophagealen Reflux abzusaugen. In dem Refluat wurden Trypsin und Chymotrypsin, Amylase und Lipase gemessen sowie der pH-Wert bestimmt
5. Zur Dokumentation des Refluxes wurden Röntgenkontrastmitteluntesuchungen mit Bariumsulfat in Rückenlage bzw. szintigraphische Darstellungen mit dem HIDA-Technetium-99m-Pertechnetat durchgeführt

Experimentelle Studie - Material und Methode

An 79 Ratten wurden Operationen vorgenommen, mit denen der Einfluß der verschiedenen Operationstechniken auf die Ausbildung der Refluxösophagitis überprüft werden sollte. Die Ratten wurden immer durch den gleichen Operateur bzw. zu gleichen Operationsbedingungen und Nahttechniken gastrektomiert.

In Vorversuchen wurde mit Duodenalsaft überprüft, ob bei dem Plattenepithel des Ösophagus der Ratte eine Refluxösophagitis auszulösen ist.

Auch bei den Ratten wurden die 5 mechanisch wichtigsten OP-Methoden angewandt.

In wöchentlichen Abständen wurden Gewichtskontrollen durchgeführt und das Freßverhalten beobachtet.

Um den Reflux nachweisen zu können, wurde über eine Relaparotomie bei den Tieren eine Duodenalsonde implantiert und mit Kontrastmittel gefüllt.

Die Ratten wurden vor der Sektion mit einem Olympus-Endoskop BF 3C4 in Narkose ösophagointestinoskopiert und die Befunde photodokumentarisch aufgezeichnet. Die Tiere wurden in Abständen von 1 Woche, 1 Monat, 3 Monaten und 1 Jahr mit Ätherüberdosierung getötet. Die Operationspräparate wurden histologisch genauestens untersucht (Abb. 7).

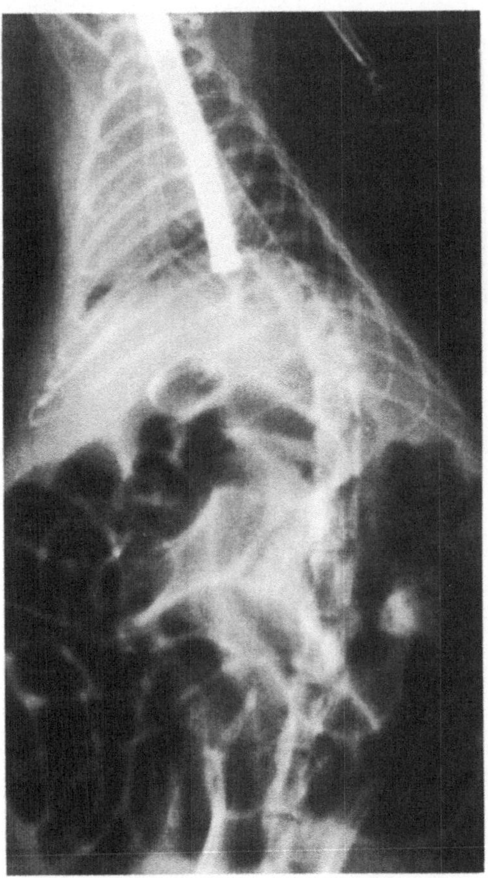

Abb. 7. Thorax- und Abdomenübersichtsaufnahme bei der gastrektomierten Ratte mit Endoskop in situ (Olympus BG Typ 2C4). Spitze des Endoskops kurz vor der Ösophagojejunostomie

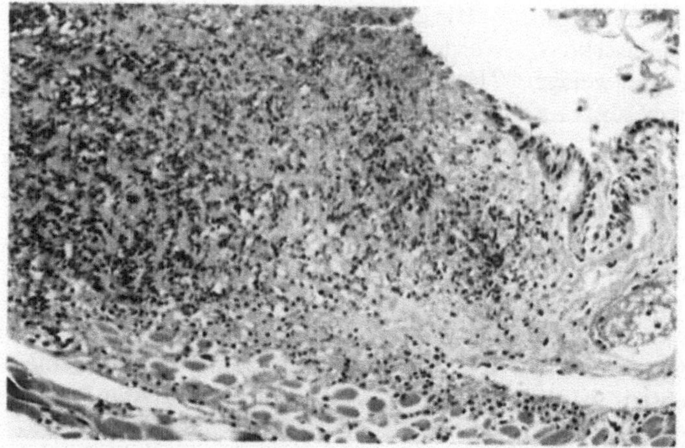

Abb. 8. Histologischer Schnitt aus dem Ösophagus der gastrektomierten Ratte, 1 cm oberhalb der Anastomose. Massive fibrinoide Wandnekrose, Vergrößerung 250-fach

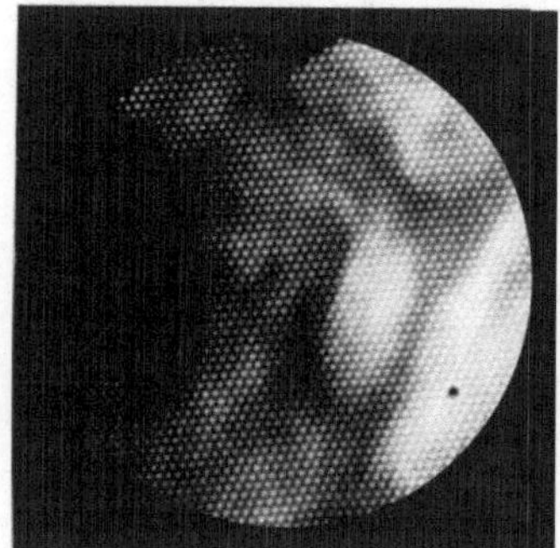

Abb. 9. Endoskopisches Bild eines Ösophagus bei der gastrektomierten Ratte nach Graham. Schwere ulzerierende Refluxösophagitis

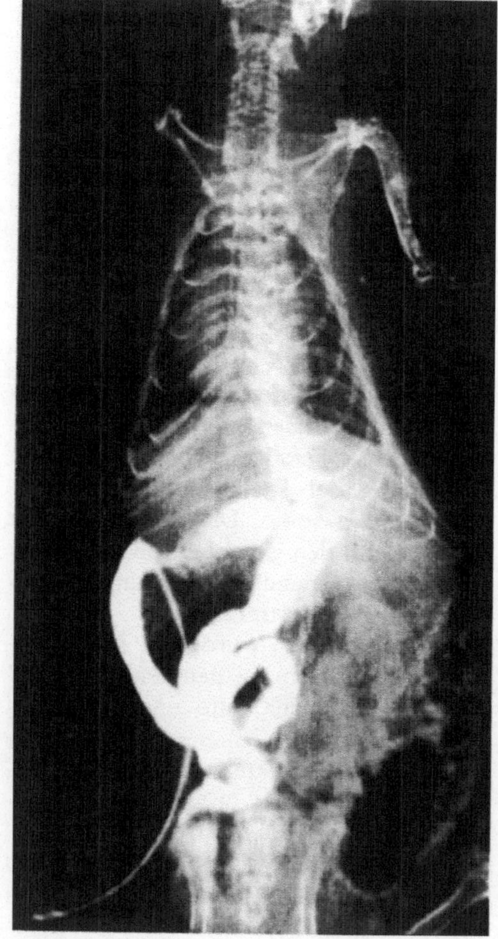

Abb. 10. Retrograde röntgenologische Kontrastmitteldarstellung über eine Duodenalsonde bei der gastrektomierten Ratte nach Roux. Kein Reflux in den Ösophagus

Ergebnisse der experimentellen Studie

Mit Hilfe von instilliertem Duodenalsaft, Kochsalz und 0,1%iger Salzsäure gelang es bei unterbundener Passage im Ösophagus, eine Ösophagitis verschiedenen Grades zu provozieren (Vorversuch n = 7).

Von 87 Ratten starben 8 an einer Anastomoseninsuffizienz.

Endoskopie und Histologie

Vergleicht man die endoskopischen mit den histologischen Befunden am Sektionspräparat, so ergibt sich eine nahezu 100%ige Übereinstimmung hinsichtlich der Refluxösophagitis, Grad 0 und der Refluxösophagitis, Grad I-III. Bei den Ösophagojejunostomien (nach Graham) trat in 69% eine ulzerierende Refluxösophagitis auf, hingegen bei den Ösophagojejunostomien nach Roux in 23% und in den Jejunuminterpositionen nach Longmire in 15%.

Im Gegensatz zu der endoskopisch sichtbaren ulzerierenden Refluxösophagitis beim Menschen, die linear nach oben verläuft und in schweren Graden dann konfluiert, finden sich bei den Ratten singuläre tiefe Ulzera (Abb. 8, 9).

Radiologische Untersuchungen

Die postoperativen Röntgenkontrastmitteluntersuchungen mittels der in das Duodenum eingelegten Knopfsonde zeigten refluxidentisches Verhalten.

Bei den nach Roux-Y bzw. Seo-Longmire gastrektomierten Ratten fand sich kein Reflux und guter Abfluß nach distal, während bei den nach einer Ösophagojejunostomie gastrektomierten Tieren sich zuerst der Ösophagus als Zeichen des deutlichen Refluxes anfüllte (Abb. 10, 11, 12).

Gewichtsverhalten

Gastrektomierte Ratten, bei denen keine Refluxösophagitis festgestellt werden konnte, nahmen, nach anfänglichem postoperativen Gewichtsverlust, nach 4 Wochen über das Ausgangsgewicht hinaus an Gewicht zu, während die Tiere, bei denen endoskopisch und histologisch eine

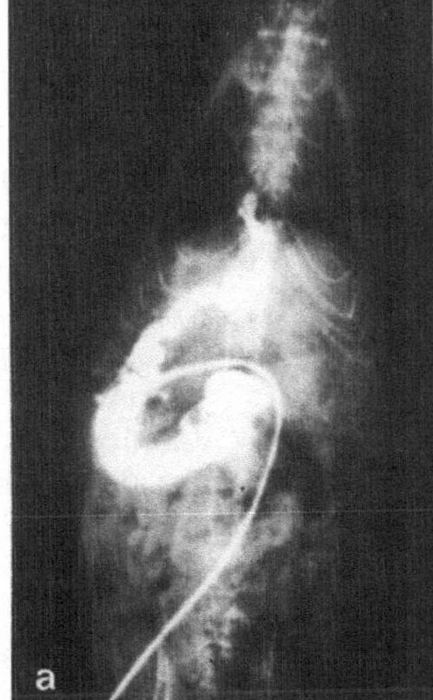

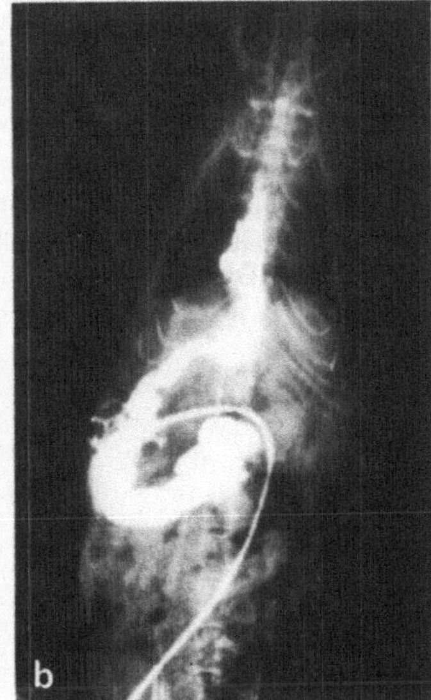

Abb. 11. a Retrograde röntgenologische Kontrastmitteldarstellung über eine Duodenalsonde bei der gastrektomierten Ratte nach Seo-Longmire: Darstellung des Interponats, **b.** geringer Reflux in Kopftieflage

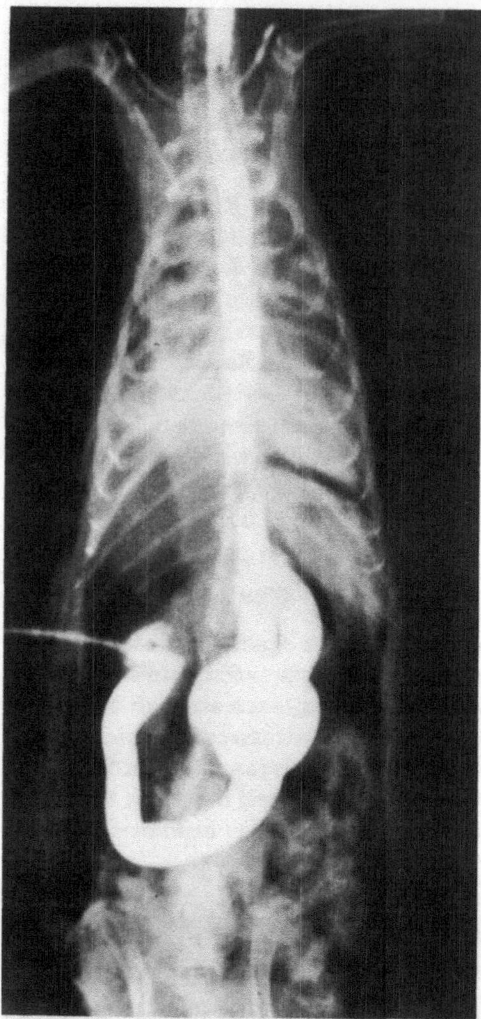

Abb. 12. Retrograde röntgenologische Kontrastmitteldarstellung über eine Duodenalsonde bei der gastrektomierten Ratte nach Graham. Massiver Reflux in den Ösophagus, schlechter Abfluß nach distal

Refluxösophagitis verschiedenen Grades festgestellt werden konnte, auch nach 6 Monaten noch Gewichtsabnahmen zeigten bzw. weit unter dem präoperativen Ausgangsgewicht blieben (Abb. 13).

Der Vergleich des Gewichtsverhaltens mit der angewandten Operationsmethode zeigt, daß nach anfänglichem postoperativem Gewichtsverlust alle nach Seo-Longmire bzw. Roux-Y gastrektomierten Ratten an Gewicht zunahmen bzw. ihr Ausgangsgewicht erreichten, während die mit einer Ösophagojejunostomie operierten Ratten auch nach 6 Monaten noch Gewicht verloren (Abb. 14).

Klinische Studie

Endoskopische Untersuchungen (n = 216)

Bei 216 endoskopisch nachuntersuchten gastrektomierten Patienten konnten im Rahmen der Tumorsprechstunde 1114 endoskopische Untersuchungen ausgewertet werden. Es fand sich bei 78 Patienten (36%) eine Refluxösophagitis, Grad I-III.

Keinerlei Unterschied ergab sich in der Häufigkeit und im Grad der Refluxösophagitis vor dem operativen Zugang. Vergleicht man jedoch den Grad der endoskopisch und histologisch gesicherten Refluxösophagitis nach Gastrektomie mit der Operationsmethode und der Kontinuitätswiederherstellung, so finden sich bei der Ösophagojejunostomie nach Graham bei 33 Patienten Grad 0, bei 15 Grad I, bei 17 Grad II und bei 34 Grad III; bei der Ösophagojejunostomie nach Roux-Y bei 76 Patienten Grad 0, bei 4 Grad I, bei 3 Grad II und bei 2 Grad III, während sich bei der Jejunuminterposition nach Longmire bei 29 Patienten Grad 0 und bei je einem Patienten Grad I, II und III vorfinden.

Zählt man die Refluxösophagitis, Grad I-III zusammen, so finden sich bei

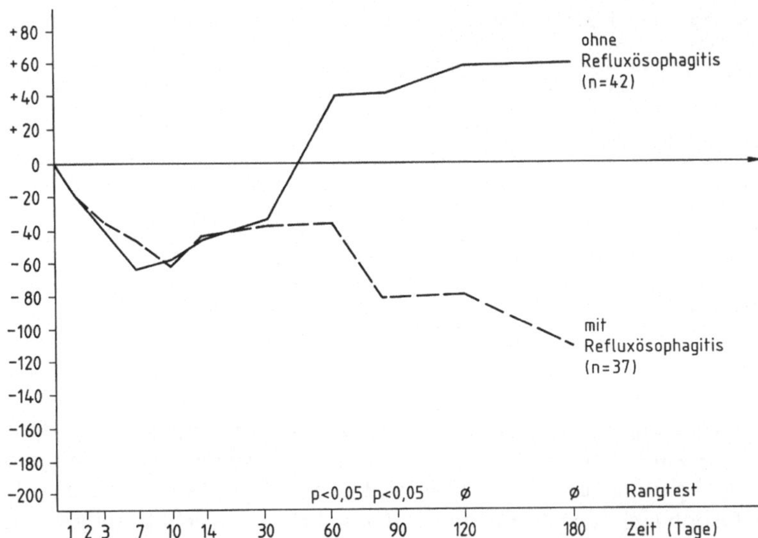

Abb. 13. Postoperatives Gewichtsverhalten bei der gastrektomierten Ratte (n = 79). Signifikanter Unterschied im Gewicht bei t (60 und 90 Tage)

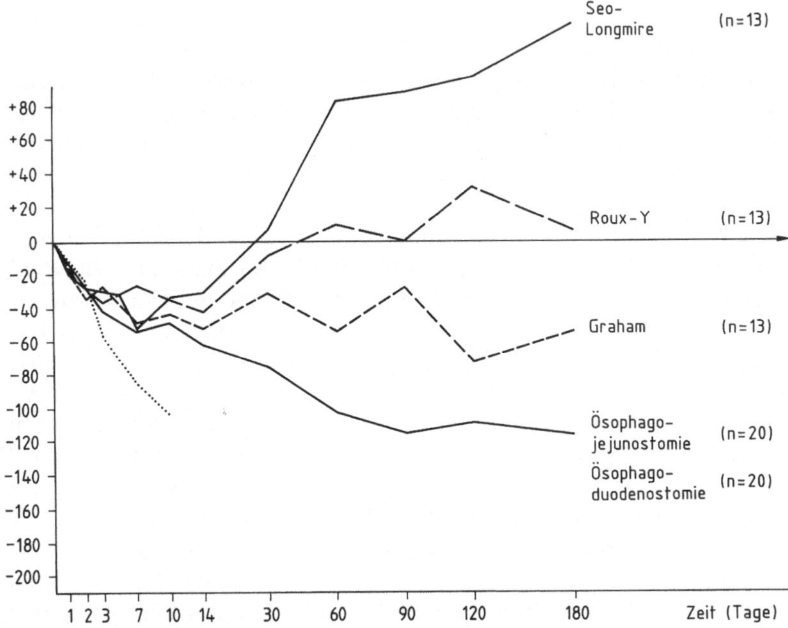

Abb. 14. Postoperatives Gewichtsverhalten bei der gastrektomierten Ratte (n = 79)

Tabelle 1. Grad der Refluxösophagitis nach Gastrektomie bei verschiedenen Operationsmethoden (n = 216)

Op.-Methode / Refluxösophagitis	n	Graham	Roux-Y	Seo-Longmire
0	138	33 (33,5%)	76 (89,5%)	29 (91%)
I	20	15 (15%)	4 (5%)	1 (3%)
II	21	17 (17%)	3 (3,5%)	1 (3%)
III	37	34 (34,5%)	2 (2%)	1 (3%)
insgesamt	216	99 (100%)	85 (100%)	32 (100%)

der Ösophagojejunostomie nach Graham von 99 Patienten bei 66 (67%) eine Refluxösophagitis verschiedenen Grades, bei der Y-Ösophagojejunostomie nach Roux bei insgesamt 85 Patienten in 9 Fällen und bei der Jejunuminterposition nach Seo-Longmire (n = 32) bei 3 Patienten Refluxösophagititiden verschiedenen Grades (Tabelle 1).

In einem erweiterten Untersuchungsprogramm wurden 106 Patienten nachkontrolliert. Neben den vorher beschriebenen endoskopischen Befunden wurde eine ausführliche Anamnese erhoben.

Bei den Angaben nach dem subjektiven Beschwerdebild wurde vor allem nach Stenosegefühl, Sodbrennen und Aufstoßen gefragt. Dabei zeigte sich, daß einerseits der Patient in Abhängigkeit von der endoskopisch gesicherten Refluxösophagitis über Beschwerden klagt, andererseits diese Beschwerden direkt von der angewandten Operationsmethode abhängig waren. So waren nach Graham von 42 Patienten nur 3, nach Roux-Y von 58 Patienten 42 und bei Longmire von 6 Patienten 4 beschwerdefrei (Tabelle 2-4).

Das Gewichtsverhalten nach totaler Gastrektomie als einem wichtigen Kriterium für das allgemeine Wohlbefinden zeigt, daß bei allen Patienten in den ersten 3 Monaten das Gewicht um ca. 10 kg abnimmt. Im Laufe von 36 Monaten bei der Roux-Y-Anastomose (n = 58) stellt sich das präoperative Ausgangsgewicht nahezu wieder ein, während bei der Jejunuminterposition nach Seo-Longmire noch eine Gewichtsabnahme um durchschnittlich 8,6 kg vorhanden ist (n = 6). Bei der Ösophagojejunostomie nach Graham (n = 42) nehmen die Patienten auch nach dem 3. Jahr nicht zu, sie verlieren im Durchschnitt 14 kg des präoperativen Ausgangsgewichts. Überprüft man das Gewichtsverhalten in Abhängigkeit von dem endoskopischen Befund der Refluxösophagitis, so zeigt sich, daß nach durchschnittlich 10 kg Gewichtsverlust in den ersten 3 Monaten die Patienten ohne Refluxösophagitis bis zum 3. postoperativen Jahr in etwa ihr Ausgangsgewicht wieder erreichen, während die Patienten mit massiver Refluxösophagitis (Grad III) im Mittel 20 ± 6 kg verlieren. Es handelt sich dabei nur um Patienten, bei denen kein Karzinomrezidiv nachzuweisen war (Abb. 15).

Vergleicht man die Patienten ohne Refluxösophagitis mit denen mit Refluxösophagitis, Grad I-III (n = 106, 364 Einzelmessungen), so zeigt sich, daß die Patienten mit Refluxösophagitis unterschiedlichen Grades im Durchschnitt nach 3 Jahren 16 kg, während die Patienten ohne Refluxösophagitis in der gleichen Zeit nur 5 kg im Durchschnitt abgenommen haben (Abb. 16).

Bei 86 Endoskopien wurden Biopsien entnommen, die in den verschiedenen

Tabelle 2. Op.-Methode und Grad der Refluxösophagitis (endoskopischer Befund)

Op.-Methode / Refluxösophagitis	n	Graham	Roux-Y	Seo-Longmire
0	59	5	50	4
I	19	13	6	0
II	12	9	1	2
III	16	15	1	0
insgesamt	106	42	58	6

Tabelle 3. Subjektive Beschwerden nach Gastrektomie

Beschwerden / Op.-Methode	n	keine	wenig	stark	sehr stark
Graham	42	6	14	13	9
Roux	58	21	28	6	1
Seo-Longmire	6	3	2	0	1
ingesamt	106	30	44	21	11

Tabelle 4. Beschwerde Sodbrennen in Abhängigkeit von der Operationsmethode

Op.-Methode / Sodbrennen	n	Graham	Roux-Y	Seo-Longmire
Nie	49	3 (7%)	42 (72,5%)	4 (66%)
Selten und nur liegend oder nach fetten Speisen	38	20 (47,5%)	16 (27,5%)	2 (34%)
Immer	19	19 (45,5%)	0 (0%)	0 (0%)
ingesamt	106	42 (100%)	58 (100%)	6 (100%)

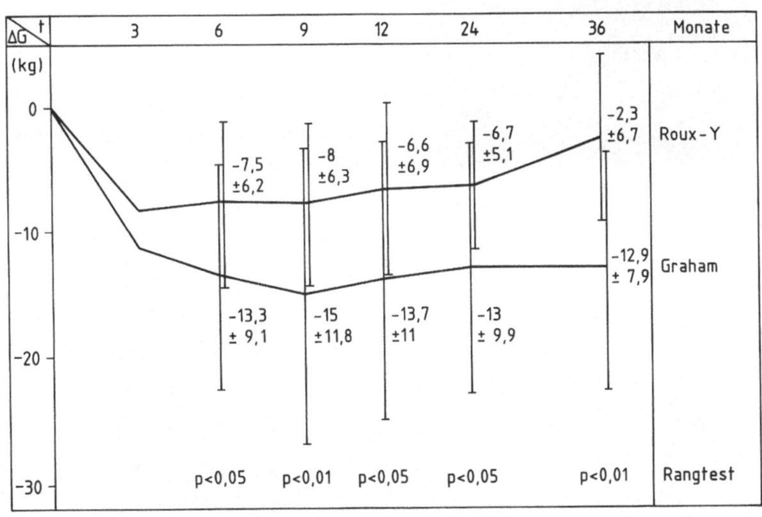

Abb. 15. Postoperatives Gewichtsverhalten. Signifikanter Gewichtsunterschied (Δ G) zwischen Patienten mit Graham- und Roux-Y-Anastomosen ab dem 6. postoperativen Monat

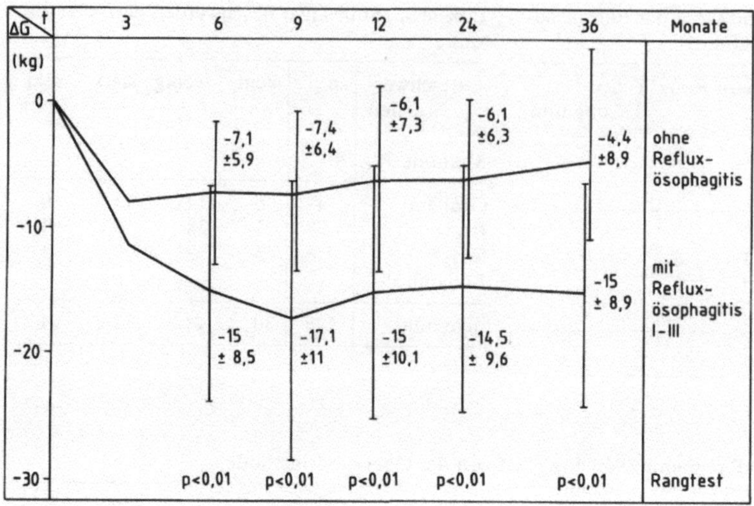

Abb. 16. Postoperatives Gewichtsverhalten. Signifikanter Gewichtsunterschied (ΔG) zwischen Patienten ohne und mit Refluxösophagitis I-III° ab dem 6. postoperativen Monat

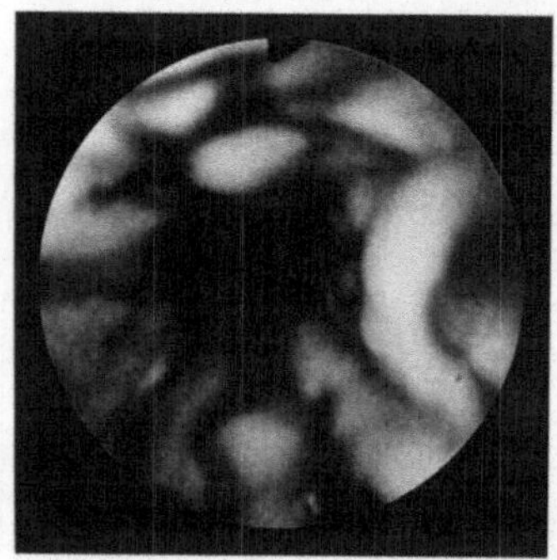

Abb. 17. Endoskopischer Befund des distalen Ösophagus nach Gastrektomie: Refluxösophagitis Grad III, massive ulzeröse, z. T. konfluierende Epitheldefekte

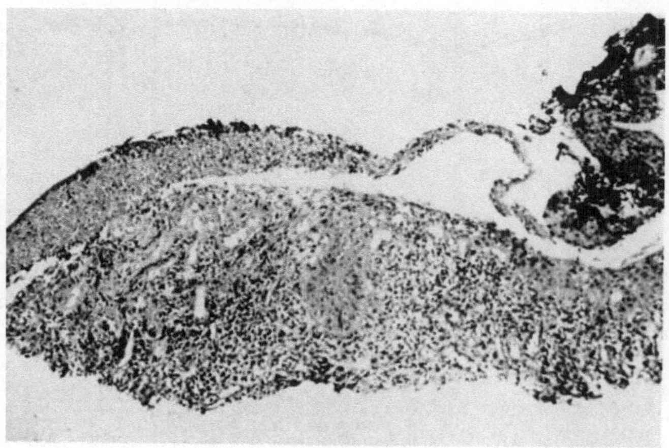

Abb. 18. Histologisches Bild einer Biopsie aus Areal 1-2 cm oberhalb der Anastomose nach Gastrektomie. Ulzerierende Refluxösophagitis. H.-E.-Färbung. Oberflächliche fibrinoide Nekroseschicht, darunter Granulationsgewebe mit regenerierendem Plattenepithel. Vergrößerung 100-fach

Graden eine Übereinstimmung mit dem makroskopischen Befund ergaben (Abb. 17, 18).

Durch Aspiration über eine an die Anastomose gelegte Sonde wurde das Refluat abgesaugt und Trypsin bestimmt. Es zeigte sich, daß bei den Patienten mit Refluxösophagitis sowohl basal als auch nach Stimulierung mit 1 I.E. Sekretin/kg Körpergewicht sowohl vermehrtes Refluat als auch vermehrt Trypsin nachzuweisen war.

Der gleichzeitig gemessene pH-Wert lag nur unwesentlich über dem Neutralpunkt (Abb. 19a, b).

Durch die Zunahme der endoskopischen Nachuntersuchung war an unserer Klinik eine deutliche Abnahme der radiologischen Untersuchungen festzustellen. Bei den 39 Patienten mit endoskopischer und röntgenologischer Kontrastmitteluntersuchung (zeitlicher Zwischenraum kleiner als 6 Monate) zeigten sich nur in 3 Fällen von 16 mit Schweregrad III einer Refluxösophagitis auch röntgenologische Veränderungen, während sich in 19 bzw. 12 Fällen von Refluxösophagitis I. und II. Grades bei der Röntgenuntersuchung kein Hinweis auf Entzündung ergab.

Bei 65 Patienten wurden mit HIDA-Technetium-99m ein Refluxszintigramm durchgeführt. Hier zeigte es sich, daß bei allen nach Roux-Y durchgeführten Anastomosen der Abfluß der an die Gallensäure gebundenen radioaktiven Substanz deutlich zuerst in die abführende Schlinge und dann nach distal eintrat, während sich bei den Ösophagojejunostomien durch die Peristaltik der zuführenden Schlinge das Refluat zuerst im Bereich der oberen Anastomose am Ösophagus sammelte, bevor es entweder über die Braun-Anastomose oder die abführende Schlinge nach distal bewegt wurde. Auch bei den nach Longmire operierten Patienten zeigte sich kein Reflux, da dieser durch die orthograde Peristaltik verhindert wurde.

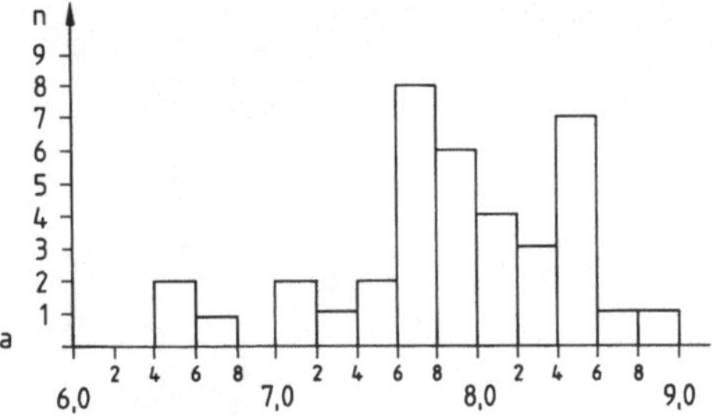

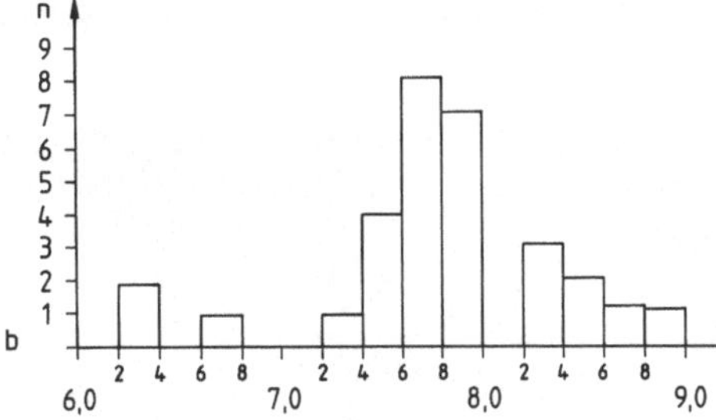

Abb. 19a, b. **a** pH-Wert (an der Anastomose), stimuliert durch 1 I.E. Sekretin/kg Körpergewicht i.v., t: 45 min (n = 38) **b** pH-Wert (an der Anastomose) basal (n = 38)

Vergleicht man den endoskopischen Befund der Refluxösophagitis, Grad 0–III mit dem Refluxszintigramm, so ergibt sich eine deutliche Übereinstimmung von szintigraphisch festgestelltem und endoskopischem Befund in Schweregrad des Refluxes und Schweregrad der endoskopischen Refluxösophagitis (Abb. 20a, b, 21a, b, Tabelle 5).

Diskussion

Die refluxbedingte Entzündung der Speiseröhre, 1879 erstmals von Quincke beschrieben, stellt eine peptische hyperazide Refluxösophagitis dar, die durch meist gesteigerte Säurebildung bei einem Abflußhindernis oder bei gestörtem Verschlußmechanismus mit oder ohne Hiatushernie verursacht wird. Sie ist morphologisch klar

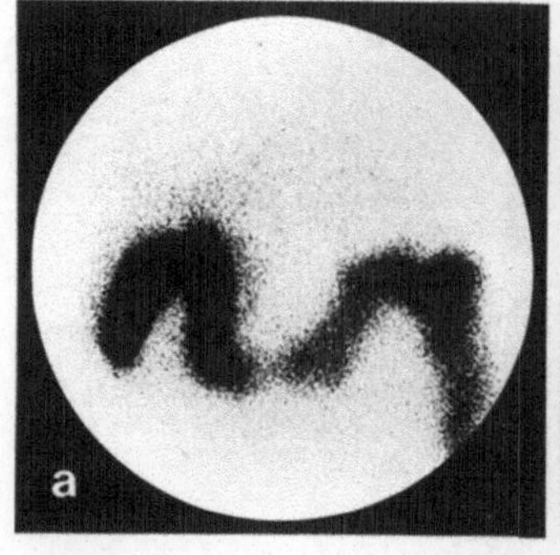

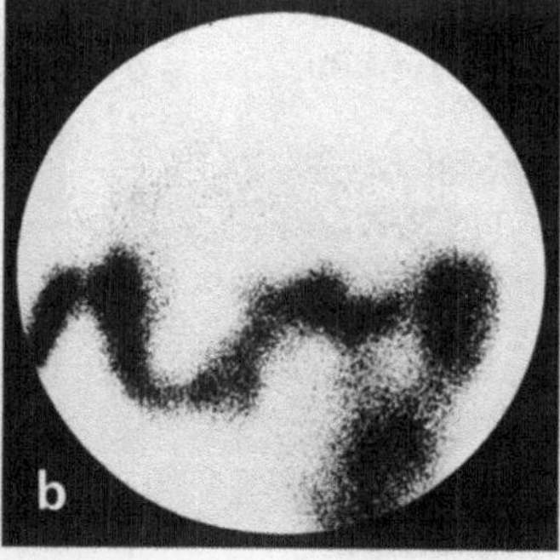

Abb. 20 a, b. Refluxszintigramm mit 99mTc-Pertechnetat (Methode HIDA) nach Gastrektomie. Ösophagojejunostomie nach Roux. Keine Aktivitätsanreicherung der Ösophagojejunostomie; guter Abfluß nach distal

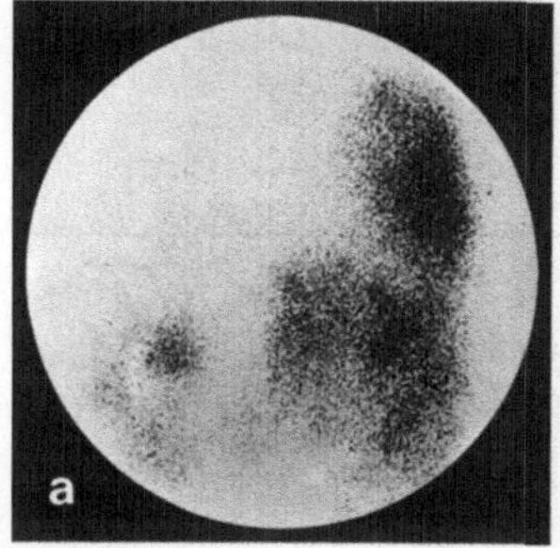

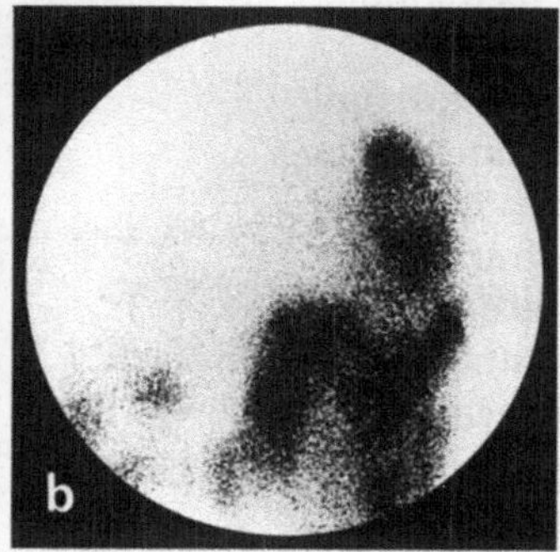

Abb. 21 a, b. Refluxszintigramm mit 99mTc-Pertechnetat (Methode HIDA) nach Gastrektomie. Ösophagojejunostomie nach Graham. Deutliche Aktivitätsanreicherung im Bereich der Ösophagojejunostomie bzw. im distalen Ösophagus

Tabelle 5. Refluxszintigramm; n = 65

Refluxösophagitis / Szintigramm	n	0	I	II	III
Guter Abfluß nach unten	35	33	0	0	2
Aktivitätsanreicherung im Bereich der Ösophagojejunostomie	30	5	8	6	11
insgesamt	65	38	8	6	13

definiert und wird international nach Savary und Miller [33] in Grad I–IV eingeteilt.

Der pathogenetisch wesentliche Faktor Säure kann konservativ durch Antazida gepuffert oder durch H_2-Rezeptoren-Blokker reduziert werden.

Entsprechende Beschwerden bei magenlosen Patienten – bisher als alkalische Refluxkrankheit bezeichnet – zählen zu dem sogenannten Postgastrektomiesyndrom. Postoperative Beschwerden wurden mehr im Reservoirverlust, in Vitaminmangelerscheinungen und der reduzierten exokrinen Pankreassekretion gesucht.

Entsprechend zielten die Modifikationen der chirurgischen Rekonstruktion häufig auf die Herstellung eines künstlichen Reservoirs ab. Diese teils sehr aufwendigen Techniken ermöglichen dem Patienten zwar eine größere portionierte Nahrungsaufnahme, konnte jedoch die durch Refluxbeschwerden verursachten Probleme kaum beeinflussen, in Einzelfällen verstärkte der „pouch“ diese vielmehr im Sinne eines „common cavity syndrome“. Früher wurde bereits das retrosternale Brennen mit Stenosegefühl auf refluxbedingte Entzündung und operative Veränderungen der Speiseröhre zurückgeführt, jedoch die quantitative Bedeutung des Faktors „Reflux“ deutlich unterschätzt. Bei üblichen radiologischen Untersuchungen konnte zwar der Reflux in Kopftieflage, jedoch kaum die refluxösophagitisbedingten Veränderungen dargestellt werden [3, 6, 7, 10, 11, 16, 17, 22, 26, 28, 32, 38, 40]. Die Refluxösophagitis des gastrektomierten oder auch fundektomierten Patienten konnte bisher konservativ praktisch nicht mehr behandelt werden.

Erst durch routinemäßige endoskopische Kontrolluntersuchungen gastrektomierter Patienten deutete sich ein enger Kausalzusammenhang zwischen subjektivem Beschwerdebild und den jetzt auch im Frühstadium morphologisch faßbaren entzündlichen Veränderungen am distalen Ösophagus an. Im Gegensatz zu den peptischen Refluxösophagitiden wurden jedoch auch bei schweren Ulzerationen Stenosen nicht beobachtet, so daß bei dieser „alkalischen" Refluxösophagitis der Schweregrad IV nach Savary und Miller nicht vorkommt. Stenosen an den Anastomosen sind granulationsbedingte Narbenstenosen.

Im Rahmen der regelmäßigen endoskopischen Tumornachsorge durch stets den gleichen Untersucher entstand an der Chirurgischen Universitätsklinik Erlangen Ende der 70er Jahre der Eindruck, daß die Postgastrektomieösophagitis bei den verschiedenen Rekonstruktionsmethoden unterschiedlich häufig auftrat. Deshalb wurde versucht, im Tierexperiment die am Menschen beobachteten Ergebnisse zu bestätigen. Die Ratte ist ein günstiges Versuchstier, sie läßt sich leicht gastrektomieren, und das Plattenepithel der Speiseröhre der Ratte reagiert auf Säure und auf Duodenalsaft mit Entzündung.

Erstmals konnten auch - neben der Kontrolle des Freß- und Gewichtsverhaltens - gastrektomierte Ratten wiederholt endoskopiert und die Entzündung photographisch dokumentiert werden. Die radiologischen Untersuchungen mittels einer in das Duodenum eingelegten Knopfsonde zeigten das unterschiedliche Refluxverhalten bei den verschiedenen Operationstechniken [17, 22, 25, 40].

Den deutlichsten Reflux ergab die Ösophagojejunostomie, wobei die Braun-Anastomose diesen Effekt nur geringgradig mindern konnte. Bei der Interposition nach Seo-Longmire floß das Kontrastmittel ebenso wie bei der Roux-Y-Schlinge sofort nach distal ab.

Die endoskopischen und histologischen Befunde, die bei allen 79 Versuchstieren völlige Übereinstimmung zeigten, korrelieren sowohl bezogen auf die Operationsgruppen als auch auf die Einzeltiere eng mit dem radiologischen Refluxausmaß.

Die Tiere mit Ösophagoduodenostomien verstarben innerhalb von 2 Wochen, vermutlich infolge des besonders starken Refluxes mit rezidivierenden Aspirationen. Deshalb konnte bei diesen Tieren postmortal keine morphologisch faßbare Entzündung nachgewiesen werden.

Die klinischen Parameter - Freßverhalten und Gewichtsverlauf - korrelieren besonders eng mit dem Vorhandensein einer Refluxösophagitis und entsprechend mit der verwendeten Rekonstruktionsmethode.

Die rasche Gewichtserholung bei Versuchstieren ohne Ösophagitis belegt, daß dem Verlust der Reservoirfunktion keine wesentliche Bedeutung zukommt. Auch metabolische Ausfälle infolge der Gastrektomie scheinen von untergeordneter Bedeutung zu sein, da sich die ösophagitisfreien Versuchstiere ohne jede Fermentsubstitution normal entwickelten. Sie überlebten komplikationslos bis zu einem Jahr bzw. bis zum vorgesehenen Sektionszeitpunkt. Demgegenüber zeigt die Futterverweigerung und mangelnde Gewichtsentwicklung nahezu aller Versuchstiere mit nachweisbarer schwerer Ösophagitis, daß die bei der Ratte ansonsten ungebremste Freßlust durch die entzündungsbedingten Beschwerden blockiert werden kann, obwohl röntgenologisch und endoskopisch keine Stenosen nachzuweisen waren. Die nachfolgende Dystrophie ist also nicht durch eine schlechte Nahrungsverwertung, sondern durch schmerzbedingte reduzierte Futteraufnahme bedingt [17, 22, 40].

Der Grad der postoperativen Lebensqualität der Patienten wird in bedrückender Weise durch eine Bemerkung von Allen [2] verdeutlicht. Er stellte bei vielen Patienten trotz autoptisch gesicherter Rezidivfreiheit fest: „They never had a single happy day".

Bisher wurde der Grund für die Anorexie mit nachfolgender Kachexie in gastrektomiebedingten Stoffwechselstörungen vermutet. Aus heutiger Sicht ist die Ursache dieser fortschreitenden Anorexie überwiegend in einer Refluxösophagitis nach Gastrektomie mit ständigen schweren substernalen Schmerzen, Stenosegefühl und entsprechend reduzierter Nahrungsaufnahme zu sehen.

Das Problem der Refluxösophagitis nach Gastrektomie wurde vor der routinemäßigen Anwendung endoskopischer Kontrollen stark unterschätzt. Leichtere morphologische Veränderungen waren trotz ihrer erheblichen subjektiven Bedeutung radiologisch kaum faßbar, spontan geäußerte Beschwerden oder Gewichtsverluste bei den Patienten wurden teils im Sinne einer Anastomosenstenose oder eines klinisch nicht nachweisbaren Tumorrezidivs mit entsprechender Kachexie fehlinterpretiert, teils unter dem Verzicht auf eine kausale Erklärung dem nur vage umschriebenen Begriff des „Postgastrektomiesyndroms" zugeordnet [1, 4, 9, 14, 18, 27, 34-36, 40].

Die Verteilung von Häufigkeit und Schweregrad der postoperativen Ösophagitis, bezogen auf die angewandte Rekonstruktionsmethode bei den 216 Patienten, entsprach weitgehend den tierexperimentellen Ergebnissen an der Ratte und den teils klinischen, teils zumindest partiell endoskopisch überprüften Nachuntersuchungsbefunden anderer Autoren. Der ursächliche Zusammenhang von Rekonstruktionsmethode, Beschwerden des Patienten und endoskopischem Befund sowie die Reversibilität der reflux- und letztlich operationsbedingten Veränderungen kann an Kasuistiken erläutert werden.

Zwei Patienten wurden wegen Magenkarzinoms gastrektomiert und mit einer Ösophagojejunostomie nach Graham rekonstruiert. Der postoperative Verlauf war bereits nach 4-6 Wochen durch Refluxösophagitiden III. Grades kompliziert. Die Gewichtsabnahme betrug nach 2 Jahren unter ständiger endoskopischer Kontrolle bis zu 20 kg. Beide Patienten wurden nach Umwandlung in eine Y-Anastomose nach Roux sofort beschwerdefrei. Nach 3 Monaten waren die Entzündungen im Ösophagus abgeheilt, die Patienten nahmen an Gewicht zu.

Von 85 Patienten mit Rekonstruktion nach Roux wiesen 2 eine Refluxösophagitis vom Schweregrad III auf. Bei beiden Patienten entstand radiologisch der Verdacht einer sehr kurzen ausgeschalteten Schlinge, eine exakte endoskopische Längenbestimmung war jedoch nicht möglich. Beide Patienten wurden zwischenzeitlich reoperiert. Die auch intraoperativ sehr kurze Y-Schlinge wurde auf 40 cm verlängert, beide Patienten sind jetzt beschwerdefrei.

Seitdem wurde in den letzten Jahren vermehrt auf exakte Einhaltung von 40 cm zwischen Ösophagojejunostomie und Fußpunktanastomose geachtet. Gerade bei diesen 1983 und 1984 operierten Patienten, die in der vorliegenden Studie nicht mehr enthalten sind, ließen sich in keinem einzigen Fall Refluxösophagitis oder korrelierende subjektive Beschwerden nachweisen.

Die Gegenüberstellung der endoskopischen Befunde mit den 1-2 cm oral der Anastomose entnommenen Biopsien und histologischen Untersuchungen ergab sowohl hinsichtlich des Schweregrades als auch der Normalbefunde eine nahezu vollständige Übereinstimmung.

Die postoperative Gewichtsentwicklung der Patienten entspricht tendentiell dem tierexperimentellen Untersuchungsergebnis. Das Vorliegen der Refluxösophagitis verschiedenen Grades bei den 3 untersuchten Rekonstruktionsmethoden zeigt, daß sie ein entscheidendes Kriterium für die Gewichtsentwicklung darstellt.

Die szintigraphischen Refluxdarstellungen bewiesen, daß radioaktiv markierte Gallensäuren und damit auch vermutlich Pankreasferment in den Ösophagus flossen, wenn eine Refluxösophagitis vorhanden war. Neben der Gewichtsentwicklung stellten subjektive Beschwerden den entscheidenden klinischen Parameter für die Beurteilung der Lebensqualität des gastrektomierten Patienten dar. Spontane Beschwerdeäußerung der Patienten fielen früher unvollständig und häufig dissimulierend aus. Die Patienten überschätzten die funktionelle Bedeutung des völligen Magenverlustes als Reservoir und gaben massives Sodbrennen, Stenosegefühl und Schluckbeschwerden oder gelegentliches galliges Erbrechen erst auf gezieltes Fragen hin zu. Für beide subjektiven Parameter ergab sich eine sehr gute Korrelation sowohl mit dem endoskopischen als auch mit dem histologischen Untersuchungsergebnis. Über 80% der Patienten mit normalem endoskopischem Befund verspürten nie Sodbrennen, über 90% dieser Patienten fühlten sich gleichwertig oder besser im Vergleich zum präoperativen Befinden. Von 47 Patienten mit morphologischen Veränderungen gab nur einer an, nie Sodbrennen zu verspüren, bei den 46 anderen Patienten korrelierte das Ausmaß des Sodbrennens sehr gut mit dem endoskopisch festgelegten Schweregrad der Refluxösophagitis.

Aufgrund dieser generellen Erfahrungen wurden diese Patienten durch einen unabhängigen Untersucher, ohne Kenntnis von Operationsmethode oder endoskopischem Befund, gezielt nach subjektiven Beschwerden befragt. Da auch die endoskopischen Befunde ohne Kenntnis der Beschwerdesymptomatik dokumentiert wurden, ließen sich diese „blind" erhobenen Daten anschließend mit optimaler Objektivität gegenüberstellen.

Wie bereits bei der Gewichtsentwicklung zeigt sich auch bezüglich des subjektiven Beschwerdebildes ein deutlicher Unterschied zwischen den verschiedenen Operationsmethoden. Das wesentliche Ergebnis liegt darin, daß Patienten mit einer terminolateralen Ösophagojejunostomie nach Graham in nahezu 50% der Fälle, Patienten mit den beiden anderen Rekonstruktionsmethoden in keinem einzigen Fall über ständiges Sodbrennen klagten. Entsprechend wurde eine Besserung des Gesundheitszustandes nur von 24% der Patienten mit Graham-Anastomose, hingegen von 72% der Patienten mit anderen Rekonstruktionsmethoden berichtet.

Die unterschiedliche Häufigkeit der Ösophagitis bei den verschiedenen Rekonstruktionsmethoden nach Gastrektomie belegt in Zusammenhang mit den dargestellten tierexperimentellen und klinischen Einzelbefunden eindeutig den Einfluß des Faktors „Reflux".

Dieser Zusammenhang wird auch durch die unterschiedliche Häufigkeit einer Refluatgewinnung und die unterschiedlichen Grade der endoskopisch festgestellten Ösophagitis bei den verschiedenen Operationsmethoden belegt. Auch die Zunahme der Sekretmenge durch Sekretinstimulation war bei Patienten mit Ösophagitis ausgeprägter als bei endoskopisch unauffälligem Befund [3, 6, 7, 16, 22, 26, 28, 29, 37, 39]. Von wesentlicher Bedeutung ist die Frage, welcher Faktor die entzündlichen Veränderungen am Plattenepithel der Speiseröhre verursacht. Mögliche Faktoren sind pH-Verschiebungen, Gallebestandteile und Pankreasfermente.

Die pH-Bestimmung im Refluat ließ eine erhebliche Schwankungsbreite von 6,2–9,0 basal erkennen, wobei nach Stimulation keine nennenswerte Verschiebung auftrat. Zwischen Patienten mit und ohne Ösophagitis ergaben sich keine Unterschiede in der Verteilung der gemessenen pH-Werte. Aus diesem Grund erscheint es unzutreffend und irreführend, von einer „alkalischen" Refluxösophagitis zu sprechen.

Eine klare Trennung zwischen den Einflußgrößen „Galle" und „Pankreassaft" ist aufgrund der eigenen tierexperimentellen Untersuchungen nicht möglich. Ein Trypsinnachweis im Basalrefluat in 24% bei unauffälligem endoskopischem Befund, hingegen bei 74% der Patienten mit unterschiedlichen Schweregraden der Refluxösophagitis scheint einen Einfluß dieses Parameters anzudeuten. Nach Sekretinstimulation lag ein entsprechender Unterschied bei Werten von 72% bzw. 76% nicht mehr vor.

Nur hier könnte eine medikamentöse konservative Behandlung ansetzen.

Klinische Konsequenzen

Angesichts der erhobenen tierexperimentellen und klinischen Befunde sollte nach Gastrektomie ein Rekonstruktionsverfahren gewählt werden, das bei geringer perioperativer Gefährdung maximale Sicherheit bezüglich eines postoperativen Refluxes von Galle und Pankreassekret in die anastomosierte Speiseröhre bietet. Die Y-Anastomose nach Roux erfüllt beide Forderungen in optimaler Weise. Bei konsequenter Einhaltung des Abstands von 40 cm zwischen beiden Anastomosen sind schwerere subjektive Beschwerden oder morphologische Veränderungen nicht zu befürchten.

Zusammenfassung

Die Entfernung des ganzen Magens gehört zur Standardmethode bei Operationen wegen Malignomen des Magens. Der Magen ist ein verzichtbares Organ, der Reservoirverlust ist ohne wesentliche klinische Bedeutung. Früh- und Spätdumping sind durch konservativ-therapeutische Maßnahmen zu beherrschen. Häufig sehr gravierende postoperative subjektive Beschwerden nach Gastrektomie sind überwiegend Ausdruck einer Entzündung der Speiseröhre durch Reflux von Gallen- und Pankreasfermenten.

Diese Postgastrektomieösophagitis wurde vor Einführung routinemäßiger endoskopischer Kontrollen deutlich unterschätzt.

Durch die Endoskopie wurde ein Zusammenhang bewiesen zwischen

1. Reflux in die Speiseröhre
2. entzündliche Veränderungen der Speiseröhre
3. subjektive Beschwerden, insbesondere Sodbrennen, Schmerzen und Stenosegefühl beim Schlucken
4. mangelnder Nahrungszufuhr mit Gewichtsverlust, auch wenn ein Ca.-Rezidiv ausgeschlossen ist

Aufgrund unserer tierexperimentellen Studie und der klinischen Befunde kann das Postgastrektomiesyndrom mit seinen vielfältigen Varianten auf 3 wesentliche Punkte limitiert werden.

1. Entscheidend ist die Wahl der chirurgischen Operationsmethode zur Wiederherstellung der Kontinuität. Die tierexperimentellen und klinischen Untersuchungen haben eindeutig ergeben, daß die Y-Anastomose nach Roux bei genügend langer Schlinge bezüglich Gewichtsverhalten und subjektiver Be-

schwerdefreiheit die besten Ergebnisse zeigt. Die den Patienten in der postoperativen Lebensqualität stark beeinträchtigende Refluxösophagitis mit ihren schwerwiegenden Folgeerscheinungen kann nahezu stets vermieden werden

2. Bei der Entzündung der Speiseröhre nach Gastrektomie sollte nicht von einer „alkalischen“ Ösophagitis gesprochen werden, vielmehr handelt es sich um eine digestive bzw. tryptische Refluxösophagitis, da Trypsin oder Gallenbestandteile die entscheidend schädigenden Faktoren zu sein scheinen. Im Gegensatz zur hyperaziden Refluxösophagitis ist eine konservative Therapie bei schwerer Ausprägung nicht möglich
3. Durch die mangelnde Stimulierung der Magenhormone resultiert eine relative bis absolute exokrine Pankreasinsuffizienz. Die Pankreasfermente müssen dem magenlosen Menschen ausreichend peroral zugeführt werden

Literatur

1. Adams JF et al. (1967) The clinical and metabolic consequence of total gastrectomy. I. Morbidity, weight and nutrition. Scand J Gastroenterol 2: 137-148
2. Allen AW (1938) Total gastrectomy for carcinoma of the stomach. Am J Surg 40: 35-41
3. Anderson HN (1977) Postoperative alkaline reflux gastritis and esophagitis. Am Surg 43 (10): 670-677
4. Berg C (1978) Ernährung nach totaler Gastrektomie. Chirurg 49: 95-99
5. Bradley EL et al. (1975) Nutritional consequences of total gastrectomy. Ann Surg 182 (4): 415-429
6. Britvin AA (1977) Reflux esophagitis and stricture of the anastomosis after gastrectomy. Chirurgiia 8: 21-24
7. Bushkin FL, Woodward ER (1976) Alkaline reflux esophagitis. Major Probl Clin Surg 20: 64-71
8. Erikson S, Höglund C, Liedberg G, Oscarson J, Valigren S (1978) Livskvalitet efter total gastrektomi. Lakartidningen 75 (13): 1284-1285
9. Farthmann EH, Fritsch WP (1982) Zustände nach totaler Magenresektion. Internist (Berlin) 23: 479-485
10. Fritsch R, Meyer JJ (1980) Röntgenologische Aspekte nach totaler Gastrektomie wegen maligner Tumoren. Fortschr Geb Roentgenstr Nuklearmed 133 (3): 262-269
11. Gazzaniga GM (1982) Controlli a distanze di 120 gastrectomie totali. Minerva Chir 37 (4): 269-278
12. Graham RR (1940) A technique for total gastrectomy. Surgery 8: 257-264
13. Gütgemann A (1963) Erfahrungen mit der totalen Gastrektomie. Langenbecks Archiv Klin Chir 303: 73-93
14. Häring R (1960) Die Folgeerscheinungen nach totaler Gastrektomie. Chirurg 4: 163-168
15. Hegemann G, Gall F (1968) Die Behandlung des Magenkarzinoms durch totale Magenentfernung. Dtsch Med Wochenschr 93: 329
16. Hellsingen N Jr (1959/1960) Oesophagitis following total gastrectomy. Acta Chir Scand 118: 190-201
17. Hellsingen N Jr et al. (1959/1960) Oesophageal lesions following total gastrectomy in rats. Acta Chir Scand 118: 202-216
18. Henning N, Berg G, Heinkel K, Schön H, Zeitler G, Wolf F (1961) Die agastrische Dystrophie. Dtsch Med Wochenschr 86: 710
19. Kucisec A (1977) 15 years experience with total gastrectomy using Longmire's technique in cancer of the stomach. Acta Chir Jugosl 24 (2): 79-83
20. Largiader F, Säuberli H (1972) Die totale Gastrektomie. I. Möglichkeiten der operativen Rekonstruktion nach Gastrektomie. Bruns Beitr Klin Chir 219: 601-609
21. Lefevre H, Lortat-Jacob J-L (1950) Indications et résultats de la gastrectomie totale dans le cancer de l'estomac. Rapp Assoc Fr Chir 53: 135-246
22. Levrat M, Lambert R, Kirschbaum G (1962) Esophagitis produced by reflux of duodenal contens in rats. Am J Dig Dis 7: 564-573
23. Longmire WP Jr (1947) Total gastrectomy for carcinoma of the stomach. Surg Gynecol Obstet 84: 21-30
24. Lygidakis NJ (1981) Total gastrectomy for gastric cancer: a retrospective study of different procedures and assessment of a new technique of gastric reconstruction. Br J Surg 68 (9): 649-655
25. Manegold BC, Mennicken C (1983) Postgastrectomy syndromes, endoscopic view. 30th Congress of the ‚Société Internationale de Chirurgie', Hamburg
26. Matikainen et al. (1982) Bile acid composition

and esophagitis after total gastrectomy. Am J Surg 143 (2): 196-198
27. Merkle P et al. (1976) Zur Frage der agastrischen Dystrophie nach Gastrektomie. Chirurg 47: 380-383
28. Moffat RL, Berkas EM (1965) Bile esophagitis. Arch Surg 91: 963-966
29. Morrow D, Passaro ER Jr (1976) Alkaline reflux esophagitis after total gastrectomy. Am J Surg 132: 287-291
30. Nakayama K (1955) Die Beurteilung verschiedener operativer Methoden für die totale Gastrektomie. Chirurg 26: 266-272
31. Roux C (1907) L'oesophago-jejuno-gastrostomose, nouvelle, opération pour retrecissement infranéchissable de l'oesophage. Sem Med 27: 37-40
32. Rozsos I, Szanto A (1977) Vorbeugung der Refluxösophagitis nach totaler Gastrektomie. Acta Chir Acad Sci Hung 18 (1): 75-87
33. Savary M, Miller G (1977) Der Oesophagus: Lehrbuch und endoskopischer Atlas. Gassmann, Solothurn
34. Schlatter C (1897) Über die Ernährung und Verdauung nach vollständiger Entfernung des Magens. Oesophagoenterostomie beim Menschen. Bruns Beitr Klin Chir 19: 757-776
35. Schreiber HW et al. (1978) Magenersatz. Chirurg 49: 72-80
36. Schrock TR, Way LW (1978) Total gastrectomy. Am J Surg 135 (3): 348-355
37. Siewert JR, Peiper HJ, Nennewein H-M, Waldeck F (1973) Die Oesophago-Jejunosplicatio. Eine Anastomosentechnik zur Refluxverhütung nach totaler Gastrektomie. Chirurgie 44: 115-120
38. Tagariello C, Bass F, Viti G, Fattovi R (1980) L'indagine radiologica nella valutazione dei risultati della gastrectomia totale. Acta Chir Ital 36 (3): 295-300
39. Tonelli F et al. (1978) Evaluation of „alkaline" reflux esophagitis after total gastrectomy in Henley and Rouex-en-Y reconstructive procedures. World J Surg 2 (2): 233-237
40. Uchida Y et al. (1982) Experimental studies of reflux-esophagitis following total gastrectomy in rats - pathogenesis and treatment. Res Exp Med 181 (1): 1-10
41. Visick AH (1948) A study of the failures after gastrectomy. Ann Coll Surg Engl 3: 266-284

Syndrome nach partieller Gastrektomie

K. Schwamberger

Im Jahre 1881 wurden die ersten Teilresektionen des Magens durchgeführt von Billroth [1] wegen eines malignen Leidens, eines stenosierenden Pyloruskarzinoms, und von Rydygier [31] wegen eines peptischen Ulkus. Diese Indikation wurde von den Zeitgenossen schärfstens abgelehnt.

Nach einer Phase der Stagnation - die Indikationen waren festgelegt, die Technik standardisiert - brachten die letzten ca. 20-25 Jahre neue Erkenntnisse der Pathophysiologie und Biochemie des Magens. Besonders beim Ulkusleiden wich die morphologische Betrachtungsweise einer mehr funktionellen, und es wurden Operationsverfahren entwickelt, die eine möglichst vollkommene Wiederherstellung der normalen Form und Funktion des Magens zum Ziele hatten [16]. Trotzdem bleibt die Magenteilresektion eine der am häufigsten durchgeführten Eingriffe in der Abdominalchirurgie.

Postoperative Anatomie

Die Teilentfernung des Magens kann die distalen zwei Drittel des Organs betreffen oder auch die oberen Magenanteile.

Bei der distalen Resektion wird die Kontinuität des Verdauungstrakts durch eine:

- Anastomose mit dem Duodenum (Billroth-I-Anastomose) oder
- mit dem Jejunum (Billroth-II-Anastomose) wiederhergestellt.

Bei der oberen Magenteilresektion muß die Speiseröhre im Sinne einer:

- Ösophagogastrostomie in den Restmagen eingepflanzt werden.

Billroth I

Es gibt eine große Zahl von Modifikationen der Gastroduodenostomie nach Billroth I [34]. Aus endoskopischer Sicht wichtig ist - egal, ob oralis partialis inferior [6, 33] oder oralis totalis [13], ob terminolateral oder terminoterminal anastomosiert wurde [12], um die Hauptvarianten zu nennen (Abb. 1) -, daß nur eine Dünndarmschlinge von der Anastomose wegzieht und daß in einem gewissen, nicht mehr als einige Zentimeter betragendem Abstand von der Magen-Darm-Verbindung die Papilla Vateri zu erkennen ist (Abb. 2). Bei der heute am häufigsten angewandten, sogenannten Originalmethode wird die subkardial beginnende Resektionslinie an der Kleinkurvaturseite des Magens durch eine Naht verschlossen und an der Großschleifenseite wird - partialis inferior - terminoterminal mit dem Zwölffingerdarm anastomosiert. Die Naht an der Kleinkurvaturseite imponiert oft als ins Lumen vorspringende Schleimhautfalte, die - bei Zustand nach Karzinomresektion - nicht mit einem Rezidiv verwechselt werden darf (Abb. 3a u. b).

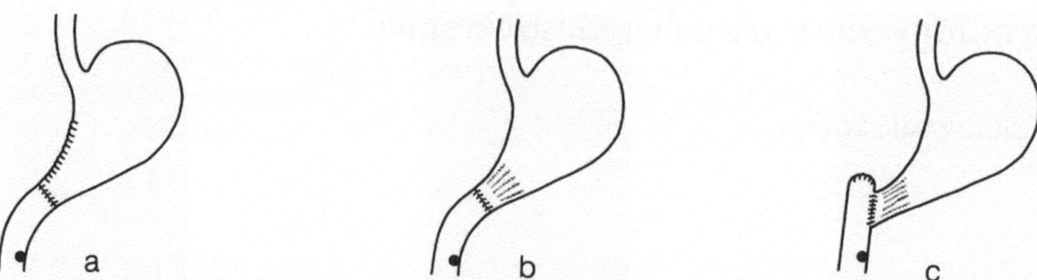

Abb. 1a–c. Verschiedene Anastomosierungsformen beim Billroth I. **a** Gastroduodenostomia terminoterminalis oralis partialis inferior; **b** Gastroduodenostomia terminoterminalis oralis totalis; **c** Gastroduodenostomia terminolateralis contrapapillaris oralis totalis

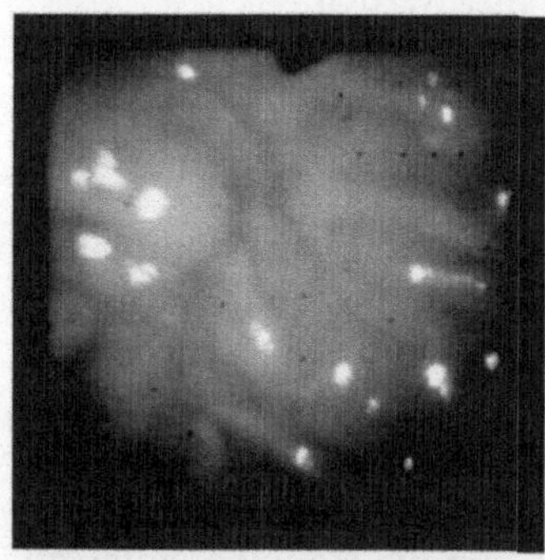

Abb. 2. Papilla Vateri

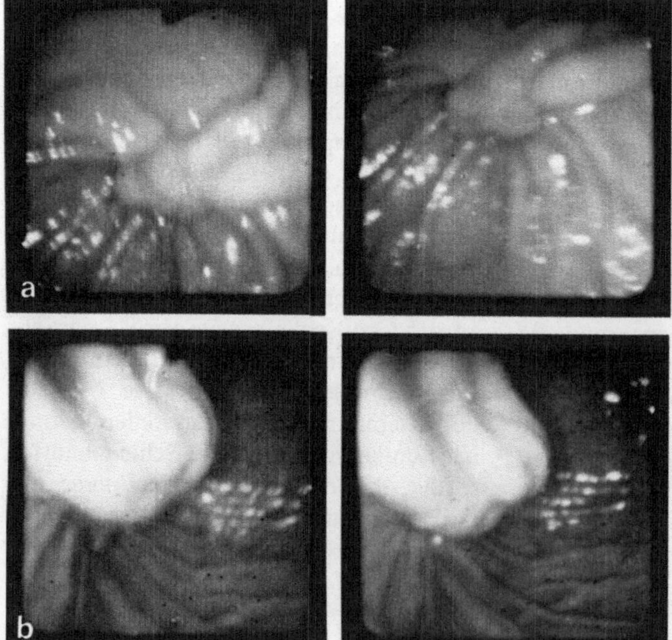

Abb. 3a. Einstülpende Naht an der Kleinkurvaturseite beim B I

Abb. 3b. Einstülpende Naht an der Kleinkurvaturseite beim B I (Nahaufnahme)

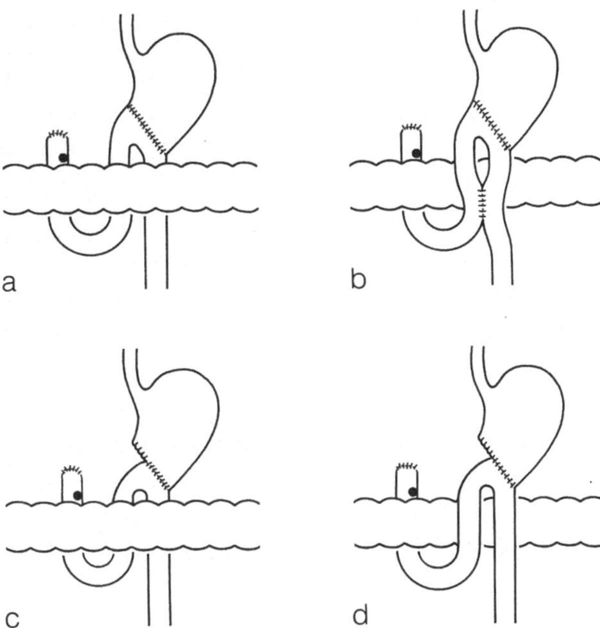

Abb. 4a–d. Verschiedene Anastomosierungsformen beim Billroth II. **a** Gastrojejunostomia oralis totalis mit retrokolischer anisoperistaltischer Gastroenterostomie; **b** Gastrojejunostomia oralis totalis mit antekolischer anisoperistaltischer Gastroenterostomie und Braun-Fußpunkt-Anastomose; **c** Gastrojejunostomia oralis partialis inferior mit retrokolischer anisoperistaltischer Gastroenterostomie; **d** Gastrojejunostomia oralis partialis inferior mit antekolischer anisoperistaltischer Gastroenterostomie

Billroth II

Auch die Gastrojejunostomie nach Billroth II wurde vielfach modifiziert [34]. Allen Varianten gemeinsam ist, daß der Zwölffingerdarm blind verschlossen wird, die zur Anastomose verwendete erste Jejunumschlinge wird ante- oder retrokolisch hochgezogen.

Die wichtigsten Modifikationen sind (Abb. 4):

- Gastrojejunostomia oralis totalis mit retrokolischer anisoperistaltischer Gastroenterostomie [27, 28, 43] (Abb. 4a)
- Gastrojejunostomia oralis totalis mit antekolischer anisoperistaltischer Gastroenterostomie mit Braun-Fußpunktanastomose [21] (Abb. 4b)
- Gastrojejunostomia oralis partialis inferior mit retrokolischer anisoperistaltischer Gastroenterostomie [7, 15] (Abb. 4c)
- Gastrojejunostomia oralis partialis inferior mit antekolischer anisoperistaltischer Gastroenterostomie [15] (Abb. 4d)

Bei all diesen Modifikationen führt jeweils eine zu- und eine abführende Schlinge von der Anastomose weg. Unter Umständen kann die zuführende Schlinge - falls sie an der Kleinkurvaturseite des Magens mittels der sogenannten Kapeller-Nähte [18] stark hochgenäht ist - nur erschwert eingesehen werden.

Eine Sonderform des Billroth II ist die Variante unter Verwendung einer nach Roux [30] ausgeschalteten Jejunumschlinge. Diese Form kann bei der Endoskopie

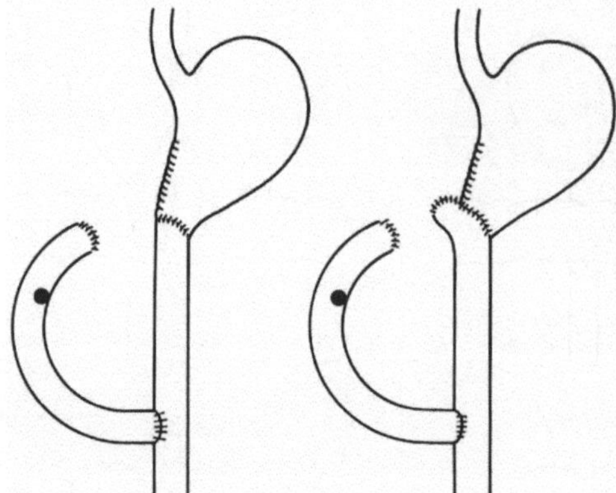

Abb. 5. Billroth II mit Roux-Schlinge mit terminoterminaler oder terminolateraler Gastrojejunostomie

mit einem Billroth I verwechselt werden, da vom Restmagen nur eine Schlinge wegzieht. Es fehlt jedoch das für den B I typische duodenale C, und eine Papille ist distal der Anastomose nicht nachweisbar (Abb. 5).

Die kombinierten Operationen - also Ergänzung einer meist dann nicht so ausgedehnten Resektion mit einer Vagotomie [14] - bieten aus endoskopischer Sicht keine anderen Aspekte.

Obere Magenteilresektion

Voelcker [42] führte im Jahre 1908 die erste erfolgreiche Kardiaresektion bei abdominellem Zugang aus. Die Fortschritte der Thoraxchirurgie brachten in der Folge einen besseren Zugang zum Ösophagus durch Erweiterung der abdominellen Inzisionen durch die Thorakotomie. Heute stehen im wesentlichen folgende Zugänge zur Verfügung:

- abdomino-linksthorakal mit einer durchgehenden Inzision unter Spaltung des Rippenbogens [10, 23, 29]
- abdomino-rechtsthorakal von 2 getrennten Schnitten aus [22, 23] bei Tumoren der unteren zwei Drittel der Speiseröhre
- linksthorakales transdiaphragmales Vorgehen [9, 24], also alleinige Thorakotomie bei gutartigen Prozessen oder beim Palliativeingriff

Der allein abdominell durchgeführte Eingriff erlebte eine Renaissance in der sogenannten „subdiaphragmatischen Fundektomie" nach Holle und Heinrich [17], die ihn empfahlen, wenn der maligne Prozeß nicht zu ausgedehnt erschien, der abdominelle Ösophagus frei war und ein Magenrest nicht kleiner als 50% resultierte.

Insgesamt ist die Häufigkeit der oberen Magenteilresektion bei bösartigen Geschwülsten des Magens zugunsten der Gastrektomie deutlich zurückgegangen. Beim Kardiakarzinom ist beim kurativen Eingriff wegen der abdominellen Lymphknotendissektion meist eine totale Entfernung des Magens nötig, so daß die echte obere Teilresektion dem Palliativeingriff bzw.

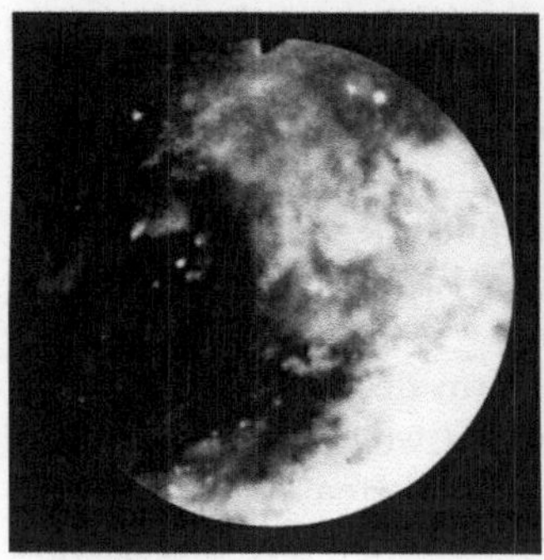

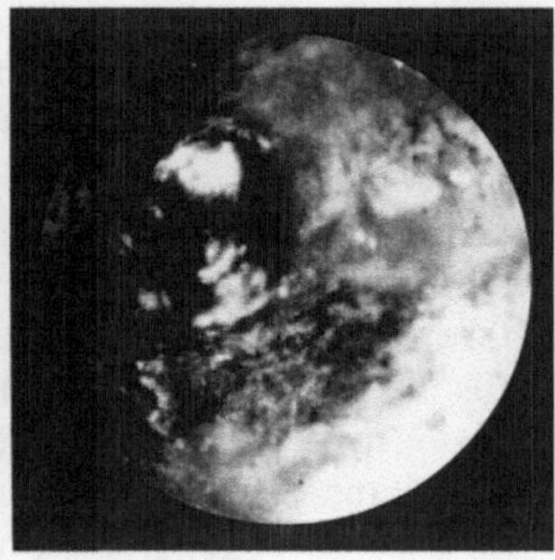

Abb. 6. Refluxösophagitis nach oberer Magenteilresektion

dem kardianahen distalen Ösophaguskarzinom vorbehalten bleibt.

Deshalb soll hier nur auf ein Problem der Ösophagogastrostomie eingegangen werden, nämlich auf die Refluxösophagitis (Abb. 6). Der Verlust der Kardia bringt häufig schwere, erosiv-ulzeröse und hämorrhagische Entzündungen der Speiseröhre mit sich, die das Allgemeinbefinden der Patienten schwer beeinträchtigen. Es sei hier auch noch vermerkt, daß das Auftreten einer Refluxösophagitis nach zuerst problemlosem Verlauf oft das erste Symptom des Tumorrezidivs darstellt (Abb. 7). Zur Beherrschung dieser Refluxösophagitis wurden verschiedene Operationsverfahren angegeben, die eine Art Klappenmechanismus im Bereich der Magen-Speiseröhren-Verbindung herstellen sollen. Am bekanntesten sind eine Art von Fundoplicatio bei mehr querer Resektion am Magen [4] und die Klappenbildung nach Franke [8] bei schräger Resektionslinie.

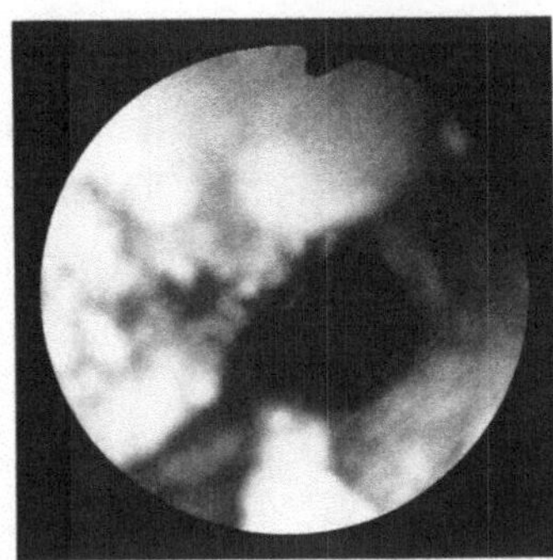

Abb. 7. Tumorrezidiv im Bereich einer Ösophagogastrostomie

Rezidivulkus nach Magenresektion

Der häufigste endoskopisch erhobene pathologische Befund nach Magenresektion ist das Rezidivgeschwür, nach Billroth-I-Resektion im Duodenum, nach B II im

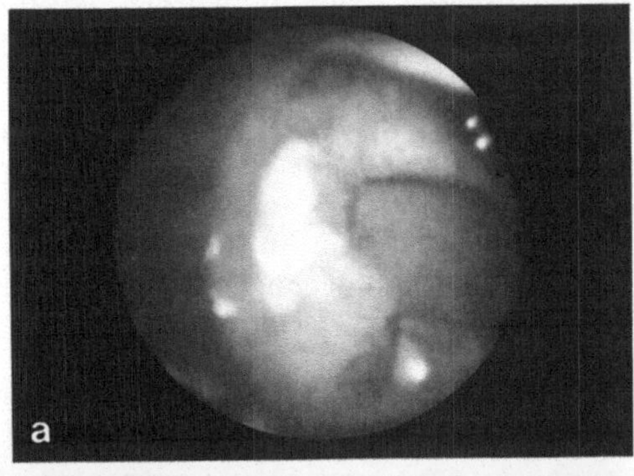

Abb. 8 a, b. a Rezidivgeschwür nach Billroth-I-Resektion **b** Rezidivgeschwüre nach Billroth-II-Resektion

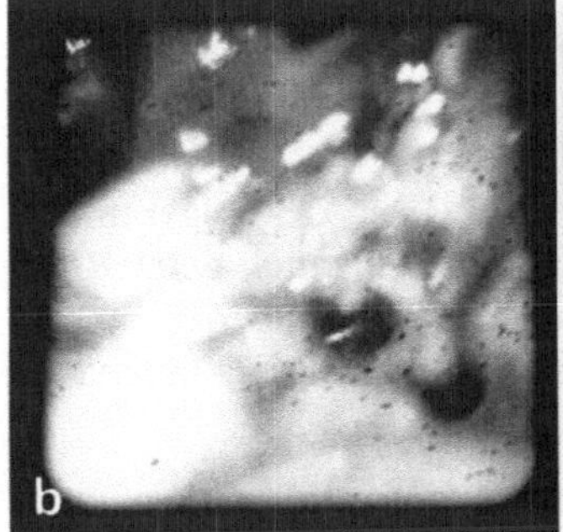

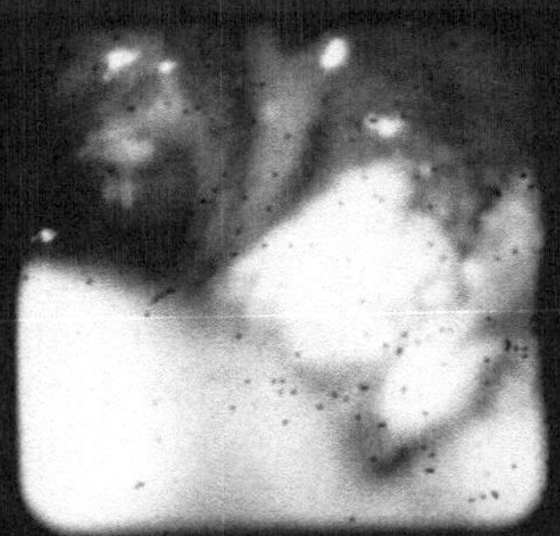

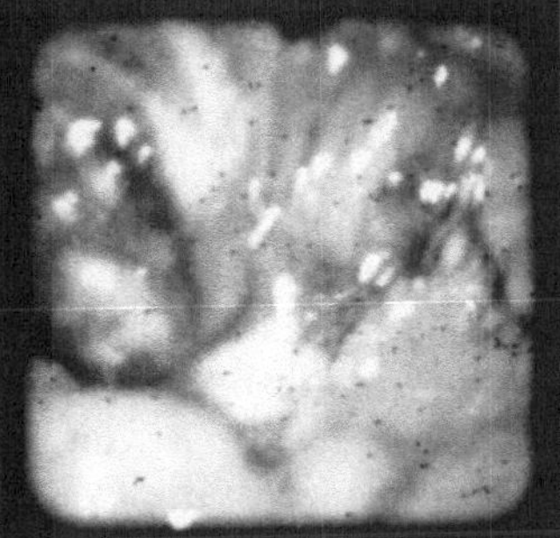

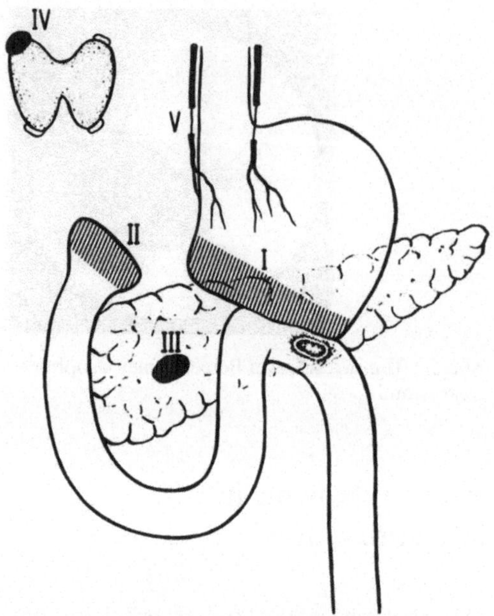

Abb. 9. Die wichtigsten Ursachen für ein Rezidivulkus nach Magenresektion. (Nach [25])

anastomosierten Jejunum gelegen (Abb. 8a u. b).

Die wichtigsten Ursachen für das Rezidivgeschwür sind in Abb. 9 verzeichnet (nach [25]). Es sind dies:

- die zurückgelassene Antrumschleimhaut im Restmagen (ungenügende Resektion) oder im blind verschlossenen Duodenum
- ein gastrinproduzierender Tumor (Zollinger-Ellison-Syndrom)
- ein Hyperparathyreoidismus oder
- eine inkomplette Vagotomie

Was kann nun die Endoskopie beim Rezidivgeschwür? Sie kann das Ulkus besser nachweisen als die radiologischen Verfahren und sie kann einen Hinweis auf die Pathogenese geben, nämlich durch histologischen Nachweis von Antrumschleimhaut im Magenstumpf oder im blind verschlossenen Duodenum (Abb. 10).

Fadenulkus

Ähnliche Beschwerden wie durch ein Rezidivgeschwür können durch die um persistierende Fäden auftretenden „suture line ulcers" verursacht werden [11, 41] (Abb. 11a u. b). Da diese kleinen Geschwüre auch in einem komplett anaziden Magen auftreten können, stimmt hier der von Schwartz (zit. nach [36]) postulierte Merksatz „ohne Säure kein Ulkus" nicht. Durch endoskopische Extraktion der Fäden (Abb. 12) werden die Patienten beschwerdefrei. Diese Komplikation müßte durch ausschließliche Verwendung von resorbierbarem Nahtmaterial vermeidbar sein.

Refluxösophagitis

Auf die Refluxösophagitis nach oberer Magenteilresektion wurde bereits eingegangen. Aber auch nach distaler Magenteilresektion erscheint die Refluxösophagitis als nicht allzu seltener Befund. Man hat bei der Kontrollgastroskopie nicht selten den Eindruck, daß die Kardia klafft (Abb. 13). Der postprandiale Tonus des unteren Ösophagussphinkters scheint nach Billroth-II-Resektion infolge Wegfalls der duodenalen Rezeptoren nicht anzusteigen [20]. Allerdings fand Clémençon [3] nach Resektion nicht häufiger eine Refluxösophagitis als in einem Kollektiv nicht operierter Patienten. Allerdings besteht zwischen den beiden Gruppen ein wesentlicher Unterschied. Beim Nichtresezierten handelt es sich in der Regel um eine „saure" Refluxösophagitis, beim Resezierten wird die Entzündung der Speiseröhre durch den Reflux von Duodenalsekret bedingt.

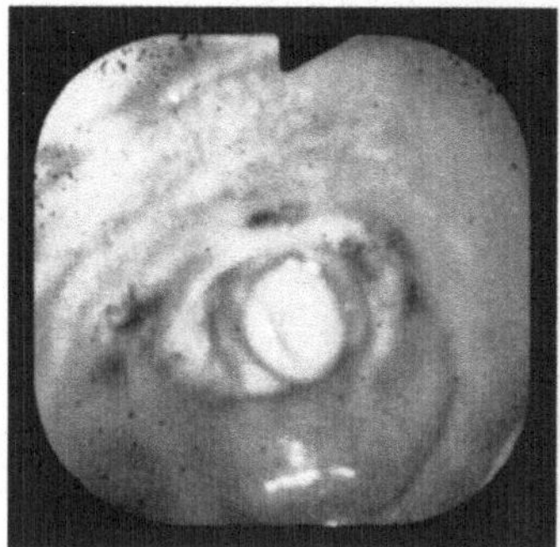
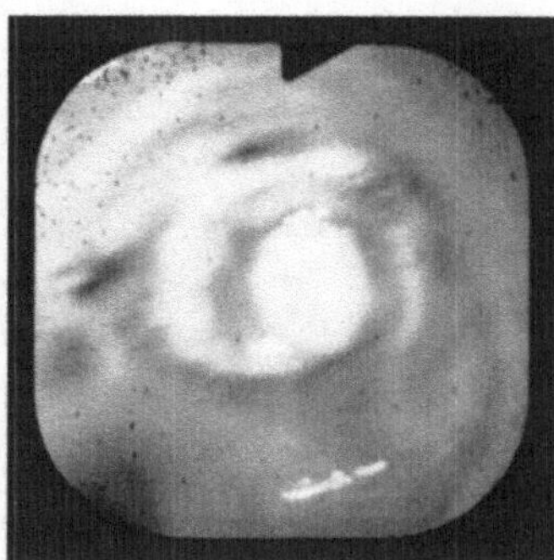

Abb. 10. Blind verschlossenes Duodenum bei Zustand nach B II

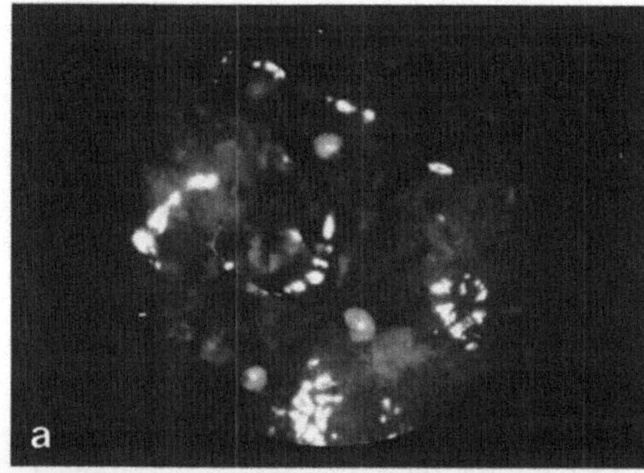
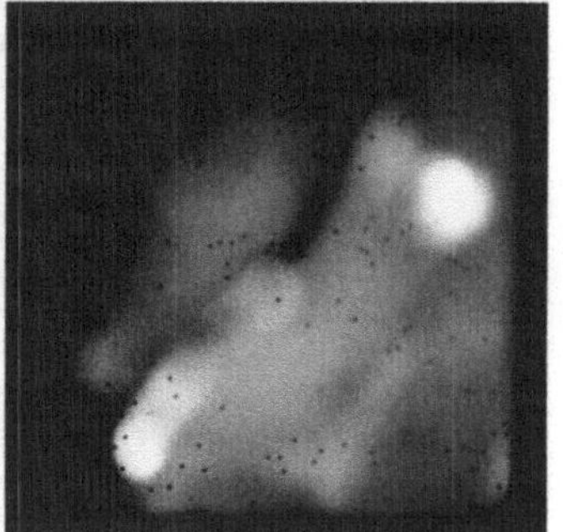

Abb. 11 a, b. Persistierende Fäden im Anastomosenbereich

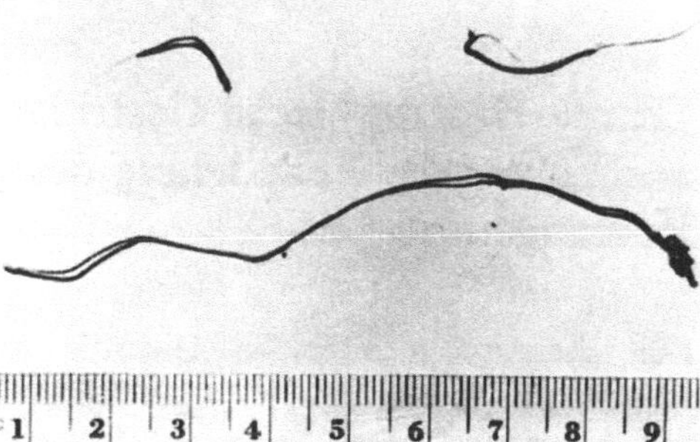

Abb. 12. Endoskopisch extrahiertes Nahtmaterial

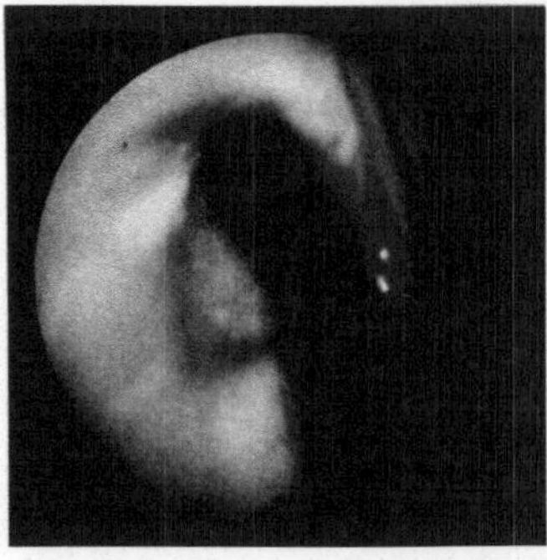

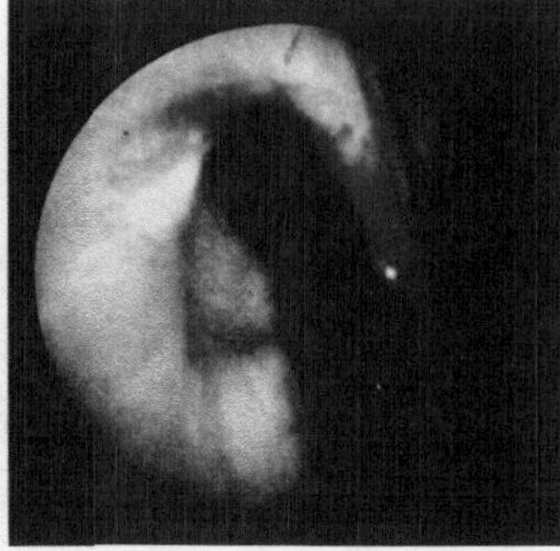

Abb. 13. Klaffende Kardia nach distaler Magenteilresektion

Weitere Postgastrektomiesyndrome

- Das Syndrom der zuführenden Schlinge
- das Efferent-loop-Syndrom
- das Frühdumpingsyndrom
- die postprandiale Hypoglykämie (Spätdumping)
- das Syndrom des kleinen Restmagens

Die genannten Syndrome (Tabelle 1) bieten keine mit den klinischen Symptomen korrelierbaren endoskopischen Befunde.

Tabelle 1. Postgastrektomiesyndrome

Alkalische Refluxösophagitis
Syndrom der zuführenden Schlinge
Afferent-loop-Syndrom
Syndrom der abführenden Schlinge
Efferent-loop-Syndrom
Frühdumpingsyndrom
Postprandiale Hypoglykämie
Spätdumpingsyndrom
Syndrom des kleinen Restmagens

Stoffwechselstörungen

Die laborchemisch nach B-II-Resektion erfaßbaren Stoffwechselstörungen [39] (Tabelle 2) haben oft keinen Krankheitswert und sind nicht mit typischen gastroskopischen Befunden korrelierbar.

Tabelle 2. Biochemische Nachuntersuchungsergebnisse bei 94 nach Billroth-II-Resezierten

	n	%
Eiweißstoffwechsel		
Verminderung des Gesamteiweißes unter 6,6 g%	24	25,5
Fettstoffwechsel		
Steatorrhö	30	31,9
Erhöhte Phosphatide	74	78,7
Kohlenhydratstoffwechsel		
Erniedrigter Nüchternblutzucker	56	59,5
Pathologischer D-Xylose-Belastungstest	38	40,0
Elektrolythaushalt		
Erniedrigter Eisenspiegel	37	39,3
Erniedrigter Kalziumspiegel	48	51,0

Chronisch-atrophische Gastritis und bakterielle Besiedelung des Restmagens

Die chronisch-atrophische Gastritis im Restmagen ist ein sehr häufiger Befund, zunehmend mit dem zeitlichen Intervall von der Resektion [19, 40] (Tabelle 3). Ebenso ist der weitgehend anazide Magenstumpf häufig bakteriell besiedelt [35, 38] (Tabelle 4).

Diese beiden Faktoren, die chronisch-atrophische Gastritis und die bakterielle Besiedelung des Magenstumpfes sollen in Verein mit dem galligen Influx in den Restmagen verantwortlich sein für die erhöhte Karzinomgefährdung des resezierten Organs gegenüber dem nichtoperierten Magen.

Magenstumpfkarzinom

Das Magenstumpfkarzinom (Abb. 14a u. b) ist die schwerwiegendste Folge nach resezierender Ulkuschirurgie. Die Frage nach der Genese bzw. die Frage, ob es sich um ein Operationsfolgekarzinom" oder um ein „normales" Neoplasma handelt, ist noch nicht endgültig entschieden. Es gibt Argumente pro und contra [37].

Tabelle 3. Entwicklung der chronisch-atrophischen Gastritis im resezierten Magen

Jahre seit der Resektion	Anzahl der Patienten	Davon mit chronisch-atrophischer Gastritis	
Unter 2	32	13	40,6%
2-5	30	19	63,3%
5-10	18	14	77,7%
10-20	25	21	84,0%
Mehr als 20	40	37	92,5%
Insgesamt	145	104	71,7%

Tabelle 4. Bakterielle Besiedelung des Magenstumpfes bei 70 nach B II resezierten Patienten

Keime	Anzahl	Prozent
Escherichia coli	29	41,5
Proteus vulgaris	12	17,2
Klebsiella	8	11,4
Staphylococcus aureus	5	7,1
Staphylococcus albus	2	2,8
Pyocyaneus	1	1,4
Besiedelung insgesamt	57	81,4
Gesamtzahl der Patienten	70	100,0

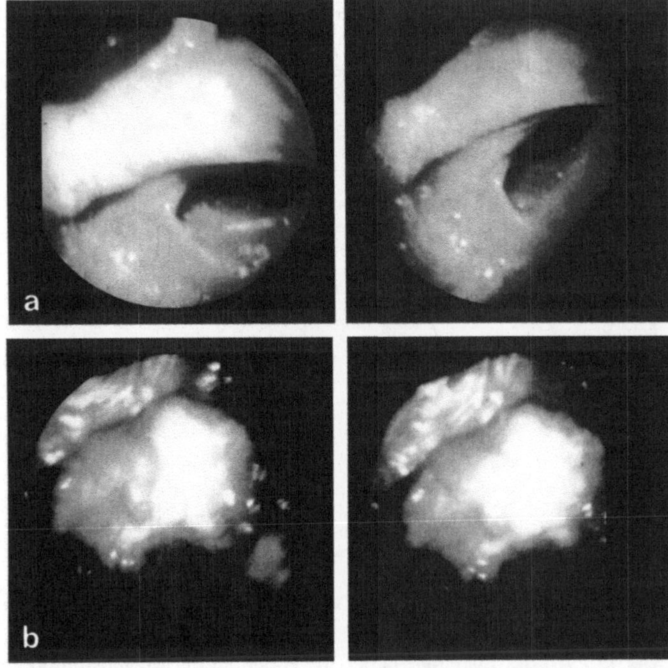

Abb. 14a, b. Normaler B-II-Magen; **b** Magenstumpfkarzinom nach Billroth II

Tabelle 5. Eigenes Krankengut an Karzinomen in einem operierten Magen (1959–1983)

Gesamtzahl	305
Durchschnittswerte	
- Alter bei Erstoperation	39
- Alter bei Diagnosestellung des Magenstumpfkarzinoms	66
- Freies Intervall	27

Tabelle 6. Therapie bei 305 Magenstumpfkarzinomen

Radikal-operation	Keine Operation	Palliativ-operation
133 43,6%	33 10,9%	139 45,5%

Einerseits die absoluten Zahlen - wir überblicken bisher an unserer Klinik 305 Magenstumpfkarzinome (Tabelle 5) - andererseits die Tatsache, daß das Magenstumpfneoplasma vor allem nach jenen Modifikationen des Billroth II beobachtet wird, die den stärksten galligen Influx in den Restmagen aufweisen (Abb. 15), sollten dazu Anlaß sein,

- Operationsmethoden zu wählen, die einen möglichst geringen galligen Reflux zulassen, wenn man schon wegen eines gutartigen Leidens zu einer Resektion gezwungen ist, und
- die Resezierten als Risikogruppe zu sehen, die in regelmäßigen Abständen endoskopisch überwacht gehören.

Die Prognose des Magenstumpfkarzinoms ist schlecht. Nur etwa 43% sind radikal operabel (Tabelle 6), auch von den vermeintlich kurativ operierten (Abb. 16) leben nach 5 Jahren nur mehr etwa 10% (Abb. 17).

Nur durch rechtzeitige Diagnosestellung kann die Prognose verbessert werden. Unsere Fälle von Magenstumpffrühkarzinomen (Tabelle 7) zeigen eine etwas optimistischere Überlebensrate (Abb. 18), vor allem beobachteten wir kein Rezidiv [26].

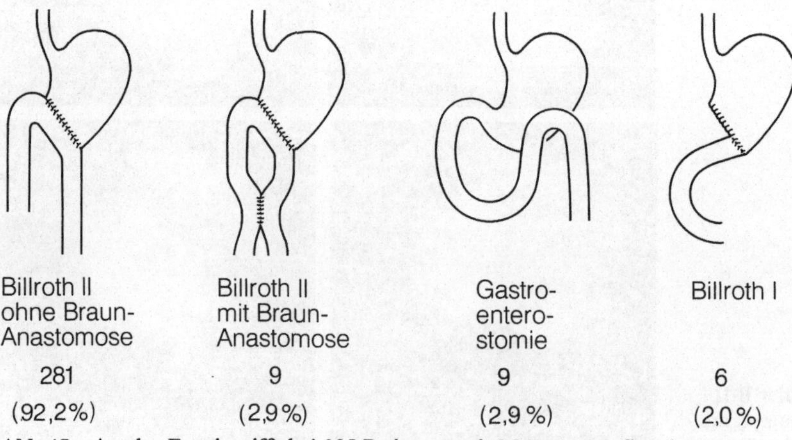

Abb. 15. Art des Ersteingriffs bei 305 Patienten mit Magenstumpfkarzinomen

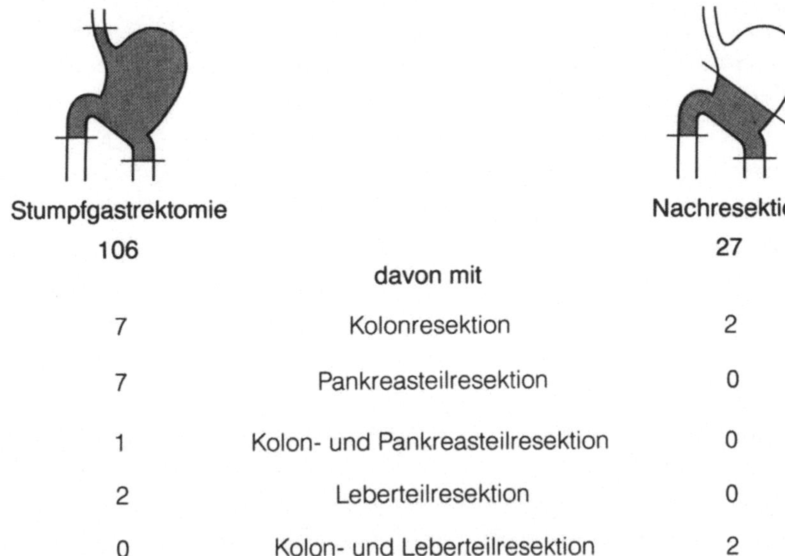

Abb. 16. Radikaloperationen bei 133 Magenstumpfkarzinomen. Letalität: 26/133 Patienten (19,5%)

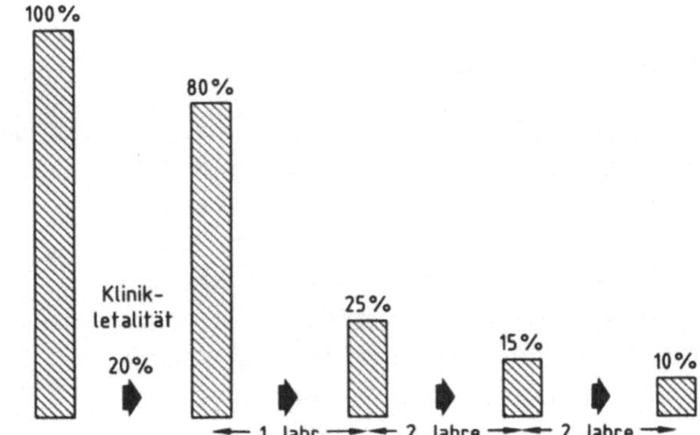

Abb. 17. Prognose des Magenstumpfkarzinoms; Radikaloperation (n = 133)

Tabelle 7. Frühkarzinome in einem operierten Magen (n = 13)

Voroperation		Histologie		Typ		Therapie	
Billroth I	2	Intestinal	9	Typ I	4	Stumpfgastrektomie	11
Billroth II	11	Diffus-infiltrierend	4	Typ IIa	4	Nachresektion u. Umwandlung B I-B II	2
				Typ IIb	3		
Freies Intervall		*Lymphknoten*		Typ IIc	1		
26,4 Jahre		Frei	12	Typ III	1	*Letalität*	0
		Besiedelt	1				

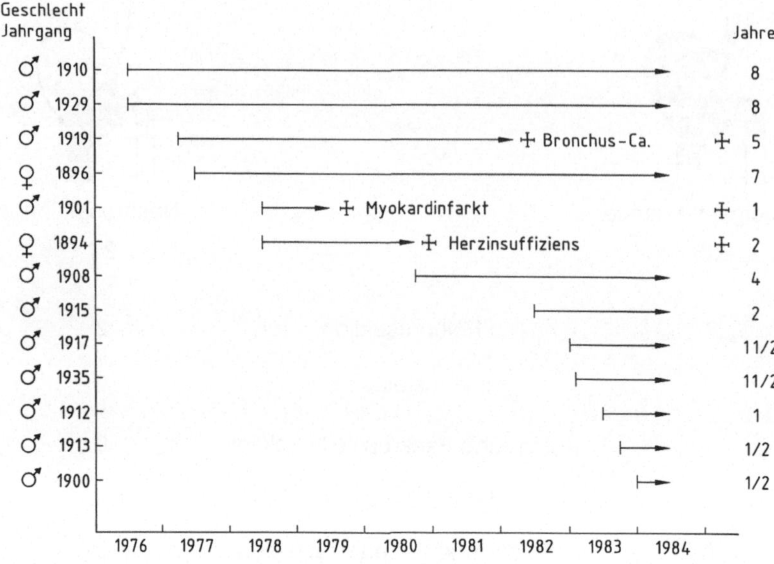

Abb. 18. Überlebenszeiten beim Magenstumpffrühkarzinom (n = 13)

Karzinomrezidiv

Das Magenstumpfkarzinom, das in einem wegen eines gutartigen Leidens resezierten Organ auftritt, darf nicht mit dem Karzinomrezidiv verwechselt werden. Mit der Diagnosestellung des Rezidivs ist meist das Schicksal des Patienten besiegelt [2], eine Radikaloperation ist nur selten möglich, die Grenzen der Karzinomtherapie sind hier erreicht.

Literatur

1. Billroth T (1881) Offenes Schreiben an Herrn C. Wittelshofer. Wien Med Wochenschr 31: 161
2. Bodner E, Schwamberger K, Weimann S (1977) Wiederholungseingriffe nach Magenoperation wegen Karzinoms. Aktuel Gastrol 6: 129
3. Clémencon GH (1982) Der magenoperierte Ulkuspatient in der ambulanten gastroenterologischen Praxis. In: Bünte H, Langhans P (Hrsg) 100 Jahre Ulkuschirurgie. Urban & Schwarzenberg, München Wien Baltimore, S 299
4. Dillard DH, Griffith CA, Merendino KA (1955) The surgical construction of an esophageal valve to replace the „cardiac sphincter". An experimental study. Surg Forum 5: 306
5. Eiselsberg A (1889) Über die Magenresektionen und Gastroenterostomien in Prof. Billroth's Klinik vom März 1885 bis Oktober 1889. Langenbecks Arch Klin Chir 39: 785
6. Finsterer H (1913) Zur Technik der Magenresektion. Zentralbl Chir 40: 1999
7. Finsterer H (1918) Ausgedehnte Magenresektionen beim Ulcus duodeni statt der einfachen Duodenalresektion mit Pylorusausschaltung. Zentralbl Chir 45: 434
8. Franke H (1957) Zur Frage der Vermeidung einer Refluxösophagitis nach Kardiaresektion. Langenbecks Arch Klin Chir 287: 407
9. Garlock JH (1938) The surgical teratment of carcinoma of the thoracic esophagus with a report of three successful cases. Surg Gynecol Obstet 66: 534
10. Garlock JH (1939) The surgical treatment of carcinoma of the thoracic esophagus. Int Clin 1: 28
11. Gear MWL, Dowling BL (1970) Suture line ulcer after gastric surgery caused by non-absorbable suture materials. Br J Surg 57: 356
12. Haberer H (1922) Terminolaterale Gastroduo-

denostomie bei der Resektionsmethode nach Billroth I. Zentralbl Chir 49: 1121
13. Haberer H (1933) Meine Technik der Magenresektion. MMW 80: 915
14. Harkins HN (1968) The combined operation with selective vagotomy for the surgical treatment of duodenal ulcer. In: Holle F (Hrsg) Spezielle Magenchirurgie. Springer, Berlin Heidelberg New York, S 467
15. Hofmeister F (1896) Zur operativen Behandlung des Ulcus ventriculi. Berl Klin Chir 15: 351
16. Holle F (Hrsg) (1968) Spezielle Magenchirurgie. Springer, Berlin Heidelberg New York
17. Holle F, Heinrich G (1955) Zur Indikation und Technik der subdiaphragmatischen Fundektomie. Chirurg 26: 164
18. Kapeller O (1898) Erfahrungen über Gastroenterostomie. Dtsch Z Chir 49: 113
19. Kliems G (1982) Die atrophische Gastritis des Resektionsmagens. In: Bünte H, Langhans P (Hrsg) 100 Jahre Ulkus-Chirurgie. Urban & Schwarzenberg, München Wien, Baltimore, S 246
20. Koelz HR, Lepsien G, Blum AL, Siewert R (1978) The duodenum regulates the lower esophageal sphincter. Gastroenterology 75: 283
21. Krönlein RU (1888) Mitteilungen aus der chirurgischen Klinik. Corresp Bl Schweiz Aerzte 18: 317
22. Lewis I (1946) Surgical treatment of carcinoma of the esophagus with special reference to a new operation for growth of the middle third. Br J Surg 34: 18
23. Lortat-Jacob JL, Maillard SN, Fekete F (1961) A procedure to prevent reflux after esophagogastric resection: experience with 17 patients. Surgery 50: 600
24. Nissen R (1937) Die transpleurale Resektion der Cardia. Dtsch Z Chir 249: 311
25. Ottenjann R (1973) Der operierte Magen und seine Folgezustände. In: Demling L (Hrsg) Klinische Gastroenterologie. Thieme, Stuttgart, S 263
26. Pointner R, Schwamberger K (1984) Report on 13 cases of early gastric carcinoma in the gastric stump after previous B II or B I resection. Dig Surg 1: 151
27. Polya E (1911) Zur Stumpfversorgung nach Magenresektion. Zentrabl Chir 38: 892
28. Reichel P (1908) Diskussion. Verh Dtsch Ges Chir 37: 211
29. ReMine WH, Priestley JT, Berkson J (1964) Cancer of the stomach. Saunders, Philadelphia
30. Roux C (1897) Etude basée sur les opérations pratiquées du 21 juin 1888 au 1er septembre 1896. Rev Gynecol 67: 122
31. Rydygier L (1882) Die erste Magenresektion beim Magengeschwür. Berl Klin Wochenschr 19: 39
32. Schleyer H (1963) Die abdominothorakale Kardiaresektion mit Transposition des Magens in den rechten Thoraxraum. Chirurg 34: 362
33. Schoemaker J (1911) Über die Technik der Magenresektionen. Langenbecks Arch Klin Chir 94: 541
34. Schreiber HW (1969) Magen inclusive Ulcus duodeni. In: Baumgartl F, Kremer K, Schreiber HW (Hrsg) Spezielle Chirurgie für die Praxis, Bd 2/1. Thieme, Stuttgart, S 1
35. Schumpelick V, Schassan HH (1980) Bakteriologie des operierten Magens. Langenbecks Arch Chir 350: 271
36. Schumpelick V, Farthmann E, Schreiber HW (1976) Chirurgie des Magens. Med Welt 27: 2349
37. Schwamberger K (1983) Magenstumpfkarzinom: Pathogenese und Therapie. In: Demling L, Lux G, Domschke W (Hrsg) Therapie postoperativer Störungen des Gastrointestinaltraktes. Thieme, Stuttgart New York, S 185
38. Schwamberger K, Falser N (1974) Blutammoniakbestimmungen bei Magenresezierten. Langenbecks Arch Chir 335: 351
39. Schwamberger K, Reissigl H, Falser N (1973) Stoffwechselstörungen bei Billroth II-Resezierten. Zentralbl Chir 98: 1105
40. Schwamberger K, Reissigl H, Falser N (1974) Endoskopisch-bioptische und magensekretionsanalytische Nachuntersuchungen von Billroth II-Resezierten. Z Gastroenterol 12: 117
41. Small WP, Smith AN, Falconer CWA, Sircus W, Bruce SJ (1968) Suture line ulcer after gastric surgery. Am J Surg 115: 477
42. Voelcker F (1908) Über die Exstirpation der karzinomatösen Kardia. Verh Dtsch Ges Chir 8: 126
43. Wilms H (1911) Zur Stumpfversorgung nach Magenresektion. Zentralbl Chir 38: 1087

Postoperative Störungen und Syndrome nach totaler Gastrektomie

C. MENNICKEN und B. C. MANEGOLD

An der Chirurgischen Klinik Mannheim wurden vom 1. Januar 1973 bis zum 30. Juni 1984 insgesamt 312 totale Gastrektomien wegen Magenkarzinoms durchgeführt.

Um die Kontinuität nach Gastrektomie wieder herzustellen wurde 3 Operationsverfahren der Vorzug gegeben, jeweils mit geringfügigen, individuellen Modifikationen. Bei makroskopisch kurativer Resektion wurde die Jejunuminterposition nach Longmire bevorzugt. Hier wurde eine mindestens 40 cm lange Jejunumschlinge zwischen Ösophagus und Duodenum interponiert [1]. Bei Patienten mit Magenstumpfkarzinom und unsicherer Kurabilität erfolgte die Rekonstruktion nach Roux-Y [4]. Bei palliativ resezierten Patienten wurde bis vor 2 Jahren die Methode nach Schloffer angewendet. In 2 Ausnahmefällen erfolgte 1974 und 1978 die Ösophagoduodenostomie. So wurden bei insgesamt 137 Patienten die Jejunuminterposition nach Seo-Gütgemann-Longmire vorgenommen, bei 101 Patienten die Ösophagojejunostomie nach Schloffer mit Braun-Enteroanastomose und bei 72 Patienten der Magenersatz nach Roux-Y. Der terminolateralen Ösophagojejunostomie wurde jeweils der Vorzug gegeben (Abb. 1).

Nicht weniger als 164 (60,3%) von 272 überlebenden Patienten sind endosko-

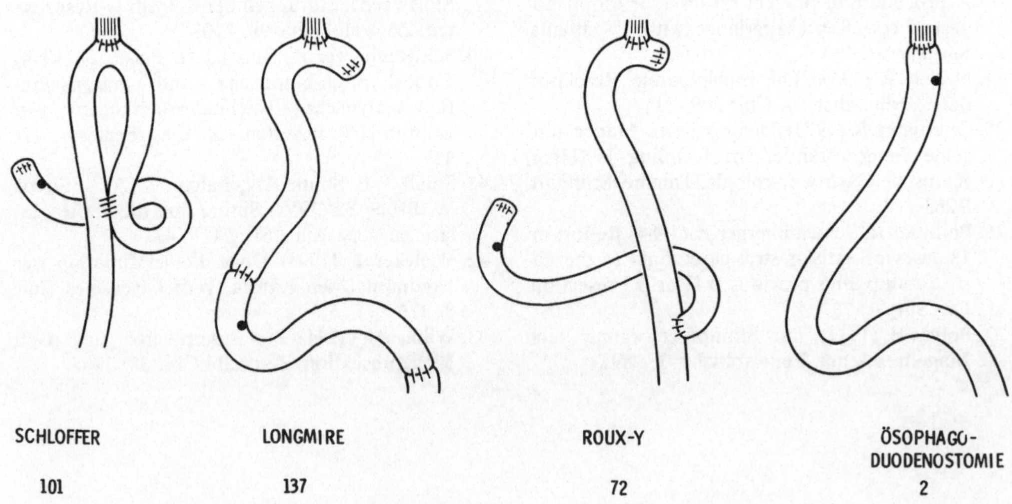

Abb. 1. Totale Gastrektomie und Rekonstruktionsverfahren beim Magenkarzinom. 1. Januar 1973–30. Juni 1984 (n = 312)

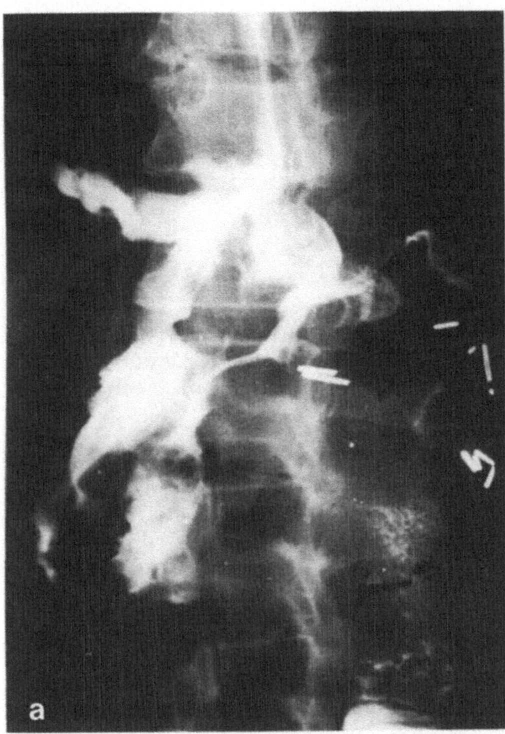

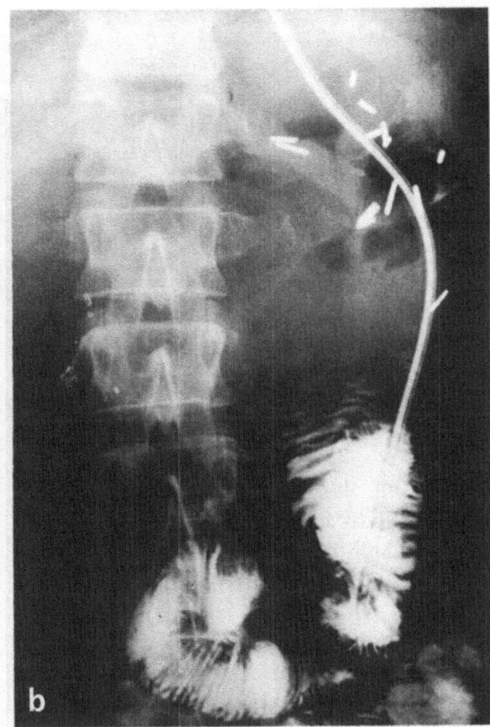

Abb. 2. **a** Anastomosenleck nach Gastrektomie im Bereich der Ösophagojejunostomie; **b** Überbrükkung des Anastomosenleckes durch endoskopisch geführte Implantation einer nasoenteralen Sonde. Danach spontane Heilung des Anastomosenlecks

pisch entweder in der frühen postoperativen oder in der späten postoperativen Phase kontrolliert worden. Die Patienten hatten entweder irgendwelche Beschwerden im oberen Gastrointestinaltrakt oder sie wurden im Rahmen der onkologischen Nachsorge kontrollgastroskopiert.

Frühe postoperative Phase

Die Ösophagojejunoskopie bereits in der frühen postoperativen Phase mag sehr wohl indiziert sein. Bei eingetretenem Nahtbruch ist die Endoskopie dem Gastrografinschluck zur Diagnostik unterlegen. Die Endoskopie kann aber erfolgreich sein, um in der Seldinger-Technik eine nasoenterale Ernährungssonde zu implantieren [5] (Abb. 2). Zur Frühdiagnostik einer drohenden Insuffizienz ist die vorsichtige Ösophagojejunoskopie sehr gut geeignet, anastomosennahe Schleimhautnekrosen des hochgezogenen Jejunums vor eingetretener Insuffizienz zu erkennen und Veranlassung zu geben, frühzeitig zu reintervenieren. Hier liegen jedoch noch keine ausreichenden eigenen Erfahrungen vor.

Späte postoperative Ergebnisse

Der überwiegende Teil endoskopischer Kontrolluntersuchungen fand in der postoperativen Spätphase statt, um Beschwerden wie Dysphagie, Erbrechen und Reflux zu analysieren. Der endoskopische Befund

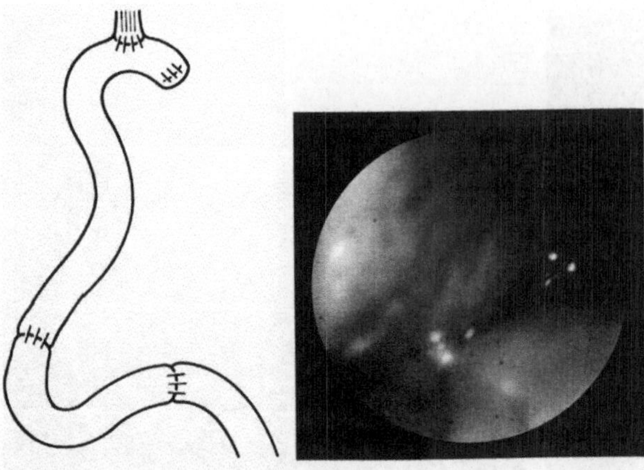

Abb. 3. (5741/82) 53; Mann. Lokoregionäres Tumorrezidiv im Bereich einer ösophagojejunalen Anastomose nach Longmire

wurde mit der Operationstechnik korreliert. In nicht weniger als 13 von 164 Fällen fand sich ein lokoregionäres Tumorrezidiv im Schleimhautniveau der ösophagojejunalen Anastomose (Abb. 3). Bei 2 von diesen Patienten konnte das Rezidiv durch Relaparotomie und Nachresektion beseitigt werden. Bei 4 weiteren Patienten war lediglich die palliative endoskopische Therapie mit Implantation eines Tubus erfolgreich (Abb. 4). Bei 2 Patienten mit lokoregionären Rezidiven wurde zur enteralen Ernährung eine Sonde endoskopisch implantiert. Bei den übrigen 5 Patienten konnte leider nur noch eine Jejunumernährungsfistel angelegt werden.

Gutartige polypöse Granulationen im Bereich der Ösophagojejunostomie sind häufig und ohne pathologische Bedeutung. Bei einer 65jährigen Patientin mit Acanthosis nigricans entstanden multiple kleine Papillome des Ösophagus innerhalb von nur 7 Monaten nach totaler Gastrektomie wegen Siegelringzellkarzinoms (Abb. 5).

Von weiterem Interesse war die Häufigkeit des Refluxes und der makroskopisch identifizierbaren erosiven Ösophagitis. Bei den nach Schloffer rekonstruierten Patienten war die Refluxrate mit 41,5% erschreckend hoch (Abb. 6). Dieses Ergebnis war der Grund, die Rekonstruktion nach Schloffer nur noch in ganz seltenen, ausgewählten Fällen anzuwenden. Bei den Patienten, die nach Roux-Y rekonstruiert wurden, waren in 10% der kontrolluntersuchten Patienten Refluxösophagitiden verschiedenen Grades nachweisbar. Bei den Longmire-Patienten lag die Refluxrate mit 7,5% erfreulich niedrig [6, 7, 8, 10].

Benigne Stenosen mit einem Durchmesser von 9 mm fanden sich in weiteren 16 Fällen (Abb. 7). Die Ursache der Stenosierung ist unterschiedlich. Operationstechnische Gründe, Nahtinsuffizienz, persistierendes Nahtmaterial und Reflux können zu Anastomosenengen führen. Diese Engen sind für die endoskopische Therapie hervorragend geeignet [3]. Unter Röntgendurchleuchtungskontrolle erfolgt führungsdrahtgeleitet mit den Eder-Puestow-Dilatationsoliven die Erstdilatation. Fortlaufende ambulante Bougierungen werden mit dem Mehrstufenbougie nach Buess et al. [2] vorgenommen. Die Ergebnisse der endoskopischen Dilatationstherapie sind sehr ermutigend, auch wenn zahlreiche Sitzungen, zunächst in wöchentlichen Abständen, notwendig sind, um ein gutes Ergebnis zu erhalten (Abb. 8).

Persistierendes Nahtmaterial an der oberen Ösophagojejunostomie sollte endoskopisch entfernt werden, um die sonst wiederkehrende Schrumpfungsneigung ei-

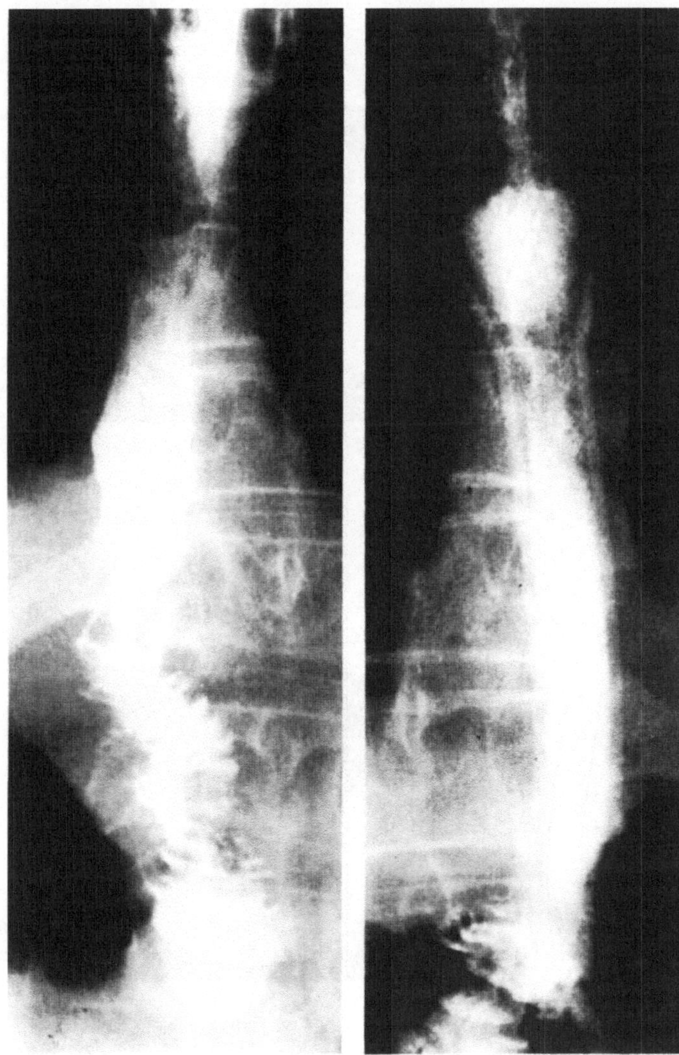

Abb. 4. Palliative endoskopische Pertubation (PEP) bei inoperablem Anastomosenrezidiv nach Gastrektomie

ner frisch aufgeweiteten Enge bei persistierendem Granulationsgewebe zu vermeiden (Abb. 9).

Das Syndrom der blinden Schlinge [7], das Blind-loop-Syndrom, im Verlauf der totalen Gastrektomie mit terminolateraler Ösophagojejunostomie allgemein wenig bekannt, scheint verantwortlich zu sein für heftiges Sodbrennen, Reflux und schwallartiges Erbrechen. In nicht weniger als 5 Fällen fanden wir ein solches Syndrom. Das Blindsegment des Jejunumstumpfes war jeweils mehr als 7 cm lang (Abb. 10). Eine 39jährige Patientin mit quälendem, galligem Reflux wurde durch Relaparotomie und laterolateraler Anastomosierung des Jejunumstumpfes zum abführenden Schenkel hin beschwerdefrei. Eine weitere Patientin wurde durch Jejunoplikation von ihren Refluxbeschwerden befreit (Abb. 11).

Dysphagien können auch hervorgerufen

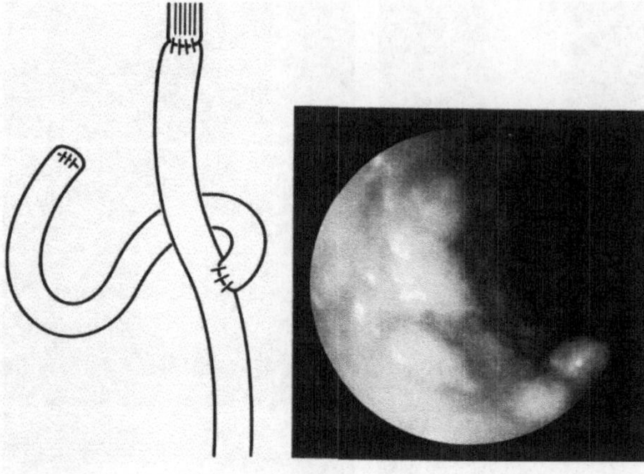

Abb. 5. (81/80) 65; Frau. Papillomatosis oesophagi bei Acanthosis nigricans nach Gastrektomie nach Roux

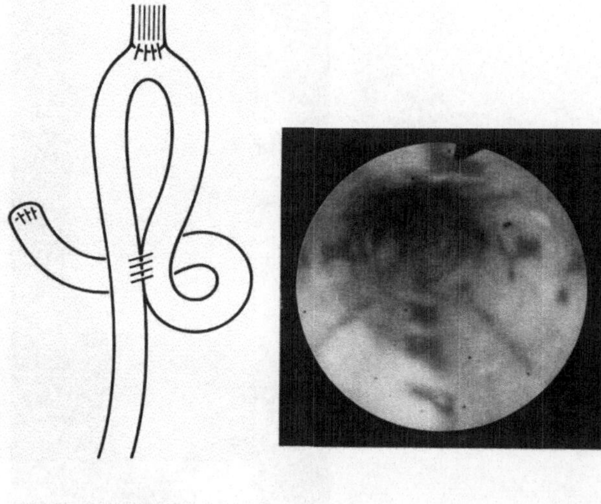

Abb. 6. (5135/82) 46; Frau. Erosive Refluxösophagitis nach Gastrektomie nach Schloffer

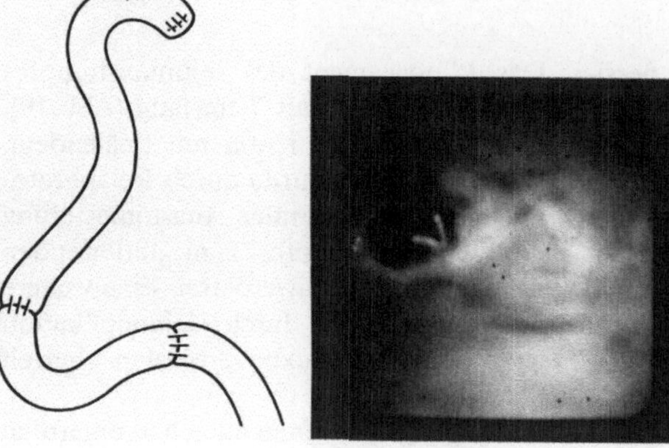

Abb. 7. (4280/79) 51; Mann. Anastomosenstenose bei persistierendem Nahtmaterial nach Gastrektomie nach Longmire

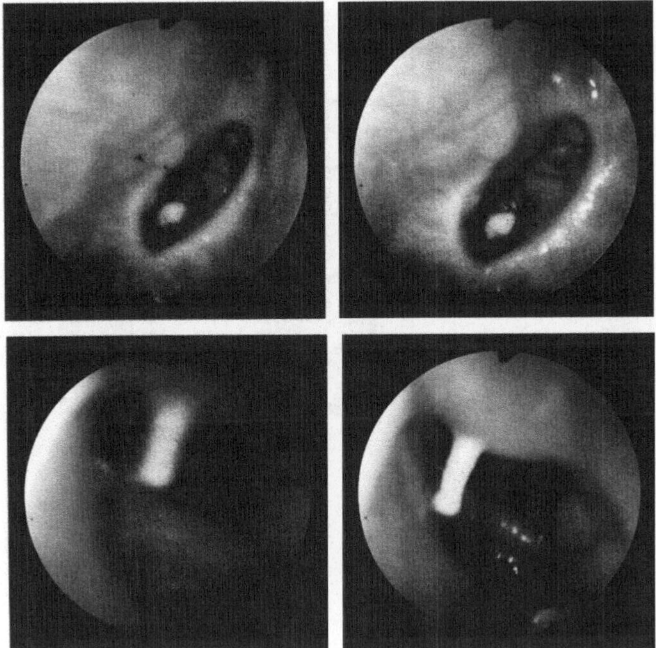

Abb. 8. Endoskopische Dilatationstherapie einer benignen Stenose

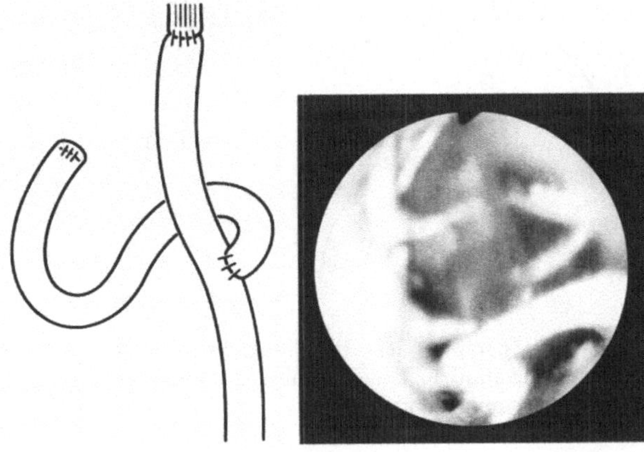

Abb. 9. (3902/83) 54; Mann. Persistierendes Nahtmaterial an einer Ösophagojejunostomie nach Gastrektomie nach Roux

werden durch operationsbedingte Torsionen des Interponats (Abb. 12) und durch Prolaps des Interponats in den Ösophagus (Abb. 13). Bei diesem Patienten handelte es sich um eine intraabdominelle Raumforderung, ein Rezidiv außerhalb der Anastomose.

Bei 61 von 164 endoskopisch untersuchten gastrektomierten Patienten fanden sich im Bereich der Anastomose regelrechte Schleimhautverhältnisse. Allerdings war bei 2 von diesen Patienten eine Koloskopie wegen persistierender Obstipation angezeigt. In beiden Fällen zeigte sich ein in-

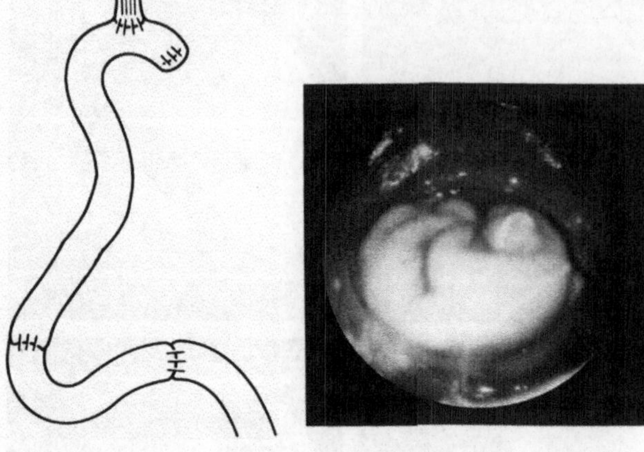

Abb. 10. (6058/82) 44; Frau. Blind-looop-Syndrom nach Longmire-Jejunuminterposition

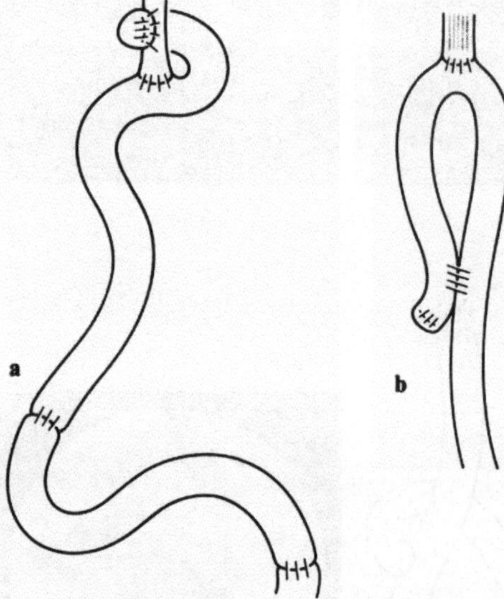

Abb. 11. Therapie des Blind-loop-Syndroms: **a.** Jejunoplikation **b.** laterolaterale Anastomosierung des Jejunumstumpfes

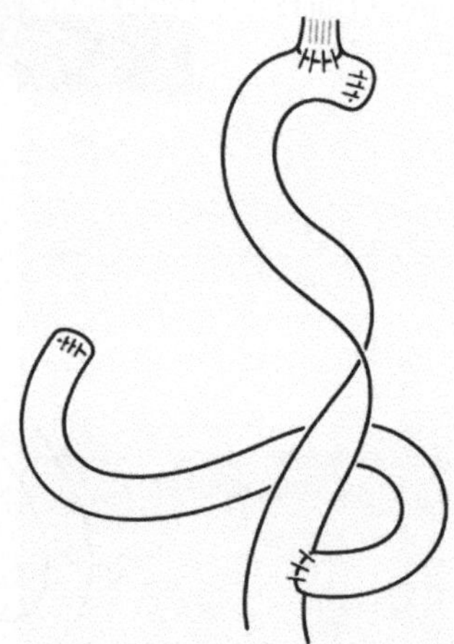

Abb. 12. Operationsbedingte Torsion des Interponats

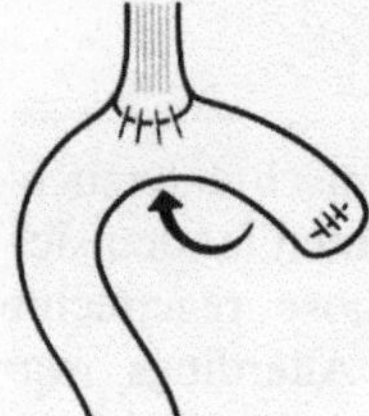

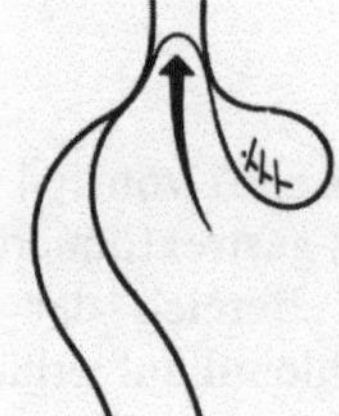

Abb. 13. Prolaps des Interponats in den Ösophagus bei intraabdomineller Raumforderung

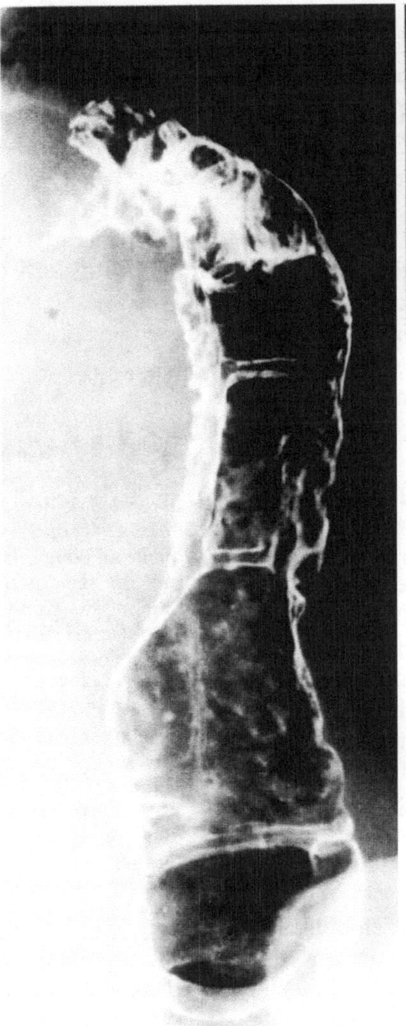

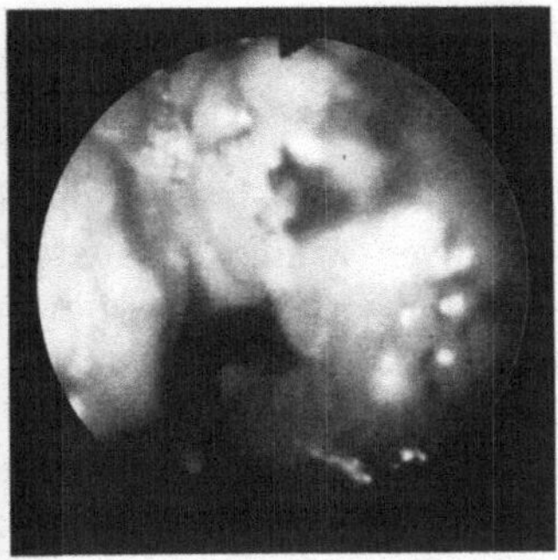

Abb. 14. (1628/83) 56; Frau. Lokoregionäres Magenkarzinomrezidiv in Form eines invasiven Karzinoms der linken Colonflexur, 4 Jahre nach totaler Gastrektomie. Ösophagojejunoskopie unauffällig

vasives Karzinom der linken Flexur bzw. des Colon descendens (Abb. 14). Die Laparotomie zur Umgehungsanastomose und die Histologie bestätigten den Verdacht, daß es sich um das lokoregionäre Rezidiv des Magenkarzinoms handelte, das 2 bzw. 4 Jahre zuvor durch Gastrektomie kurativ beseitigt schien. In beiden Fällen war die Ösophagojejunoskopie unauffällig.

Zusammenfassung

Die Ösophagojejunoskopie in der postoperativen Frühphase nach Gastrektomie ist von gewissem Wert, um bei eingetretenem Nahtbruch nasoenterale Ernährungssonden einzulegen. Es bleibt abzuwarten, ob die routinemäßige Inspektion der Anastomose in der frühen postoperativen Phase zur Beurteilung der Schleimhautdurchblutung günstige Resultate liefert. Bei paralytischem Ileus kann die endoskopische Implantation einer Dekompressionssonde hilfreich sein.

In der postoperativen Spätphase zeigten sich nicht weniger als 13 Anastomosenrezidive im Schleimhautniveau, von denen 2 durch Nachresektion entfernt werden konnten. Bei 4 dieser Patienten half die palliative endoskopische Pertubation. Benigne Anastomosenengen sind für endoskopische Dilatationsmaßnahmen außerordentlich gut geeignet. Reflux und erosive Ösophagitis sind nicht allein vom Typ des Magenersatzes abhängig, sondern auch vom Volumen und von der Länge des Jejunumstumpfes bei terminolateraler Ösophagojejunostomie.

Vom 1. Juli 1984 bis 31. Dezember 1986 wurden weitere 69 Patienten wegen Magenkarzinoms total gastrektomiert. Die Wiederherstellung der Kontinuität erfolgte bei 45 Patienten durch die Jejunuminterposition nach Longmire. Bei den 24 übrigen Patienten durch Roux-Y-Anastomosierung. Beide Verfahren wurden bevorzugt wegen der relativen Beschwerdefreiheit der Patienten. Die Rekonstruktion nach Schloffer wurde völlig aufgegeben wegen der deutlichen Beschwerden der Patienten und der endoskopisch nachgewiesenen hohen Anzahl von Refluxösophagitiden.

Der symptomatische gastrektomierte Patient sollte einer endoskopischen Untersuchung zugeführt werden, um die Fälle herauszufinden, bei denen eine Reintervention operativ oder endoskopisch sinnvoll oder ratsam ist.

Literatur

1. Becker HD, Caspary WF (1980) Postgastrectomy and postvagotomy syndroms. Springer, Berlin Heidelberg New York, S 160-162
2. Buess G, Thon J, Hütterer F (1983) A multiple-diameter bougie fitted over a small-caliber fiberscope. Endoscopy 15: 53-54
3. Earlam R, Cunha-Melo JR (1981) Benign oesophageal strictures: historical and technical aspects of dilatation. Br J Surg 68: 829-836
4. Heil TC (1981) Spezielle Probleme des sekundären Refluxes. In: Blum AL, Siewert R (Hrsg) Refluxtherapie. Springer, Berlin Heidelberg New York, S 489-496
5. Manegold BC, Jung M, Miceli F, Schneider KG (1984) Implantation ultradünner nasoduodenaler und naso-jejunaler Ernährungssonden. Leber Magen Darm 14: 117-124
6. Neff U, Grötzinger U (1985) Lebensqualität nach Gastrektomie. Helv Chir Acta 52: 651-656
7. Nier H, Wienbeck H, Berges W, Kramer K (1983) Syndrome nach Gastrektomie unter besonderer Berücksichtigung der Refluxoesophagitis. Langenbecks Arch Chir 360: 71-80
8. Pellegrini CA (1986) Intestinal transit of food after total gastrectomy and Roux-Y-esophagojejunostomy. Am J Surg 151: 117-124
9. Prisching A (1980) Die Therapie des Magenkarzinoms. Urban & Schwarzenberg, München Wien Baltimore
10. Wenzl E, Feil W, Schiessel R (1987) Wert einer konsequenten Nachsorge beim Magenkarzinom. Wien Klin Wochenschr 12: 420-423

Duodenogastraler und jejunogastraler Reflux

G. Kliems

Nach Magenresektion und Beseitigung des Pylorus als Refluxbarriere kommt es zur Regurgitation von Gallensäuren und Pankreassekret in den operierten Magen. Je nach Resektionsverfahren oder Art der Pyloroplastik oder Vagotomie resultieren unterschiedliche Refluxquantitäten (Abb. 1 u. 2).

Seit Magenchirurgie betrieben wird, ist der Reflux in seiner pathophysiologischen Bedeutung diskutiert worden [1, 7, 8, 12, 13, 15, 17, 18, 20].

Einigkeit besteht weitgehend in der Erkenntnis, daß das alkalische Milieu durch Galleregurgitation letztlich für die Magenschleimhaut unphysiologisch ist und zu Folgeerkrankungen der Schleimhaut führt [10]. Schindler [14] wies als einer der ersten auf die postoperative Gastritis hin. Die endoskopische Einteilung der chronischen Gastritis Schindlers in den Oberflächenkatarrh, die hypertrophische und die atrophische Gastritis hat nur noch historischen Stellenwert. Sie galt jedoch Jahrzehnte als unangefochtenes Dogma. Konjetzny [9] sah die postoperative Gastritis als ursächlich für die Karzinomentstehung im operierten Magen an. Die zytotoxische Wirkung der Galle auf die Magenschleim-

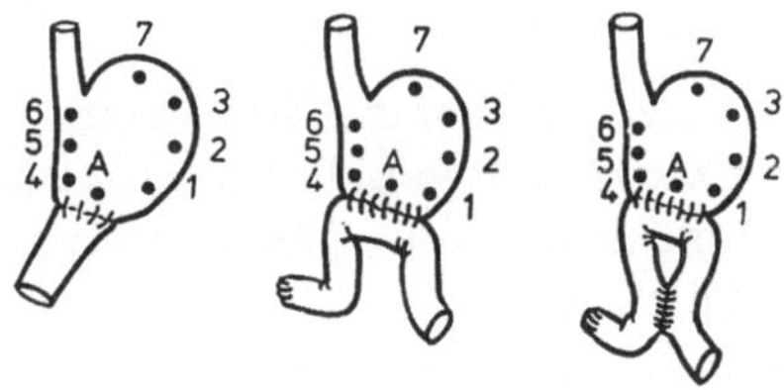

Abb. 1. Arten der Resektionsverfahren

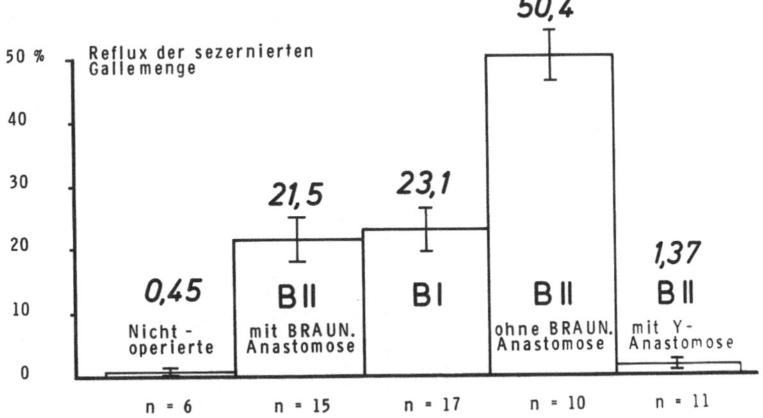

Abb. 2. Quantitative Bestimmung des duodenogastrischen und jejunogastrischen Refluxes bei verschiedenen Resektionsverfahren und Normalpersonen

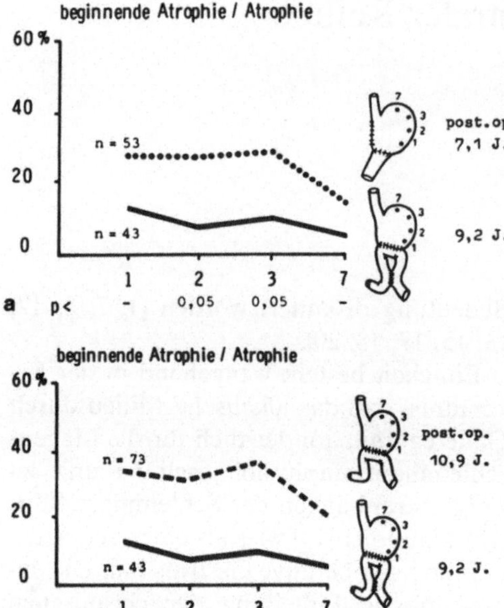

Abb. 3 a, b. Beginnende Atrophie und chronisch-atrophische Gastritis nach B-I- und B-II-Resektionen wegen Ulcus duodeni mit und ohne Fußpunktanastomose

haut wurde aber bereits von Virchow 1853 [20] beschrieben.

Wie so häufig in der Medizingeschichte schlug das Pendel auch hier wiederholt in verschiedene Richtungen aus.

Auch heute ist eine endgültige Stellungnahme nur bedingt möglich. Mit der Erkenntnis, daß die Schleimhautalteration im operierten Magen refluxbedingt foudroyanter verläuft als bei Nichtoperierten, wurde histologisch belegt, daß der Reflux eine unphysiologische Größe ist und keineswegs als „innere Apotheke" zu bezeichnen ist, wie das 1918 von Schmilinski geschah (Abb. 3).

Wenn auch Schumpelick et al. [17] nach anfänglichen Hinweisen auf die Zytotoxizität von Lysolezithin den Gallereflux Ende der 70er Jahre kritisch analysierten und ihn als Schädigungsfaktor der Schleimhaut ansahen, so können wir uns seiner heutigen Auffassung von der Notwendigkeit eines gewissen Refluxes zur Neutralisation des sauren Magensaftes und damit zur Verminderung von Ulkusrezidiven nicht anschließen.

Ulkusrezidiv bedeutet in der Regel mangelhafte Resektionstechnik oder in-

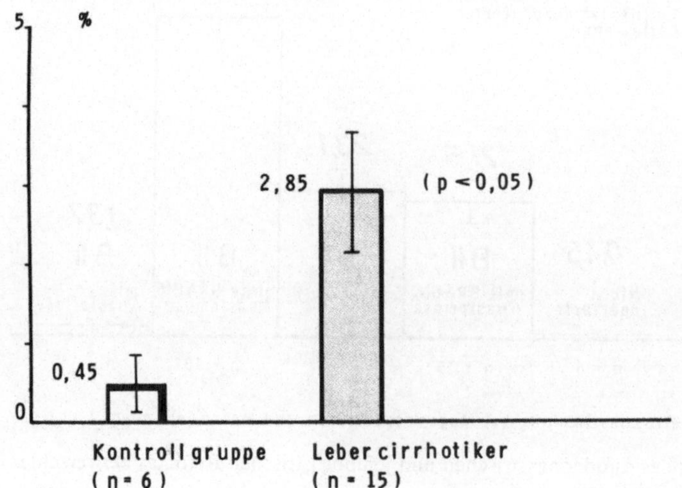

Abb. 4. Duodenogastrischer Reflux bei Normalpersonen und Leberzirrhotikern

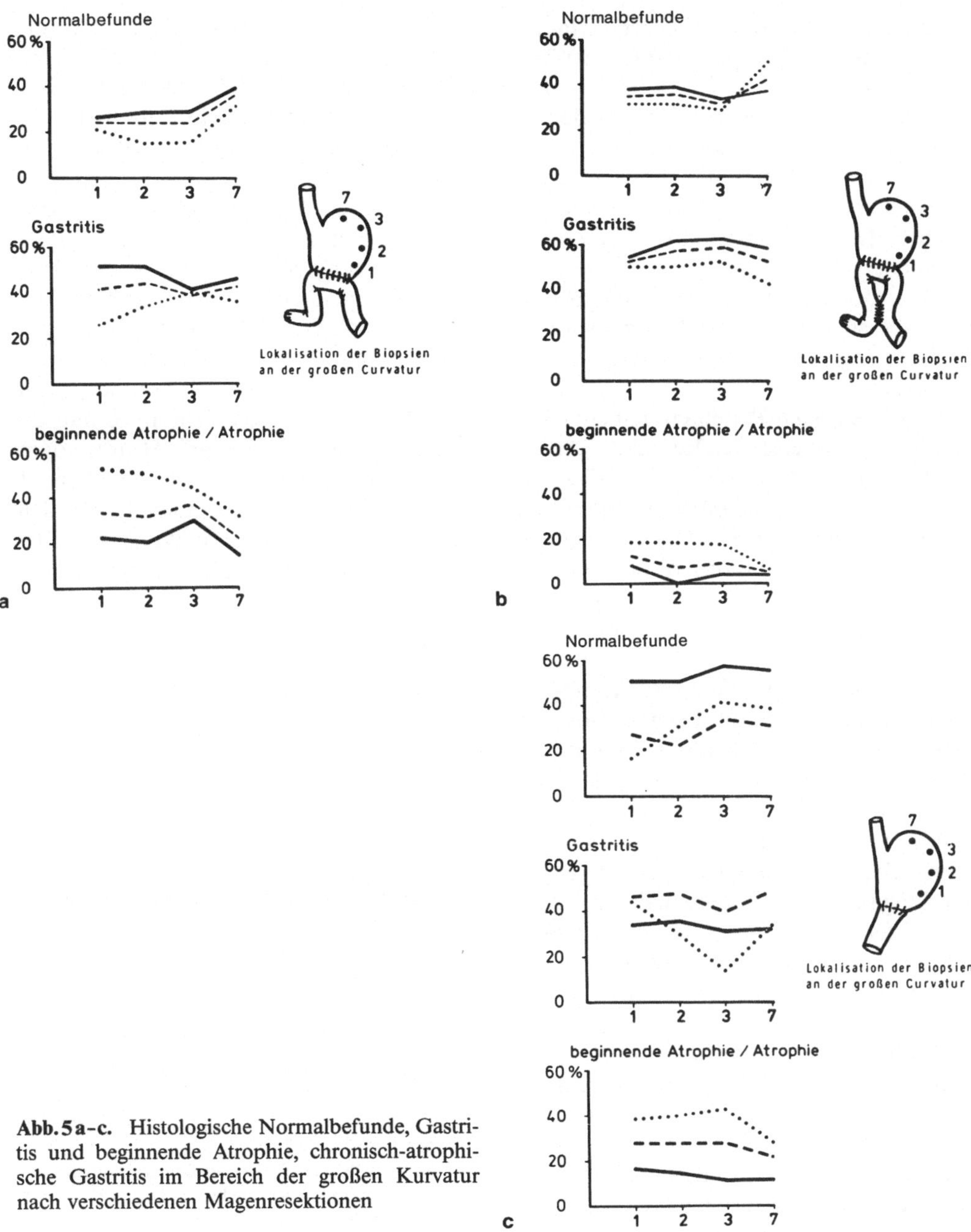

Abb. 5 a–c. Histologische Normalbefunde, Gastritis und beginnende Atrophie, chronisch-atrophische Gastritis im Bereich der großen Kurvatur nach verschiedenen Magenresektionen

komplette Vagotomie. Dieser Mangel kann durch den „ausgleichenden Reflux" nicht aufgehoben werden. Reflux sehen wir nicht als „innere Apotheke" oder als „ulkusprotektives Prinzip" an [16].

Operationsverfahren mit hohen duodenogastrischen Refluxwerten zeigen die höchste Rate chronisch-atrophischer Gastritiden.

Auch bei nicht operierten Ulkuspatienten läßt sich eine Korrelation zwischen Refluxmenge und Schleimhautschädigung feststellen.

Ulcus-ventriculi-Patienten haben einen signifikant höheren Reflux und stärkere Schleimhautveränderungen als dies bei Ulcus-duodeni-Patienten oder Normalpersonen der Fall ist [4, 12]. Diesem erhöhten Reflux liegt eine Dysfunktion des Pylorussphinkters zugrunde [2]. Ebenso liegt ein statistisch signifikanter Unterschied zwischen Patienten mit Leberzirrhose und magen- und lebergesunden Kontrollpersonen vor. Patienten mit Leberzirrhose haben gegenüber magen- und lebergesunden Kontrollpersonen einen mehr als 6fach höheren duodenogastrischen Reflux (Abb. 4). Verminderte HCl-Sekretion [3] und erhöhter duodenogastrischer Reflux sind logische Mosaiksteine bei der Aufklärung der Pathogenese des hepatogenen Ulcus ventriculi. Am Resektionsmagen wurde der Begriff der „alkalischen Refluxgastritis" geprägt.

Postoperative Oberbauchbeschwerden wurden mit histomorphologischen Schleimhautbefunden in Korrelation gebracht. Inzwischen ist jedoch erwiesen, daß der Grad der „Refluxgastritis" nicht mit dem Grad der Beschwerden korreliert. Auch findet sich nicht eine typische Histotopographie im Resektionsmagen, dergestalt, daß die Anastomosenregion statistisch stärker alteriert ist als die Fundusregion.

Stufenbioptische Untersuchungen von Stadelmann [19] ließen zwar statistisch gesicherte stärkere Entzündungsgrade der Schleimhaut im Anastomosenbereich erkennen, dies ist jedoch unter einer Vielzahl von Publikationen ein Einzelbefund.

Entsprechend der pylorokardialen Expansion der Gastritis [5, 6, 11] liegt auch im operierten Magen eine stärkere Entzündung der anastomosennahen Region vor. Im Fornixbereich sind die histologischen Normalbefunde ausgeprägter, anastomosennah die Befunde der chronisch-atrophischen Gastritis (Abb. 5a-c).

Diese Befunde ließen sich jedoch nur in Einzelfällen statistisch sichern, so daß der Begriff einer „typischen Histotopographie" des Resektionsmagens letztlich als nicht gesichert gelten muß. Nach dem heutigen Stand unseres Wissens sollten Operationsverfahren mit geringen Refluxgrößen bevorzugt werden. Wir bevorzugen die B-II-Resektionen mit Braun-Enteroanastomose sowie Resektionen nach Y-Roux.

Literatur

1. Chlumskij V (1898) Über die Gastroenterostomie. Statistische und experimentelle Studien, II. Teil. Beitr Klin Chir 20: 487
2. Fisher RS, Cohen S (1973) Pyloric sphincter dystunction in patients with gastric ulcer. N Engl J Med 288: 273
3. Georghiu T, Frotz H, Klein H-J, Hübner G (1974) Das hepatogene Ulcus. Witzstrock, Baden-Baden Brüssel
4. James AH, Pickering GW (1949) The role of gastric acidity in the pathogenesis of peptic ulcer. Clin Sci 8: 181
5. Kimura K (1972) Chronological transition of the fundicpyloric border determined by stepwise biopsy of the lesser and greater curvatures of the stomach. Gastroenterology 63: 584
6. Kimura K, Takemoto T (1969) An endoscopic recognition of the atrophic border and its significance in chronic gastritis. Endoscopy 1: 87
7. Kirk RM (1970) Experimental gastric ulcers in the rats: the separate and combined effects of vagotomy and bile-duct implantation in to the stomach. Br J Surg 57: 521

8. Kliems G, Cordesmeyer R, von Bergmann K (1981) Quantitative Bestimmung des duodenogastrischen Refluxes bei verschiedenen Magenresektionsverfahren - Eine experimentelle Untersuchung. Langenbecks Arch Chir 354: 273
9. Konjetzny GE (1930) Mißerfolge nach Magenoperation. I. Gastritis, Duodenitis, Jejunitis. Chirurg 4: 402
10. Langhans P (1982) Das Operationsfolge-Karzinom des Magens. Med Klin 23: 77
11. Ottenjann R, Kanzler G, Bartelheimer W, Oehlert W (1971) Gastroskopische Stufenbiopsie entlang der großen Kurvatur. Primärmanifestation und Expansion der chronischen Gastritis. Endoscopy 1: 38
12. Rhodes J, Barnardo DE, Phillipp SF, Roveltad RA, Hofmann AF (1969) Increased reflux of bile into the stomach in patients with gastric ulcer. Gastroenterology 57: 241
13. Roux G, Pedaussat R, Marchall G (1950) Le syndrome de l'anse afferent des gastrectomies. Lyon Chir 45: 773
14. Schindler R (1926) Gastroskopische Beobachtungen am operierten Magen. Zentralbl Chir 53: 2959
15. Schmilinsky H (1918) Die Einleitung der gesamten Duodenalsäfte in den Magen (Innere Apotheke). Zentralbl Chir 25: 416-418
16. Schumpelick V (1983) Ulkusrisiko refluxverhütender Magenresektionen. Symposium „Roux'sche Schlinge", 2. Juli, Münster
17. Schumpelick V, Begemann F, Werner B (Hrsg) (1979) Refluxkrankheit des Magens. Enke, Stuttgart
18. Siurala M, Tavast M (1956) Duodenal regurgitation and the state of gastric mucosa. Acta Med Scand 153: 451
19. Stadelmann O (1977) Die Endoskopie des operierten Magens. Langenbecks Arch Chir [Kongreßbericht] 345: 307
20. Virchow R (1853) Historisches, Kritisches und Positives zur Lehre der Unterleibsaffektionen. Arch Pathol Anat 5: 281

Definitive Therapie nach endoskopischen Blutstillungsverfahren

K. H. Fuchs und H. J. Wirtz

Mit endoskopischen Blutstillungsverfahren lassen sich hohe vorläufige und beachtliche definitive Blutstillungsraten im oberen Gastrointestinaltrakt erreichen [1, 4, 5, 6, 8, 9, 13]. Hierdurch hat sich die Behandlungsstrategie bei vielen blutenden Läsionen im oberen Gastrointestinaltrakt verändert. Frühere operative Behandlungskonzepte müssen überprüft werden. Das therapeutische Vorgehen bei einer blutenden Läsion im oberen Gastrointestinaltrakt hängt ab von der Art der Läsion, vom Erfolg der endoskopischen Blutstillung und vom Zustand des Patienten. Diese Faktoren beeinflussen sich auch untereinander: die Dauerhaftigkeit des Blutstillungserfolgs läßt den Zustand des Patienten verbessern. Ist der Blutstillungserfolg nur vorläufig, ist Zeit gewonnen, um den Patienten in einen optimalen präoperativen Zustand zu bringen und die Operation vorzubereiten. Nicht zuletzt hat die Art der Läsion Einfluß auf den Blutstillungserfolg, denn bei einigen Läsionen ist die Blutstillungsrate deutlich schlechter als bei anderen. Nach wie vor werden Sinn und Nutzen der Notfallendoskopie diskutiert. Es mehren sich jedoch die Hinweise, daß die Notfallendoskopie dem Patienten nützt, insbesondere seit nicht nur das Schwergewicht bei der Diagnostik liegt, sondern suffiziente endoskopische Blutstillungsmethoden zur Verfügung stehen [15].

Endoskopische Blutstillungsverfahren

Mit allen z. Zt. verwendeten Methoden lassen sich primäre Blutstillungsraten von etwa 90% erreichen. Kontrollierte randomisierte Vergleiche beschränken sich auf geringe Fallzahlen [10, 12].

In Tabelle 1 sind die konkurrierenden endoskopischen Blutstillungsverfahren aufgeführt. Die Injektionsbehandlung (Abb. 1), die wir seit 6 Jahren anwenden, zeigt sich dabei durchaus ebenbürtig. Betrachtet man den z. T. erheblichen apparativen Aufwand der anderen Blutstillungsverfahren, ergeben sich sogar Vorteile für die Injektionsmethode.

Tabelle 1. Erfolgsraten der initialen endoskopischen Blutstillung

<table>
<tr><th>Autor</th><th></th><th>n</th><th>Methode</th><th>Läsion</th><th>F_{1a} (%)</th><th>F_{1b} (%)</th></tr>
<tr><td>Kiefhaber</td><td>1986</td><td>1092</td><td>Laser</td><td>alle</td><td colspan="2">94</td></tr>
<tr><td>Matek</td><td>1986</td><td>81</td><td>EHT</td><td>keine Varizen</td><td>86</td><td>96</td></tr>
<tr><td>Frühmorgen</td><td>1986</td><td>64</td><td>EHT</td><td>keine Varizen</td><td>89</td><td>94</td></tr>
<tr><td>Soehendra</td><td>1985</td><td>63</td><td>Injektion</td><td>keine Varizen</td><td>100</td><td>100</td></tr>
<tr><td>Kiel</td><td>1984</td><td>54</td><td>Injektion</td><td>keine Varizen</td><td colspan="2">94</td></tr>
<tr><td>Kiel</td><td>1986</td><td>81</td><td>Injektion</td><td>keine Varizen</td><td>82</td><td>96</td></tr>
</table>

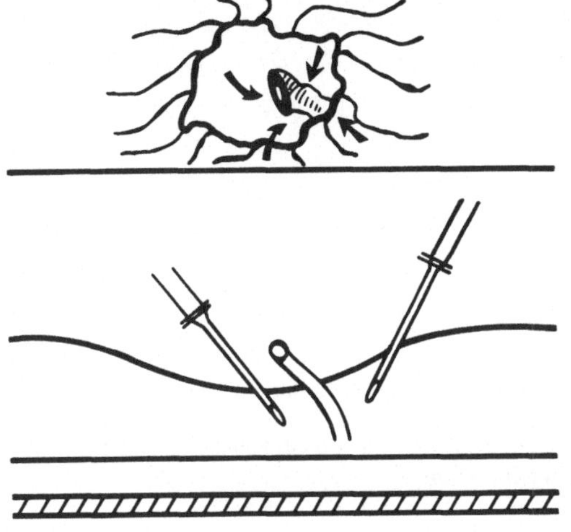

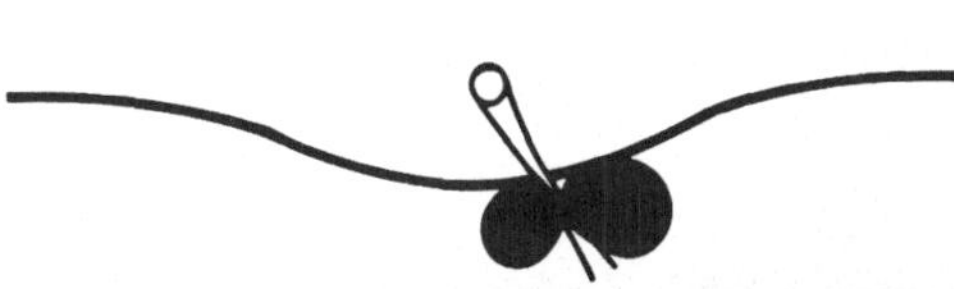

Abb. 1. Injektionsort bei dezentraler Lokalisation des Gefäßstumpfes im Ulkuskrater und Kompression durch die Flüssigkeitskissen. Injektionstechnik und schematische Darstellung der Kompression des Gefäßstumpfes durch die injizierten Flüssigkeitskissen

Als Injektionsmittel verwenden wir seit 1984 Thrombin, da die Injektion von 1%igem Polidocanol in Magen und Duodenum zu Nebenwirkungen (z. B. erhöhte Temperaturen) und Komplikationen, wie Perforationen, führte. Erste Erfahrungen mit Thrombin als Injektionsmittel wurden 1984 in einer Pilotstudie gesammelt [6]. Untersuchungen am Tiermodell gaben den Hinweis, daß die nach Injektion von Polidocanol auftretenden Ulzerationen in der Magenwand nach Thrombininjektion geringer sind und eine höhere definitive Blutstillungsrate zu erwarten ist.

Die Verteilung der Läsionen bei unserem Patientengut, bei welchem endoskopische Blutstillung angewendet wurde, zeigt Tabelle 2 aus einer Studie im Jahre 1983 [5]. Die wesentlichen Gruppen stellen die Ulcera ventriculi und Ulcera duodeni mit 46 bzw. 18% dar. Wir fanden Angiodysplasien in über 11% in Magen und Duodenum, Erosionen unter 10%, ein Mallory-Weiss-Syndrom bei 5% der blutenden Patienten. Die definitive Behandlung dieser Läsionen ist unterschiedlich.

Tabelle 2. Endoskopische Blutstillung mit der Injektionsmethode (Chirurgische Universitätsklinik Kiel, Abt. Allg. Chir., 1983)

Läsion	Anzahl Pat.	% Pat.
Mallory-Weiss-Syndrom	4	4,5
Angiodysplasie i. Magen	9	10,2
Erosion i. Magen	6	6,8
Malignomblutung	3	3,4
Ulcus ventriculi	41	46,7
Ulcus duodeni	16	18,2
Erosion i. Duodenum	1	1,1
Angiodysplasie i. Duodenum	1	1,1
Postop. Anastomose u. Gastrotomie	5	5,7
Endoskopische Papillotomie	2	2,3
Gesamt	88	100

Mallory-Weiss-Syndrom

Beim Mallory-Weiss-Syndrom ist keine Operation nötig. Bei einem Drittel, bei 7 von 21 Patienten in einem Dreijahreszeitraum, sah man zum Zeitpunkt der Notfallendoskopie keine aktive Blutung mehr. In den meisten Fällen (n = 14) zwang eine Sickerblutung zur endoskopischen Blutstillung, die hier mit der Injektionsmethode immer erfolgreich war, wegen des sehr guten Kompressionseffekts der Injektionsquaddeln in der Kardia.

Die Mukosaeinrisse verheilen schnell unter der H_2-Blocker- und Antazidathera-

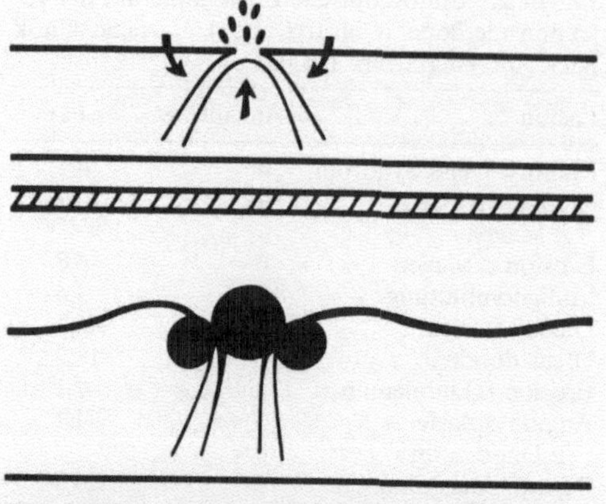

Abb. 2. Injektionstechnik bei Angiodysplasie in der Mukosa und die Kompression des blutenden Gefäßes durch die Flüssigkeitskissen nach erfolgter Injektion

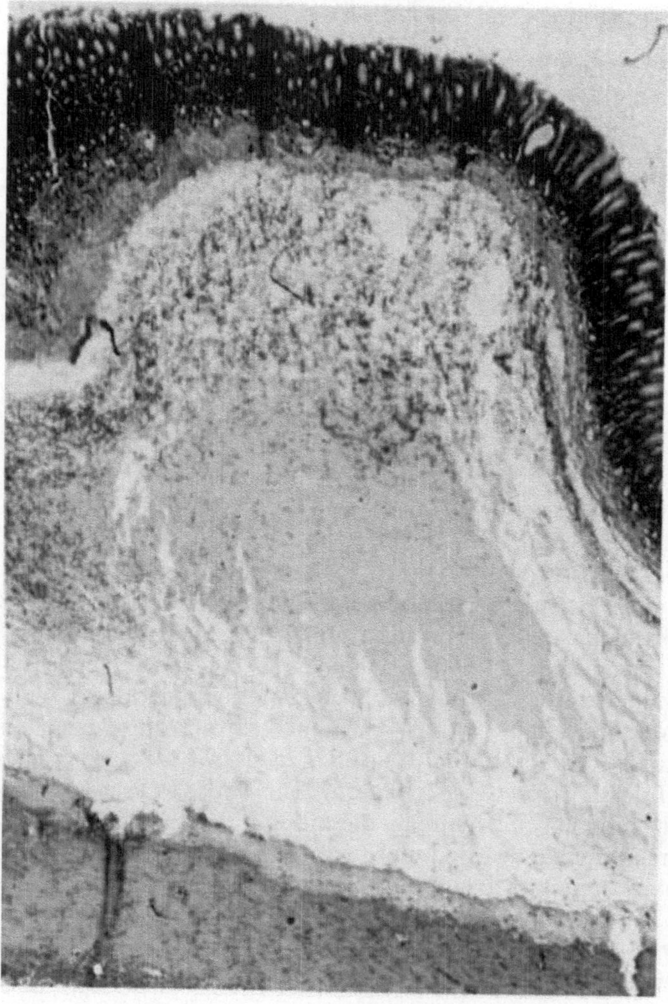

Abb. 3. Bei Wistar-Ratten überprüfte Reaktion der Magenwand und deren histologische Veränderung 24 h nach Injektion von 1%igem Polidocanol: lockeres Ödem und eingelagerte Injektionsflüssigkeit mit Infiltration von Granulozyten und beginnende Entzündungsreaktion

pie. Die wesentlichen Faktoren zur Verhinderung bzw. definitiven Abheilung dieser Läsionen scheinen die Alkoholkarenz und entsprechende diätetische Maßnahmen unter der stationären Beobachtungszeit bei den häufig alkoholkranken Patienten zu sein.

Angiodysplasien

Angiodysplasien in Magen und Duodenum, d.h. eine endoskopisch sichtbare Gefäßläsion oder eine Blutung ohne Ulkus, machen etwa 10% der aus Magen und Duodenum blutenden Patienten aus. Ohne Endoskopie ist wegen dieser Läsion häufig eine Magenresektion notwendig, da intraoperativ die Angiodysplasie, wenn sie nicht aktiv blutet, nur schwierig zu lokalisieren ist. Endoskopisch kann mit der Injektionsmethode das Gefäß über einen längeren Verlauf in der Mukosa komprimiert werden (Abb. 2), was die vorläufige Blutstillung sichert.

Im weiteren Verlauf wird dieses Gefäß nach Kompression und Thrombosierung in einen Entzündungsprozeß einbezogen, der durch das Injektionsmittel ausgelöst wurde. Abbildung 3 zeigt das histologische Bild dieser Entzündungsreaktion aus einer Injektionsmittelstudie am Rattenmodell. Die injizierte Region und das Gefäß vernarben (Abb. 4). Die Injektionsmethode sichert also bei der Angiodysplasie die primäre Blutstillung und stellt gleichzeitig die definitive Therapie dieser Erkrankung dar. Meist ist keine chirurgische Therapie erforderlich. Aus unseren Therapieversagern lernten wir, daß große Gefäße, die bei Angiodysplasien selten vorkommen, nach der primären Blutstillung früh elektiv operiert werden sollen. Bei 10 Patienten des hier

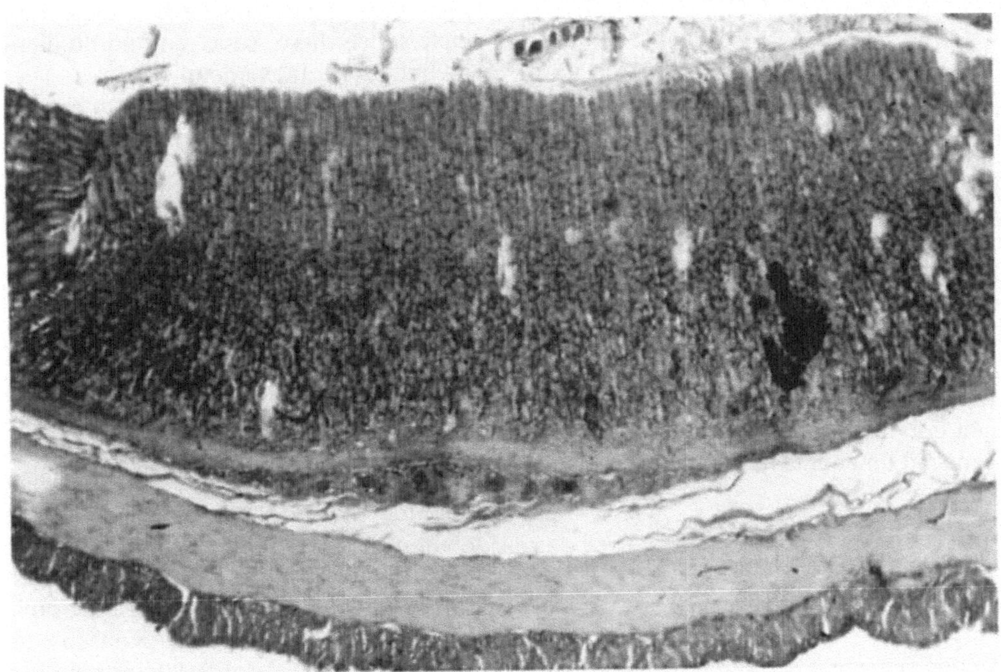

Abb. 4. Bei Wistar-Ratten überprüfte Reaktion der Magenwand und deren histologische Veränderungen 14 Tage nach Injektion von 1%igem Polidocanol: Rückgang der entzündlichen Reaktion und Vernarbung

beschriebenen Krankengutes mußten 2 Patienten mit großen Gefäßen letztendlich operiert werden, bei 2 weiteren Patienten traten Blutungsrezidive auf, welche endoskopisch beherrscht werden konnten.

Gastroduodenale Erosionen

Im untersuchten Krankengut wurde insgesamt 7mal eine endoskopische Blutstillung wegen einer Sickerblutung aus Erosionen im Magen und Duodenum durchgeführt. Zusätzlich zur endoskopischen Blutstillung wurde mit H_2-Blockern und Antazida in hoher Dosierung zur suffizienten Ausschaltung der Säure behandelt. Unter diesen Maßnahmen kam es nur einmal zu einem Blutungsrezidiv.

Meistens sind diese Blutungen aus Erosionen bedingt durch Magensonden und/oder es liegen eine oder mehrere Grunderkrankungen vor. Der weitere Verlauf des übergeordneten Krankheitsbildes steuert den Verlauf der Blutung aus diesen Erosionen. Der Behandlung sind enge Grenzen gesetzt, meist bleibt nur die Intensivierung der schon laufenden medikamentösen Therapie, d. h. H_2-Blocker und Antazida. Bei aktiven Blutungen müssen alle Möglichkeiten der endoskopischen und medikamentösen Blutstillung ausgeschöpft werden, da eine operative Blutstillung wegen des häufig schlechten Allgemeinzustands nicht in Betracht gezogen werden kann. Die gefährlichen Streßläsionen oder akuten gastroduodenalen Läsionen sind unter entsprechender Prophylaxe selten geworden.

Gastroduodenale Ulzera

In den vergangenen Jahren wurde von uns ein endoskopie-integriertes chirurgisches Behandlungskonzept für die gastroduodenale Ulkusblutung erarbeitet. Forrest et al. [2] haben als erste die Morphologie und die Blutungsaktivität bei der oberen intestinalen Blutung beschrieben. Jahre später wurde versucht, diesen morphologischen Kriterien eine prognostische Bedeutung für den Blutungsverlauf zuzuordnen [11]. Es zeigte sich jedoch, daß die drei Kriterien Forrest 1-Forrest 3 als Grundlage für eine therapeutische Konsequenz nicht ausreichten. Bereits Foster et al. [3], Griffiths et al. [7] und Storey et al. [14] hatten auf die Bedeutung des sichtbaren Gefäßstumpfes im Stadium Forrest 2 für eine hohe Rezidivrate hingewiesen.

Aus einer Analyse der Patientendaten mehrerer Jahre wissen wir, daß ein Zusammenhang zwischen dem morphologischen Aspekt eines Ulkus und seiner Blutungsrezidivgefahr besteht [17]. Deswegen wurden die verschiedenen morphologischen Aspekte (Abb. 5 und 6) eines blutenden Ulkus aufgelistet und als Blutungstypen bezeichnet (Tabelle 3). Einige Beispiele sollen diese Aussagen und Studienergebnisse [17, 18] verdeutlichen.

Das morphologische Kriterium F_{1a} bedeutet ein Blutungsrezidivrisiko von ca. 60-70%. Das morphologische Kriterium F_{2G}, d. h. ein großer Gefäßstumpf, bedeutet ein Risiko einer Blutungsrezidivgefahr von über 90%.

Das morphologische Kriterium F_{2g}, d. h. kleiner Gefäßstumpf, bedeutet ein Blutungsrezidivrisiko von etwa 10-15%. Auf diese Weise konnte für jedes Kriterium ein spezifisches Blutungsrezidivrisiko festgestellt werden.

Diese Kriterien werden als Entscheidungshilfe zur Festsetzung der weiteren definitiven Behandlung benutzt, denn in den Gruppen F_{1a}-F_{2g} sind die wichtigen Entscheidungen über die weitere Therapie erforderlich. Der Vorteil des Konzepts im Rahmen der endoskopisch-chirurgischen Behandlung des blutenden gastroduodenalen Ulkus ist, daß die Notfallendosko-

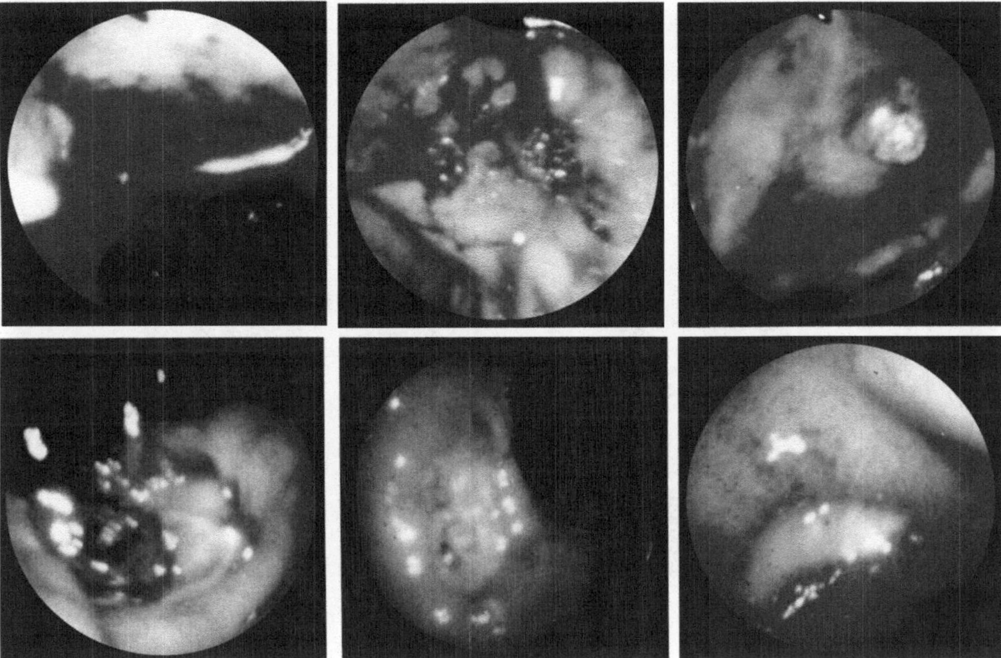

Abb. 5. Endoskopische Aufnahmen der verschiedenen morphologischen Aspekte (Blutungstypen) blutender Läsionen im oberen Gastrointestinaltrakt (von links oben nach rechts unten): F_{1a}, F_{1b}, F_{2G}, F_{2K}, F_{2d}, F_{3}

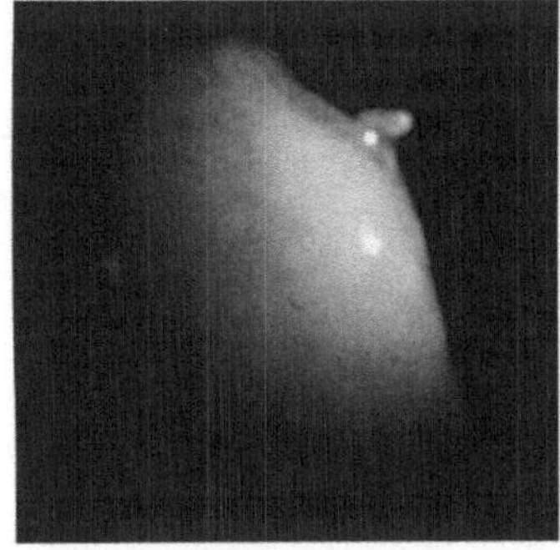

Abb. 6. Läsion mit Zeichen einer stattgehabten Blutung mit kleinem Gefäßstumpf (1-2 mm sichtbar)

Tablle 3. Modifizierte Einteilung der Blutungstypen bei blutenden gastroduodenalen Ulzera (Kiel 1983)

F_{1a}	- Spritzende Blutung
F_{1b}	- Sickernde Blutung
F_{2G}	- Zeichen einer stattgehabten Blutung mit großem Gefäßstumpf
F_{2g}	- Zeichen einer stattgehabten Blutung mit kleinem Gefäßstumpf
F_{2K}	- Ulkusgrund mit Koagel bedeckt
F_{2d}	- Dunkler Ulkusgrund
F_{3}	- Keine Zeichen einer stattgehabten Blutung

pie das Therapiekonzept festlegt und das Handling des Patienten ohne Unsicherheit bleibt. Dieses Behandlungskonzept ist in Tabelle 4 zusammengefaßt. Vereinfacht kann festgestellt werden, daß die Blutstillung bei kleinen Gefäßstümpfen dauerhaft endoskopisch, bei großen Gefäßstümpfen durch eine frühelektive Operation nach endoskopischer Vorbehandlung erzielt werden kann.

Tabelle 4. Definitive Therapie nach endoskopischer Blutstillung von gastroduodenalen Ulzera

Morphologischer Aspekt	Blutungstypengruppe	Behandlungsstrategie			
Großer Gefäßstumpf	- die meisten aus der F_{1a}-Gruppe - selten aus F_{1b} - alle F_{2G}	frühelektive Op. nach Optimierung des AZ	Definitive frühelektive Therapie nach endoskopischer Blutstillung beim Ulcus ventriculi		
			- Exzision + Übernähung - Exzision + Übernähung + SPV - Resektion	abhängig von	- AZ - Lokalisation - Anamnese - Alter
			Definitive frühelektive Therapie nach endoskopischer Blutstillung beim Ulcus duodeni		
			- Umstechung - Umstechung + SPV - Resektion	abhängig von	- AZ - Alter - Zustand des Bulbus duodeni

Morphologischer Aspekt	Blutungstypengruppe	Behandlungsstrategie		
Kleiner Gefäßstumpf	- wenige aus F_{1a} - die meisten aus F_{1b}	konservativ medikamentös		
	- alle F_{2g}	nach Diagnostik evtl. spätelektive Operation	Spätelektive Operation nach endoskopischer Blutstillung bei Ulcera ventriculi und Ulcus duodeni	
			Ulcus ventriculi	abhängig von der Lokalisation, vom Saftanalysenergebnis, SPV oder Resektion
			Ulcus duodeni	SPV

Ulzera mit großem Gefäßstumpf

Die Patientengruppe mit großem Gefäßstumpf im Ulkus setzt sich zusammen aus den meisten Patienten der F_{1a}-Gruppe, selten aus Patienten aus der F_{1b}-Gruppe und natürlich allen Patienten aus der F_{2G}-Gruppe. Die Behandlungsstrategie sieht eine frühelektive Operation nach Optimierung des Allgemeinzustands vor. Wir verbessern den präoperativen Allgemeinzustand durch intensivmedizinische Maßnahmen auf der Wachstation in einem Zeitraum von 2-6 Stunden.

Beim Ulcus ventriculi werden in Abhängigkeit vom Allgemeinzustand und von der Lokalisation des Ulkus sowie der Anamnese und des Alters des Patienten als frühelektive operative Maßnahmen nur eine Exzision und Übernähung durchgeführt oder eine Exzision, Übernähung und Vagotomie. Größe und Lokalisation des Ulkus können auch zur distalen Magenresektion zwingen.

Beim Ulcus duodeni besteht die definitive frühelektive Therapie beim großen Gefäßstumpf aus 3 Möglichkeiten, der alleinigen Umstechung, der Umstechung und selektiv-proximalen Vagotomie oder in der distalen Magenresektion, wobei die individuellen Voraussetzungen des Patienten für die Wahl des Verfahrens ausschlaggebend sind. In der Literatur fehlen auch zu diesem Problem fundierte Aussagen durch prospektive Studien mit langer Nachsorge [16].

Ulzera mit kleinem Gefäßstumpf

Diese Gruppe setzt sich zusammen aus sehr wenigen Patienten der F_{1a}-Gruppe, den meisten Patienten aus der F_{1b}-Gruppe und allen aus der F_{2g}-Gruppe. Hier wird auf die Zuverlässigkeit der endoskopischen Blutstillung vertraut und eine konservative Behandlungsstrategie verfolgt. Diese besteht aus der Gabe von H_2-Blokkern und Antazida. Das Ulkus wird so zur Abheilung gebracht und nach entsprechender Diagnostik der spätelektiven Operation, wenn nötig, zugeführt.

Abhängig von der Lokalisation bzw. vom Ergebnis der Magensaftanalyse oder der 24-h-Magen-pH-Metrie wird eine SPV (selektiv-proximale Vagotomie) oder eine distale Magenresektion, bei Hinweis auf einen pathologischen duodenogastralen Reflux eine Roux-Y-Rekonstruktion durchgeführt. So würden wir bei einem Ulcus ventriculi, Typ F_3 mit erhöhten Saftanalysewerten eine selektiv-proximale Vagotomie durchführen. Bei allen anderen Ulcera ventriculi tendieren wir eher zur Resektion. Beim Ulcus duodeni ist unsere Standardmethode der spätelektiven, definitiven Therapie die selektiv-proximale Vagotomie.

Als spätelektive Operation führen wir beim Ulcus duodeni eine selektiv-proximale Vagotomie, beim Ulcus ventriculi eine Resektion, beim Ulcus ventriculi, Typ F_3 - abhängig von der Magensaftanalyse - eine Resektion oder SPV durch.

Schlußwort

Das Ergebnis unserer notfallendoskopischen Untersuchung ist nicht nur die Antwort auf die Frage: „Was blutet, und wo blutet es?“, sondern auch die Antwort auf die Frage, ob wegen drohenden Blutungsrezidivs eine frühelektive Operation durchgeführt werden soll oder ob die endoskopische Blutstillung dauerhaft sein wird. Durch die hier gezeigte oder eine ähnliche [15] Behandlungsstrategie, d.h. die Einbeziehung des Ergebnisses der Notfallendoskopie in das definitive Behandlungskonzept, kann die Letalität der oberen gastrointestinalen Blutung gesenkt werden [15, 18].

Literatur

1. Fleischer D (1986) Endoscopic therapy of upper gastrointestinal bleeding in humans. Gastroenterology 90: 217
2. Forrest JAH, Finlayson NDC, Shearmann DJC (1974) Endoscopy in gastrointestinal bleeding. Lancet II: 394-397
3. Foster DN, Milozewski KJA, Losowsky MS (1978) Stigmata of recent hemorrhage in diagnosis and prognosis of upper gastrointestinal bleeding. Br Med J I: 1173
4. Frühmorgen P, Matek W (1986) Electro-hydrothermo- and bipolar probes. Endoscopy 18: 62-64 (Suppl 2)
5. Fuchs KH, Wirtz HJ, Schaube H (1984) Die Injektionsmethode zur Blutstillung bei gastroduodenalen Läsionen. Dtsch Med Wochenschr 109: 813-816
6. Fuchs KH, Wirtz HJ, Schaube H, Elfeldt R (1986) Initial experience with thrombin as injection agent for bleeding gastroduodenal lesions. Endoscopy 18: 146-148
7. Griffiths WJ, Neumann DA, Welsh JD (1979) The visible vessel as an indicator of uncontrolled or recurrent gastrointestinal hemorrhage. N Engl J Med 300: 1411-1413
8. Kiefhaber P, Kiefhaber K, Huber F, Nath G (1986) Endoscopic neodymiun: YAG laser coagulation in gastrointestinal hemorrhage. Endoscopy 18: 46-51 (Suppl 2)
9. Matek W, Demling L (1986) Hemostasis - Therapeutic alternatives to the laser. Endoscopy 18: 17-22 (Suppl 1)
10. Oshita Y, Okazaki Y, Takemoto T, Kawein K (1986) What are the signs of recent hemorrhage, and what do they mean? Criteria for massive bleeding. Endoscopy 18: 11-14 (Suppl 2)
11. Rohde H, Thon K, Fischer M et al. (1980) Results of a defined therapeutic concept of endoscopic neodym YAG-laser therapy in patients with upper gastrointestinal bleeding. Br J Surg 67: 360
12. Salmon PR, Swain CP (1986) Laser photocoagulation - Results of a randomised controlled clinical trial. Endoscopy 18: 56-57 (Suppl 2)
13. Soehendra N, Grimm H, Stenzel M (1985) Injection of non variceal bleeding lesions of the upper gastrointestinal tract. Endoscopy 17: 129-132
14. Storey DW, Bown SG, Swain CP, Salmon PR, Kirkham JS, Northfield TC (1981) Endoscopic prediction of recurrent bleeding in peptic ulcers. N Engl J Med 305: 915-916
15. Thon K, Röher HD (1985) Das blutende Ulcus pepticum - Therapie? Wann? Welche? Langenbecks Arch Chir (Kongreßber) 366: 99
16. Troidl H, Vestweber KH, Kusche J, Bouillon B (1986) Die Blutung beim peptischen Gastroduodenalulcus: Daten als Entscheidungshilfe für ein chirurgisches Therapiekonzept. Chirurg 57: 272-380
17. Wirtz HJ, Fuchs KH, Bauer E, Hamelmann H (1984) Operation oder konservative Therapie? Neue Gesichtspunkte durch weitere Differenzierung des notfallendoskopischen Befindens bei Blutungen gastroduodenaler Ulcera. Chirurg 55: 444
18. Wirtz HJ, Fuchs KH, Schaube H (1984) Endoskopieabhängiges Therapiekonzept bei der gastroduodenalen Ulkusblutung. Fortschr Med 102: 20

Gallenwege und Pankreas

Benigne Papillenstenose

B. C. Manegold

Trotz Kenntnis der Papilla Vateri im endoskopischen Bild seit über 60 Jahren ist der allein endoskopische Nachweis ihrer benignen Stenose als postoperatives Syndrom nicht möglich. Man benötigt zumindest endoskopisch geführte Funktionstests, um die Aussage zu sichern. Die Schwierigkeit in Diagnostik und Definition der benignen Papillenstenose spiegelt sich in der Nomenklatur und in dem breiten therapeutischen Spektrum wider. Man spricht von primärer und sekundärer Papillenstenose, der Achalasie der Papilla Vateri, dem Oddi irritabile, der Dyskinesie, der Papillitis stenosans sive sclerosans und von der idiopathischen, kongenitalen, juvenilen und adulten Choledochusdilatation. Das therapeutische Konzept reicht vom Nihilismus mit Ablehnung dieses Krankheitsbildes über Spasmolytika, mechanische Papillendilatation bis zur endoskopischen und chirurgischen Papillotomie und Sphinkterotomie par principe.

Entwicklung der Papilloskopie

Die Papilla duodenalis wurde 1642 von dem Wittenberger Anatom Abraham Vater in Padua als kleiner Schleimhautwulst mit gemeinsamer Mündung der Gallen- und Pankreaswege entdeckt. Die Endoskopie der Papilla Vateri gelang erstmals Bakes 1923 [1] intraoperativ nach Choledochotomie. Das starre Choledochoskop wurde 1953 von Wildegans [28] und 1972 von Berci [3] wesentlich verfeinert. Das flexible Fibercholedochoskop wurde von Shore u. Lippman 1965 [25] eingeführt. Die erste perorale duodenoskopische Inspektion der Papille und gleichzeitig die erste endoskopisch-retrograde Pankreatikographie nahm 1948 McCune [17], mit wesentlich größerer Regelmäßigkeit 1969 Itaru Oi [21] vor. Die retrograde Cholangiographie war anfänglich von geringerem Interesse. 1970 berichteten Itaru Oi [20] und 1972 Classen [6] über die ersten erfolgreichen endoskopischen retrograden Cholangio-Pankreatikographien (ERCP). Heute sind ERCP, endoskopische Sphinkterotomie der Papilla Vateri (EST) und intraoperative Cholangioskopie Routineeingriffe in endoskopischen und allgemeinchirurgischen Abteilungen. Die perorale transpapilläre, die perkutan-transhepatische und die T-Drain-Cholangiopapilloskopie sind in rascher Entwicklung.

Orthologie der Papilla Vateri

Choledochoskopische Papilloskopie

Die Papilloskopie nach Bakes ermöglicht, den retroduodenalen Teil des Choledochus und das Innere der Papille zu spiegeln. Eine normale Papille zeigt sich als rundes, manchmal halbmond-, manchmal sternförmiges, zartes rötliches Grübchen, die Papillenstenose als trichterförmige, schwielige Narbe (Abb. 1).

Wildegans beobachtete choledochoskopisch das lebhafte Spiel von Öffnen und

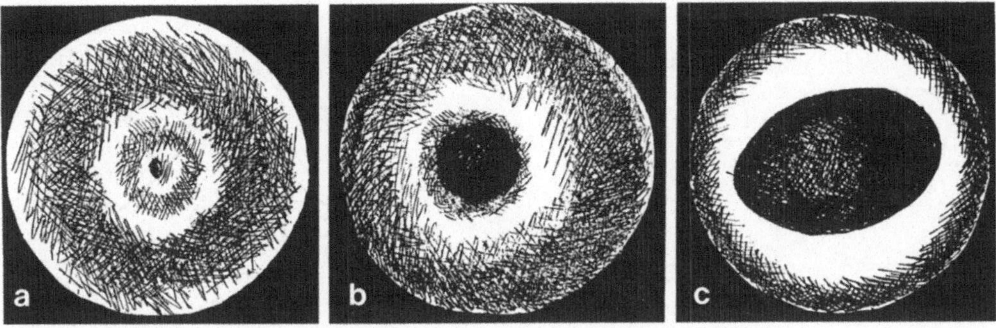

Abb. 1 a–c. Papilloskopie nach Bakes [1]; **a** normale zarte Papille, **b** trichterförmige Narbe einer benignen Papillenstenose, **c** Papillenstenose nach Bougierung unter choledochoskopischer Sicht

Schließen der Papille. Nach seinen Beschreibungen stellt sich die Papille in wechselvollem Bild als transversaler, sagittaler und sternförmiger Schlitz, oftmals als sphärisches Vieleck dar, wobei sich die Form sekundenschnell verändert oder sekundenlang in Ruhe verharrt (Abb. 2). Das Papillenspiel ist allerdings manipulierbar: während des Einstroms von Flüssigkeit öffnet sich die Papille, sie schließt sich, sobald der Druck der Spülflüssigkeit nachläßt. Sind derartige Kontraktionsbewegungen festzustellen, ist eine organische Papillenstenose äußerst unwahrscheinlich.

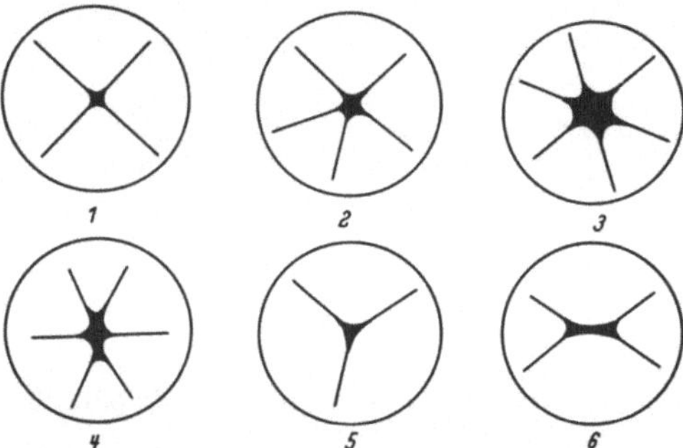

Abb. 2. Choledochoskopische Beobachtung des Papillenspiels nach Wildegans [28]

Duodenoskopische Papilloskopie

Papillenlage. Die duodenoskopisch röntgenkontrollierte Betrachtung der Papilla Vateri lokalisiert das Organ in der Regel im mittleren Abschnitt der Pars descendens duodeni (Abb. 3). Atypische und akzessorische Gangmündungen zum unteren Duodenalknie, zur Flexura duodeno-jejunalis, zum Bulbus duodeni und zum Magen sind beschrieben (Abb. 4). Typischerweise liegt die Papille am Kreuzpunkt einer Plica transversalis (Präputium) und einer Plica longitudinalis (Frenulum) im absteigenden Duodenum (Abb. 5). Ihr Auffinden mit dem Duodenoskop bereitet bei operativ unverändertem Situs in der

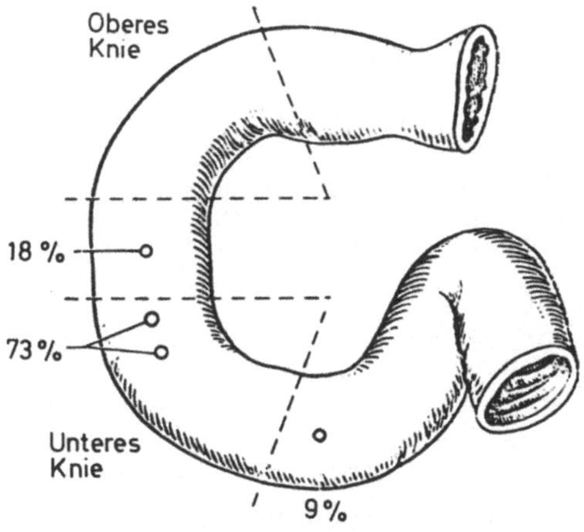

Abb. 3. Typische Lokalisationen der Papilla Vateri [10]

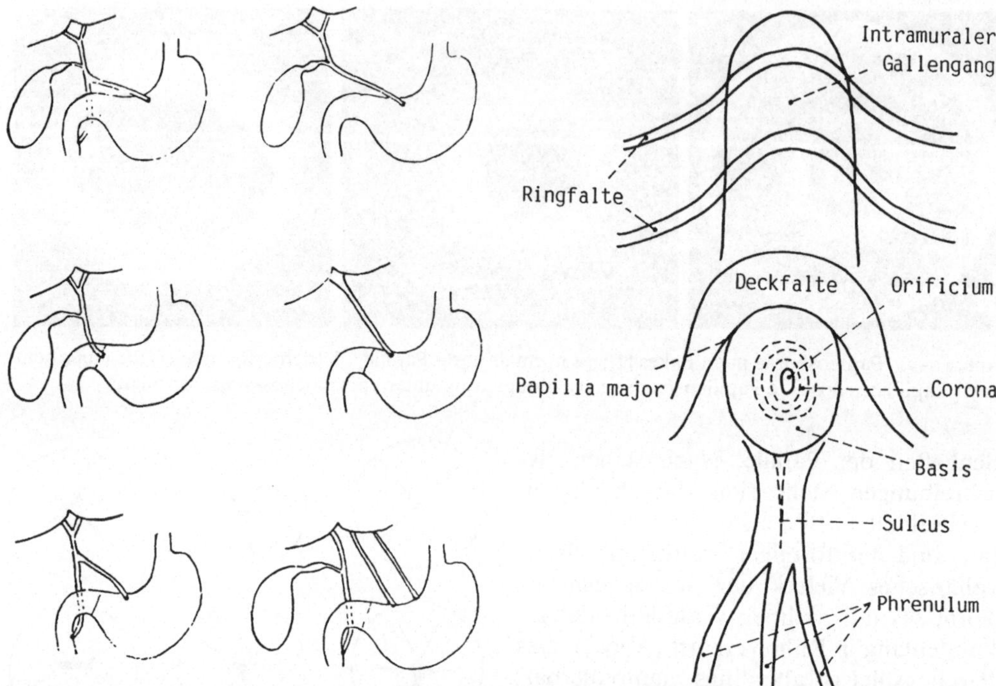

Abb. 4. Atypische Lokalisationen der Papilla Vateri [14]

Abb. 5. Morphologie der Papilla Vateri, Aufsicht [19]

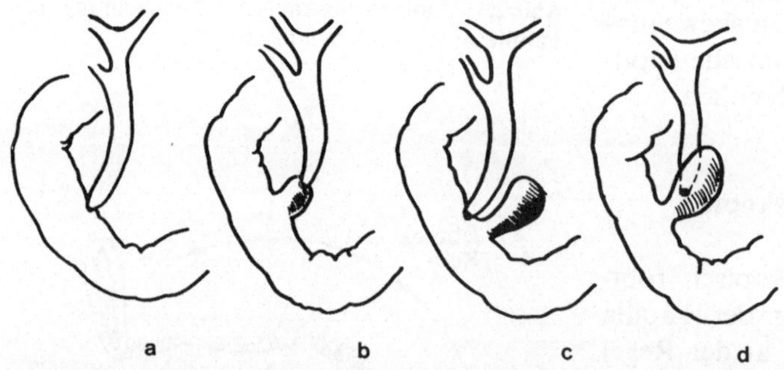

Abb. 6a–d. Mündungsvarianten bei juxtapapillärem Duodenaldivertikel [4]; **a** normale Situation, **b** Papillenmündung an der Divertikelkuppe, **c** infrapapilläres Divertikel, **d** Divertikel mit lateraler Papillenmündung

Regel keinerlei Schwierigkeiten, auch wenn sie einmal durch eine überhängende Querfalte kapuzenartig verdeckt sein sollte.

Bei juxtapapillärem Duodenaldivertikel kann die Papille am unteren oder medialen, sehr selten am oberen Rand, häufig am Grund des Divertikels münden (Abb. 6) oder das Divertikel septumartig unterteilen. Die Papillenlage gibt keinen Hinweis für eine Papillenstenose. Ein Divertikel fördert jedoch Funktionsstörungen der Papille.

Papillenform. Duodenoskopisch erscheint die Papille als rundliches oder ovaläres,

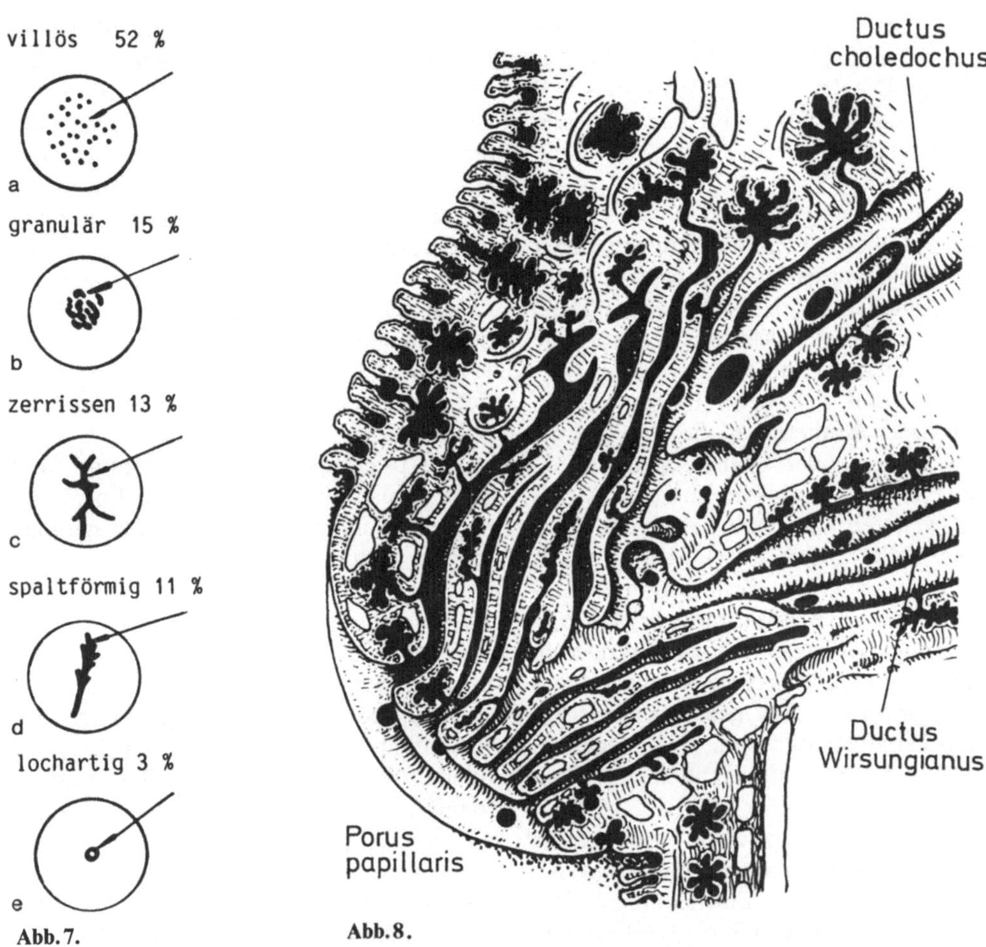

Abb. 7. **Abb. 8.**

Abb. 7. Orificium papillae, Variationen des Stomas und deren Häufigkeit [19]; **a** villöser, **b** granulärer, **c** zerrissener, **d** spaltförmiger, **e** lochartiger Typ. Der Pfeil gibt die Stelle erfolgreicher Sondierungen an

Abb. 8. Morphologie der Papilla Vateri, Querschnitt [8] mit zwiebelschaligem Aufbau. Schleimhautklappen und Begleitdrüsen lassen nur schmale Spalträume frei

als warzenartig erhabenes, raupenförmig langgestrecktes oder flaches bis punktförmig im Schleimhautniveau gelegenes Gebilde. Die Papillenform als hemisphärischer, papillärer oder flacher Typ kann sich während des Untersuchungsvorganges rasch verändern. Der papilläre Typ flacht ab, der flache erigiert spitzkegelig.

Auch die Papillenform gibt keinen Hinweis auf das Vorliegen einer Papillenstenose.

Papillenstoma. Das Papillenstoma zeigt makroskopisch vielfältige, individuelle und kaum klassifizierbare Formvarianten. Dennoch unterscheidet man nach Itaru Oi den villösen, granulären, zerrissenen, spaltförmigen und lochartigen Typ (Abb. 7). Diese Typisierung hat lediglich eine deskriptive, keine funktionelle oder morphologische Bedeutung. Mannigfaltig ist auch das Mündungsverhalten der hier endenden Kanäle: gemeinsame oder getrennte Einmündung der Gallenwege, des Ductus Wirsungianus und des Ductus Santorini. Die Art des Papillenstomas läßt ebenfalls keine Schlüsse für das Vorliegen einer Papillenstenose zu.

Feinstruktur. Feingeweblich ist die Papilla Vateri ein über die Schleimhaut erhabener Wulst mit jalousieartig aboralwärts gerichteten Falten, die den duodeno-biliären Reflux verhindern (Abb. 8). Die normale Architektur der Papille macht daher verständlich, daß sich beim Einführen von Sonde oder Katheter in die Papillenöffnung Sonden- oder Katheterspitze in einem Faltental verhaken kann und daß beim weiteren Vorschub gegen das Hindernis Verletzungen mit Ödem, Blutung und parapapillärem Kontrastmittelextravasat entstehen. Kontrastmittelinjektion in ein intrapapilläres Faltental führt zum Kontrastmittelreflux retrograd in das Duodenum und nicht zum gewünschten Cholangio-Pankreatikogramm. Ein negatives ERCP ist daher nicht gleichbedeutend mit Papillenstenose.

Natürlich und typisch für die Papilla Vateri ist also die enorme Variationsvielfalt ihres normalen Erscheinungsbildes, ihrer Gangmündungen, ihrer Funktion, ihrer Feinstruktur und ihrer Blutversorgung. Dies erschwert die endoskopische Diagnostik der benignen Papillenstenose als postoperatives Syndrom erheblich. Jede Papille hat ihr eigenes Gesicht und damit ihre eigene Identität [2, 9], eine Aussage über die Funktion ist dadurch noch nicht möglich.

Pathologie der Papilla Vateri

Hyperplasie. Durch glanduläre oder fibroglanduläre Hyperplasie der Papillarschleimhaut, durch Adenomyosis (Selberg) der Papille, d.h. durch eine gutartige aber pathologische Heterotopie der z.T. zystisch erweiterten Papillardrüsen in Muskulatur und adventitielle Bindegewebsschicht, und durch fibröse Umwandlung der glatten Papillarmuskulatur kommt es zu einer mehr oder weniger derben kolbigen Größenzunahme der gesamten Papille [9, 24]. Diese sog. primäre Papillenstenose ist allerdings endoskopisch regelmäßig mit dem 1,8 mm starken Kontrastmittelkatheter weit sondierbar. Eine Hyperplasie der Vaterschen Papille ist somit nicht identisch mit einer benignen Papillenstenose.

Ein pseudopolypöses Ektropium aus dem Porus papillae ist zumeist Folge der Schleimhauthyperplasie, seltener neoplastischer Natur.

Entzündung. Endoskopische Zeichen der Entzündung der Papilla Vateri sind periorifizielle Schleimhauterosionen, wie man sie nach spontanem Steinabgang sieht. Als Residuum zurückliegender Steinpassagen oder orthograder transorifizieller Sondenmanipulationen kann der lazerierte oder zerrissene Stomatyp gelten. Wiederholte Mikroverletzungen an der Papille verursachen eine chronische Entzündung, hinterlassen Narben und führen zum Bild der sekundären Papillenstenose. Die Papille wird derb und rigide, dies kann, aber muß man nicht endoskopisch sehen oder tasten.

Findet ein spontan abgangswilliges Gallengangskonkrement nicht den natürlichen Weg, so kann es sich über Ausbildung eines Papillendachdivertikels einen neuen Ausgang schaffen (Abb. 9). Es resultiert eine bleibende parapapilläre choledochoduodenale Fistel unterschiedlicher Lokalisation (Abb. 10). Diese hat so lange keinen Krankheitswert, so lange ihre Öffnung weit genug ist. Enge Fisteln werden durch duodenobiliären Reflux Cholostase und aszendierende Cholangitis hervorrufen. Die endoskopische Spaltung des Papillendaches unter Einbeziehung des Papillenstomas und der Fistelöffnung schaffen Abhilfe.

Eine putride Sekretion aus dem Papillenporus zeigt eine eitrige Cholangitis auf dem Boden eines Ablaufhindernisses an. Ursächlich liegt eine Choledocholithiasis, ein Tumor, aber auch eine narbige Papillenstenose zugrunde. Die Cholangitis schwelt oftmals über lange Zeit klinisch stumm und afebril, so daß oft überraschend nach endoskopischer Sphinkterotomie sich profus trübe eitrige Galle entleert. Eine hochfieberhafte Cholangiosepsis kann durch diesen kleinen Eingriff dramatisch gebessert werden.

Tumoren. Das villöse Adenom der Papilla Vateri und auch das Papillenkarzinom ist endoskopisch leicht erkennbar und durch Biopsie nachzuweisen, sofern es sich duodenoskopisch auf der Duodenalschleimhaut zeigt oder duodenoskopisch erkennbar transpapillär prolabiert. Kleine ampulläre und periampulläre Papillentumoren können sich in jeder größeren Papille verbergen (Abb. 11). Man wird sie vermuten, aber nur im weiteren Verlauf beweisen. Die Spaltung der großen suspekten Papille mit anschließender Zangen- bzw. Schlingenbiopsie von den Papillenlefzen führt bei bestehendem Verdacht gegebenenfalls zur richtigen Diagnose. Nicht selten erweist sich die scheinbar benigne Papillenstenose mit begleitendem Ikterus und steinfreien erweiterten Gallenwegen nach zunächst erfolgreicher Spaltung und folgendem antikterischen Intervall wenig später im Ikterusrezidiv als periampulläres Karzinom. Eine benigne Papillenstenose mit Ikterus gibt es nicht.

Die Kompression oder Verdrängung des Papillenganges im retrograden Cholangio-Pankreatikogramm, meist exzentrisch von lateral oder medial, wird durch asymmetrische Muskelhypertrophie verursacht, aber auch durch Druck eines parapapillären Lymphoms (Abb. 12).

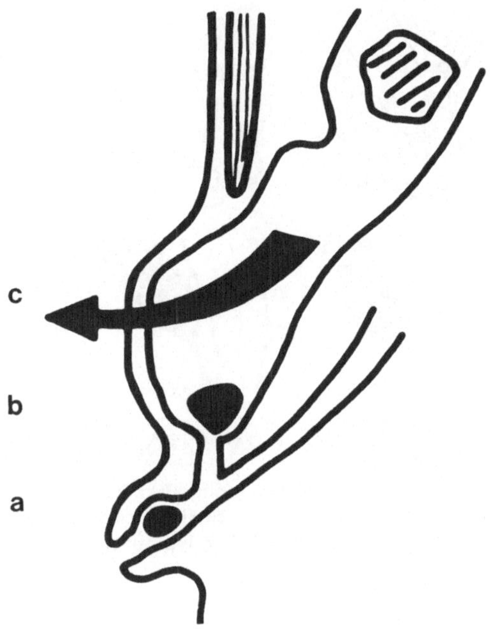

Abb. 9. Choledocholithiasis, Tendenzen zur Selbstheilung: **a** spontaner Steinabgang transorifiziell, **b** eingeklemmter Papillenstein, **c** Steinabgang über Ausbildung eines Papillendachdivertikels und Steinperforation unter Hinterlassung einer choledocho-duodenalen Fistel

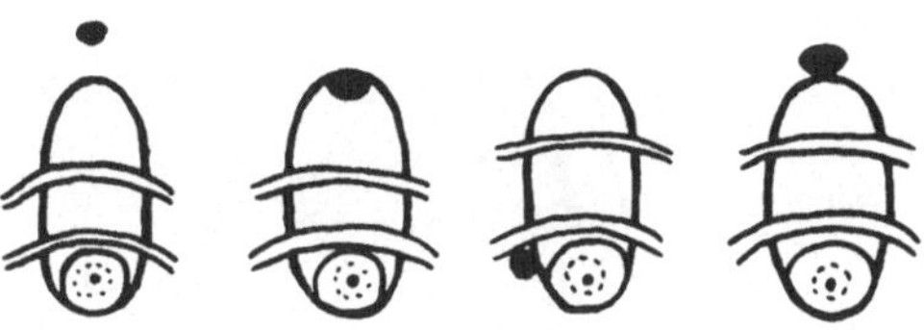

Abb. 10. Verschiedene Lokalisationen choledocho-duodenaler Fisteln [27]

Fremdkörper der Papilla Vateri sind im weitesten Sinne auch Gallenwegskonkremente, die auf dem Weg zum spontanen Abgang in der Papillenöffnung blockieren. Kleine Konkremente werden allein mit Sondenhilfe aus ihrer Einklemmung befreit, größere erfordern die Sphinkterotomie mit Schlitzung des Papillendaches vom Orificium papillae oder direkt durch das Papillendach. Der inkarzerierte Papil-

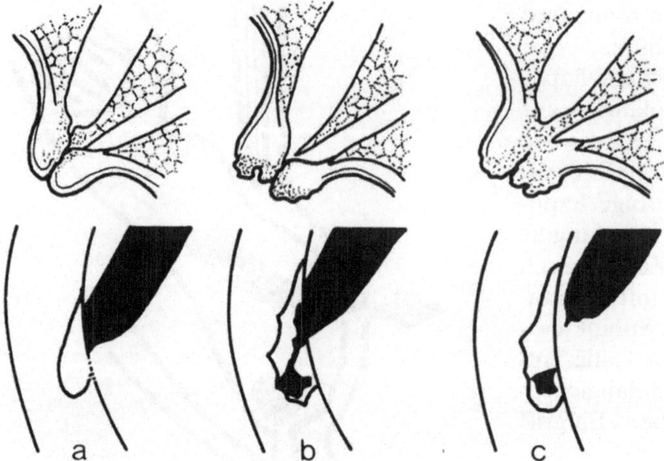

Abb. 11 a–c. Papillenkarzinom, Beziehungen zum Papillenstoma und zu den Gangmündungen [18]; **a** intrapapillärer Typ, **b** oberflächlicher Typ mit oberflächlicher Infiltration und minimaler Gangobstruktion, **c** oberflächlicher Typ mit tiefer Infiltration und deutlicher Gangobstruktion

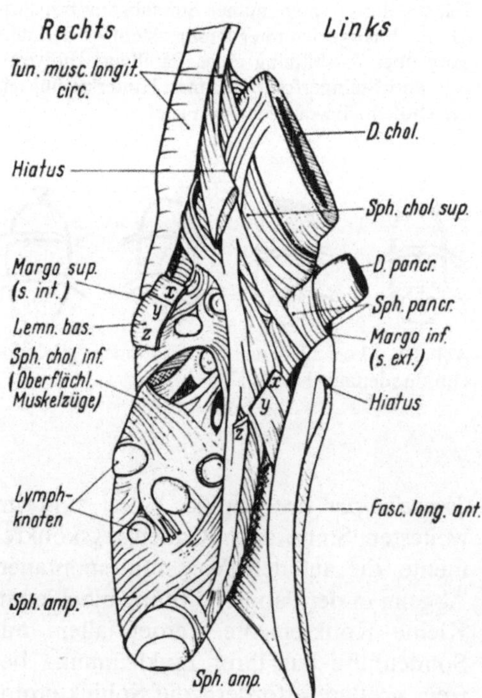

Abb. 12. Morphologie der Papilla Vateri mit Darstellung juxtapapillärer Lymphknoten (nach Boyden aus [29])

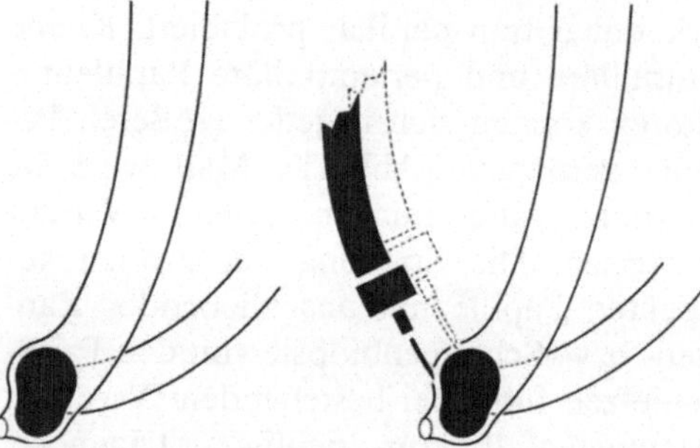

Abb. 13. Eingeklemmter Papillenstein. Papillostomie mittels „needle-knife“

lenstein ist von außen vermutbar. Die Papille ist derb, glatt, ballonartig prominent wie bei einem Papillentumor, das Stoma liegt am unteren Pol der halbkugeligen Vorwölbung und ist kaum sondierbar. Die Steinentfernung erfolgt in diesen Fällen duodenoskopisch mit Hilfe eines „needle-knife“ (Abb. 13), nicht transorifiziell, sondern transmural.

Aus der Papille ragende Parasiten wie Askariden oder Echinokokkuszysten sind beschrieben. Zimtstäbchen, Pflanzenschalen und ähnliche Nahrungsbestandteile können über eine intakte Papille pankreas- oder gallenwärts einwandern und erhebliche, lebensbedrohliche Organstörungen verursachen. Iatrogene Fremdkörper sind auch dislozierte Clips, Nahtmaterial und Drainagen, die sich im Bereich der Papille einklemmen oder verhaken. Nach operativen Eingriffen an den Gallenwegen erfordern derartige Zustände die Differenzierung von einer benignen Papillenstenose als postoperatives Syndrom.

Normalfunktion der Papilla Vateri

Experimentelle Untersuchungen zur Funktion der normalen Papilla Vateri hat Ritter 1955 durch Direktbeobachtung an Fröschen und Kaninchen und später radiokinematographisch am Menschen vorgenommen. Nach seinen Beobachtungen schiebt sich von der Papillenbasis her ein Öffnungs- und anschließend ein Kontraktionsring über den Sphincter choledochus bis zur Papillenspitze vor. Gleichzeitig richtet sich die Papille steil auf, und ihre Schleimhaut wölbt sich blumenkohlartig gerunzelt vor. Der Sphincter porus papillae öffnet sich nun blitzartig und, gleich einer Ejakulation, schießt Galle in das Duodenum. Beim Aufrichten der Papille wird ein Sog auf den Choledochus ausgeübt und Galle in die Ampulla papillae eingesaugt, die bei der plötzlichen Öffnung regelrecht in das Duodenum eingespritzt wird. Die Papillenperistaltik wurde mit dem Prinzip einer Saugspritzpumpe verglichen [16, 22, 23].

Die kinematographische Untersuchung hat zu der Erkenntnis geführt, daß der Bewegungsablauf der Papilla Vateri vom Bewegungsablauf des Duodenums abhängig ist. Kontraktion des Duodenums bedeutet Kontraktion der Papille. Die Papillomotorik wird in ihrer rhythmischen Öffnungs- und Kontraktionsphase unterbrochen, sobald eine peristaltische Welle über die Papille hinwegläuft. Gleichzeitig wird dabei die Achse der Ampulle gegen die Achse des Ductus hepatocholedochus wie ein Dreschflegel abgeknickt [5].

Der Sphincter Oddi ist nicht ein einfacher Schließmuskel wie der Sphincter ani, sondern ein muskulärer Apparat, der sich in ständiger Peristaltik befindet und damit eher mit dem Herzen als mit einem Schließmuskel zu vergleichen ist. Er hat eine Systole und Diastole, d.h. eine Öffnungs- und eine Verschlußphase, eine variable Pulsfrequenz und ein variables Schlagvolumen (Abb. 14). Der Sphincter Oddi kontrahiert sich 3- bis 5mal pro Minute. Öffnungs- und Verschlußphase sind normalerweise gleich lang, jede dauert 3-4 s, darauf folgt eine Ruhephase von 6-10 s. Mit jeder Sphinkterphase werden 0,5 ml, pro Minute also 1,5-2,6 ml Sekret entleert [13]. Zur Bewertung der Papillenfunktion bedarf die Endoskopie also nicht allein der für funktionelle Fragen wenig ergiebigen Duodenoskopie, sondern ERCP-assoziierte Methoden wie Röntgen, Video, Manometrie, Biopsie, Elektromyographie, in Zukunft auch der perkutanen und retrograden Papilloskopie, möglicherweise auch szintigraphischer Methoden. Die medikamentöse Beeinflußbarkeit der Sphinkterfunktion ist erwiesen [12]. Es wurde gefunden, daß durch 400 mg Hymecromon i.v. während der ERCP die Quote der selektiven Sondierbarkeit des Ductus choledochus hochsignifikant gesteigert und die Zeit zur gewünschten Gallenwegsdarstellung hochsignifikant verkürzt wird (Tabelle 1). Diese Befunde müssen differentialdiagnostisch und therapeutisch auch zur Beurteilung einer benignen Papillenstenose umsetzbar sein.

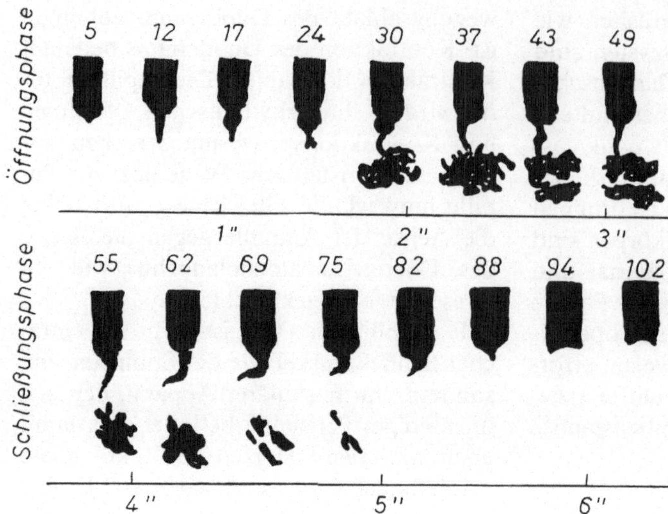

Abb. 14. Phasen der Papillomotorik [13]

Tabelle 1. Untersuchungsdauer und selektiv biliäre Sondierbarkeit der Papilla Vateri bei anikterischen (Bilirubin < 2,0 mg%) Patienten [15]

	Hymecromon n = 27	Placebo n = 22	p
Durchschnittliche Zeit (min) bis zur gewünschten Gallengangsdarstellung	5,07 ± 5,14	10,5 ± 10,57	hochsignifikant (p < 0,01)
Einführungstiefe der Sonde in das gewünschte Gallengangsystem			
<1 cm	11	17	hochsignifikant
>1 cm	16	5	(p < 0,01)

Malfunktion der Papilla Vateri

Pathologische Funktionen am papillären Apparat sind an gestörten Bewegungsabläufen erkennbar. Diese sind aber allein endoskopisch nur schwer zu erfassen, da das beschriebene Wechselspiel bei eingeführtem Endoskop durch Instabilität des Instrumentariums bei Atmung, Peristaltik und Pulsschlag, bei Würgreiz des Patienten und Stellungswechsel des Untersuchers i. allg. keine konstante Beobachtung über längere Zeit erlaubt.

Die endoskopische retrograde Cholangio-Pankreatikographie (ERCP) ist aber geeignet, Bewegungsabläufe darzustellen und zu messen. Der Bewegungsablauf im Bereich der Papille wird in den einzelnen Bewegungsphasen und in der Entleerungsgeschwindigkeit des Ductus hepatocholedochus und des Ductus Wirsungianus dargestellt. Die normale Ablaufzeit für das injizierte Kontrastmittel beträgt am Pankreasgang 10 min, am Gallengang nach Cholezystektomie 45 min. Ablaufverzögerungen über diese Zeit hinaus lassen auf morphologische oder funktionelle Ablauf-

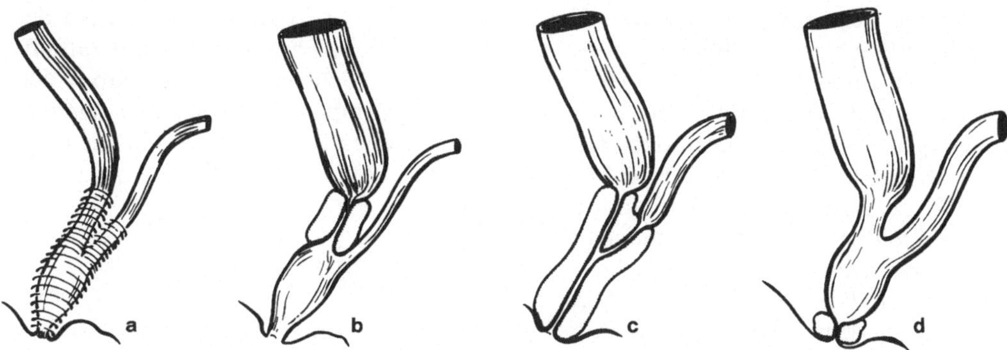

Abb. 15a-d. Verschiedene Formen der Papillenstenose durch Hypertrophie der Papillarmuskulatur [12]: **a** normale Papille, **b** Stenose des Sphincter proprius choledochi, **c** Stenose des Sphincter ampullae, des Sphincter proprius choledochi und des Sphincter proprius pancreatis, **d** Stenose des Sphincter porus papillae

Tabelle 2. Pathogenese der benignen Stenose der Papille Vateri [9]

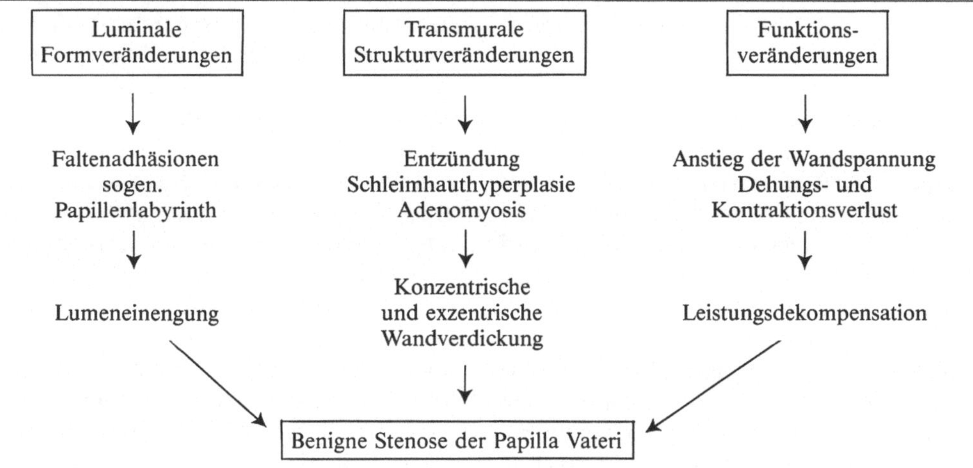

hindernisse schließen. Werden die Zeiten unterschritten, sind Ablaufstörungen im papillären Bereich nicht ausgeschlossen, da Kontrastmittelresorption über das Gallengangsepithel möglich und heterotope Kontrastmittelausscheidung über die Nieren bekannt ist.

Der normale funktionelle Aufbau der Papilla Vateri mit dem Sphincter ampullae, Sphincter proprius choledochi, Sphincter proprius pankreatis und Sphincter porus papillae wird gestört, sobald die Sphinkteren einzeln oder kombiniert verändert sind (Abb. 15). Permanente oder temporäre Unkoordination, Dyssynergien oder Dyskinesien resultieren schließlich in organischen Ablaufstörungen (Tabelle 2).

Die pathologische Funktion der Papilla Vateri im Sinne eines „Oddi irritabile", bei Hypotonie des Sphinkters mit duodeno-papillärem Reflux, viel häufiger in Form des Sphinkterspasmus, ist ein bislang wenig anerkannter aber existenter klinischer Symptomenkomplex. Der Sphinkterspasmus ist gekennzeichnet durch rezidivierende heftige Schmerzen im rechten Oberbauch mit Schmerzausstrahlung wie bei einer Gallensteinkolik, verbunden mit Übelkeit und Völlegefühl. Zusatzuntersuchungen verlaufen ergebnislos. Laborbefunde wie Erhöhung von AP und Gamma-GT zeigen eher das Vorhandensein von Mikrolithen, Hyperbilirubinämie eher das Vorhandensein einer organischen Obstruktion an. Diese Zeichen gehören ebensowenig zu dem genannten Symptomenkomplex wie Fieber und erweiterte extrahepatische Gallenwege [26]. Bei der anatomischen und funktionellen Komplexität des kleinen Organs Papilla Vateri, durch das in Abhängigkeit von der Nahrungsaufnahme humoral und hormonal gesteuert täglich 1500 ml Galle und Pankreassekret fließen, müssen funktionelle Störungen prinzipiell vorstellbar sein. Man kann sie nicht ablehnen.

Der unklare rezidivierende Oberbauchschmerz ist offenbar viel häufiger in einer spastischen Dyskinesie der Papilla Vateri begründet als bislang angenommen wird [7]. Mit endoskopischen Mitteln allein ist der Oddi irritabile jedoch nicht erkennbar. Er wäre lediglich manometrisch und pharmakologisch zu beweisen [11]. Erst eine entzündlich-narbige Komplikation des Oddi irritabile wäre die sog. „primäre Papillenstenose". Sie neigt zur Elongation und Dilatation steinfreier extrahepatischer Gallenwege, sie wird labormäßig durch Erhöhung der Gallenwegsenzyme faßbar.

Sowohl die benigne primäre Papillenstenose als auch die benigne sekundäre Papillenstenose, diese als Folge einer Steinerkrankung bzw. als postoperatives Syndrom, kann durch endoskopische Sphinkterotomie der Papilla Vateri (EST) angegangen und geheilt werden. Die Indikation zu diesem Eingriff ist jedoch sorgfältig zu stellen, da bekanntlich die EST bei benigner Papillenstenose ein deutlich höheres Komplikationsrisiko enthält, als die EST bei erwiesener Choledocholithiasis [26]. Die endoskopischen Zeichen der benignen Papillenstenose sind: unauffällige Papille, Schmerz bei der retrograden Cholangiographie und Ablaufverzögerung des injizierten Kontrastmittels in das Duodenum.

Zusammenfassung

Die Papilla Vateri ist ein morphologisch und funktionell kompliziert aufgebautes Organ, es erfüllt Ventilfunktion am Kreuzpunkt der Speisewege mit den großen Verdauungsdrüsen. Die Komplexität ihrer Anatomie und Leistung macht das Organ störanfällig. Die Störungen sind entzündlicher, tumoröser, wahrscheinlich am häufigsten funktioneller Natur. Diese Störung macht sich zunächst als unklarer Oberbauchschmerz erkennbar.

Eine Dyskinesie des Sphincter Oddi wird anamnestisch und durch laborchemische, sonographische und endoskopisch-radiologische Ausschlußuntersuchungen nachgewiesen. Sie kann durch Manometrie der Papillenfunktion bewiesen werden. Die Bewegungsabläufe der Papilla Vateri lassen sich nach erfolgter ERCP auf dem Röntgenbildschirm beobachten und beurteilen. Der natürliche Bewegungsablauf ist jedoch durch die stattgehabte Sondierung des Papillenostiums geringfügig gestört und verfälscht.

Schmerzen nach Kontrastmitteleingabe direkt in den Gallengang, träge Papillomotorik und verzögerter Kontrastmittelablauf sind Kriterien, die für das Vorliegen einer benignen Papillenstenose sprechen. Eine rein duodenoskopische Beobachtung der Papillenmotorik allein ist nicht aussageschlüssig. Die Dyskinesie der Papilla Vateri wird erfolgreich medikamentös, die benigne Papillenstenose als postoperatives Syndrom oder Komplikation der Papillendyskinesie durch endoskopische Sphinkterotomie behandelt.

Literatur

1. Bakes J (1923) Die Choledochoskopie nebst Bemerkungen über Hepaticusdrainage und Dilatation der Papille. Arch Klin Chir 126: 473-483
2. Becker V (1975) Duodenum - Papille - Pankreas. Forschr Med 93: 193-244
3. Berci G, Shore JM (1972) Advances in choledochoscopy. Endoscopy 4: 29-31
4. Böhmig HJ, Berenberg-Gossler J von, Zeidler G (1985) Juxtapapilläres Duodenaldivertikel: Operationsindikation und Operationstaktik. Chir Gastroenterol 1: 57-73
5. Caroli J (1973) Contribution to the study of the functioning of Oddi's sphincter. In: Delmont J (ed) The sphincter of Oddi. Karger, Basel
6. Classen M, Koch H, Demling L (1972) Diagnostische Bedeutung der endoskopischen Kontrastdarstellung des Pankreasgangsystems. Leber Magen Darm 2: 79-81
7. Delmont J, Henry F, Vedel JP, Vauban G, Sieurat P (1980) Etude critique des dyskinésies du sphinctér d'Oddi. In: Bartelheimer H, Ossenberg FW, Schreiber HW (Hrsg). Die kranken Gallenwege. Witzstrock, Baden-Baden Köln New York
8. Elias H (1967) Die Gallenwege. Boehringer CH, Ingelheim
9. Födisch HJ (1985) Benigne Stenose der Papilla Vateri - Mythos oder Realität? Eine Standortbestimmung aus patho-anatomischer Sicht. Chir Gastroenterol 1: 11-21
10. Fritsch A (1958) Sphinkterotomie und Papillenplastik. Indikation, Technik und Ergebnisse bei chronischer Pankreatitis. Langenbecks Arch Klin Chir 290: 146-154
11. Hagenmüller F (1986) Endoskopische Manometrie der Sphinkter Oddi. Leber Magen Darm 16: 77-81
12. Hess W (1977) Nachoperationen an den Gallenwegen. Enke, Stuttgart
13. Hess W (1979) Physiology of the sphincter of Oddi. In: Classen M, Geenen J, Kawai K (ed) The papilla Vateri and its diseases. Witzstrock, Baden-Baden Köln New York
14. Hoeden R, Hins C (1984) Anomalie congénitale rare des voies biliaires: Abouchement des canaux hépatiques gauches dans l'estomac. Acta Gastro-Enterol Belg 37: 75-86
15. Manegold BC, Hüpen M, Voigt J (1978) Die Wirksamkeit eines Spasmolyticums bei der ERCP. Ein Beitrag zur selektiven retrograden Cholangiographie. Aktuel Gastroenterolg 7 (2): 135-144
16. Mättig H (1977) Papilla Vateri. Normale und pathologische Funktion. Barth, Leipzig
17. McCune WS, Shorb PE, Moscovitz H (1968) Endoscopic cannulation of the ampulla of Vater: A preliminary report. Ann Surg 167: 752-753
18. Okuda K, Tsuchiya Y (1979) Percutaneous transhepatic cholangiography in the diagnosis of juxtaampullary lesions. In: Classen M, Geenen J, Kawai K (eds) The papilla Vateri and its diseases. Witzstrock, Baden-Baden Köln New York
19. Oi I (1979) Insertion of the duodenoscope and observation of the duodenal papilla. In: Takemoto T, Kasugai T (eds) Endoscopic retrograde cholangiopancreaticography. Igaku-Shoin, Tokyo New York
20. Oi I, Kobayashi S, Kondo T (1970) Endoscopic pancreatocholangiography. Endoscopy 2: 103-106
21. Oi I, Takemoto T, Kondo T (1969) Fiberduodenoscopic direct observation of the papilla of Vater. Endoscopy 1: 101-103
22. Ritter U (1955) Bewegungsmechanismen der Papilla Vateri. Z Ges Exp Med 126: 444-449
23. Ritter U (1956) Studien der Funktion des Schließungsdruckes des Sphinkter Oddi unter verschiedenen patho-physiologischen Bedingungen. Klin Wschr 34: 756-759
24. Selberg W (1957) Das morphologische Substrat der sogen. Papillitis stenosans cholangea. Zbl Allg Pathol Anat 96: 551-554
25. Shore JM, Lippmann HN (1965) A flexible choledochoscope. Lancet I: 1200-1201
26. Tulassay Z, Papp J (1986) Endoskopische Papillotomie bei benigner Papillenstenose. In: Henning H, Rösch W (Hrsg) Fortschritte der gastroenterologischen Endoskopie, Bd 15. Demeter, Gräfelfing
27. Urakami Y (1979) Endoscopic fistulotomy (EFT) of the papilla of Vater. In: Classen M, Geenen J, Kawai K (eds) The papilla Vateri and its diseases. Witzstrock, Baden-Baden Köln New York
28. Wildegans H (1953) Endoskopie der tiefen Gallenwege. Langenbecks Arch Chir 276: 652-657
29. Wildegans H (1960) Die operative Gallengangsendoskopie. Urban & Schwarzenberg, München Berlin

Komplikationen nach chirurgischer und endoskopischer Papillotomie

I. KEMPENEERS und N. SOEHENDRA

Bereits 1898 führte McBurney die erste chirurgische Papillotomie durch. Heute ist sie weitgehend von der endoskopischen Methode verdrängt worden. Mit Hilfe der Endoskopie kann die Spaltung der Papilla Vateri ohne Narkose und ohne Eröffnung des Bauchs mit geringem Risiko vorgenommen werden. Nach ihrer Einführung im Jahre 1974 [2, 6] hat sich die endoskopische Papillotomie rasant verbreitet. In der Behandlung der Gallenwegs- und Pankreaserkrankungen ist die Endoskopie eine echte Bereicherung für die Chirurgie geworden. Seit der Einführung der endoskopischen Papillotomie in unserer Klinik hat die Zahl der chirurgischen Papillotomien rapide abgenommen (Abb. 1). Heute beträgt die jährliche Frequenz der endoskopischen Papillotomien bei uns etwa 550–600. Die hohe Zahl läßt sich einerseits durch die schwerpunktmäßige Spezialisierung unserer Endoskopieeinheit und andererseits durch die erweiterte Indikationsskala erklären.

Indikationen zur endoskopischen Papillotomie (EPT)

1. Choledocholithiasis bei Risikopatienten
2. Residualsteine bei Patienten über 50 Jahre
3. Umschriebene benigne Stenose der Papilla Vateri
4. Zur transpapillären Gallengangsdrainage

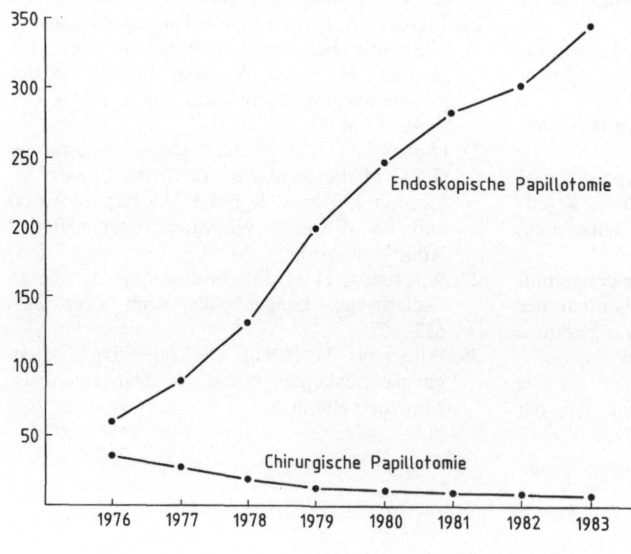

Abb. 1. Enwicklung und Frequenz der EPT sowie der chirurgischen Papillotomien von 1976 bis 1983 (eigenes Krankengut)

Indikationen zur chirurgischen Papillotomie (CPT)

1. Langstreckige Stenose der Papilla Vateri mit Einbeziehung des distalen Choledochus (Indikation zur Papillenplastik)
2. Schwierige anatomische Situation, z.B. bei B-II-Magen mit zu langer zuführender Schlinge oder Y-Roux-Anastomose
3. Bei Versagen der Endoskopie, z.B. bei Steineinklemmung im distalen Choledochus oder hochgradiger nicht mehr sondierbarer Papillenstenose

Morbidität und Letalität der endoskopischen und chirurgischen Papillotomie

Vergleicht man große Sammelstatistiken, so stellt man fest, daß die endoskopische Papillotomie mit einer Morbidität von 7,5% und einer Letalität von 1,1% behaftet ist. Die Erfolgsrate liegt bei ungefähr 90% [9, 13]. Die chirurgische Methode ist eindeutig risikoreicher. Die Morbidität beträgt etwa 7,1% [1], die Letalität 4,5%. Es besteht kein Zweifel, daß mit zunehmender Erfahrung die Risiken der endoskopischen Behandlung auf ein minimales Maß gehalten werden können. Im eigenen Krankengut aus den Jahren 1975-1984 betrug die Komplikationsrate 3,3% und die Letalität 0,5% bei einer Gesamtzahl von 1800. Nachblutungen waren mit 1,2% die häufigste Komplikation der EPT, gefolgt von der akuten Pankreatitis. Die akute Pankreatitis stellte neben der Perforation den schwerwiegendsten Zwischenfall dar.

Alle Patienten mit einer nekrotisierenden Pankreatitis, die operiert werden mußten, starben (Tabelle 1).

Bei der chirurgischen Papillotomie scheinen nach Arianoff [1] die spezifischen Komplikationen eher gering zu sein. Dafür gibt es aber eine Reihe von systemischen und allgemeinchirurgischen Störungen, die insgesamt etwa 5% betragen können. Wundheilungsstörung, Peritonitis, intraabdominelle Blutung und Ileus sind bekannte chirurgische Probleme (Tabelle 2).

Tabelle 1. Endoskopische Papillotomie (n = 1800) Januar 1975-März 1984 in der Chirurg. Univ.-Klinik Hamburg

Komplikation	n	%	Op.	Letal
Blutung	21	1,2	4	1
Pankreatitis	15	0,8	5	5
Einklemmung	11	0,6	9	1
Perforation	7	0,4	7	2
Cholangitis	3	0,2	1	-
Cholezystitis	1	0,1	1	-
	58	3,3	27	9 (0,5%)

Tabelle 2. Komplikationen der CPT. (Modifiziert nach [1])

Systemische:	3%
- Kardial	
- Pulmonal	
- Renal	
Allgemein operative:	2%
- Wundheilungsstörung	
- Peritonitis	
- Nachblutung	
- Ileus	
Spezifische:	2%
- Blutung	
- Pankreatitis	
- Galle- und Duodenalfistel	

Komplikationen der endoskopischen Papillotomie

Ursachen der häufigsten Komplikation der endoskopischen Papillotomie, nämlich der Nachblutung, sind Verletzungen der A. retroduodenalis und Hypervaskularisation der Papilla, z.B. bei Papillitis oder vorausgegangenem „Precutting“. Letztere verursacht meist leichte Hämorrhagien [4]. Der arterielle Plexus der Papilla Vateri wird durch 2 aus der A. retroduodenalis entspringende Gefäße gebildet. Die A. retroduodenalis selbst kreuzt den Gallengang in einem Abstand von 2-4 cm von der Papillenspitze, kann jedoch in etwa 5% im Bereich der Papillotomie liegen [12]. Eine massive Blutung kann daher an erster Stelle durch eine zu weite Spaltung oder aber durch falsche Schnittrichtung ausgelöst werden. Nach alten chirurgischen Regeln sollte die Papillotomie möglichst in Richtung 11 Uhr durchgeführt werden. Die erste Duodenalfalte am Papillendach stellt dabei die Grenze dar. Etwa ⅔ aller Nachblutungen sistieren spontan und werden konservativ behandelt. Als Methode zur Blutstillung empfehlen wir die Injektion mit Adrenalin und Aethoxysklerol [4]. Alternativverfahren sind die modifizierte Elektrokoagulation mit BICAP oder EHT-Sonden sowie Laser. Etwa 10% der Blutungen sind auf konservativem Weg nicht stillbar und erfordern eine Notoperation, die mit einer Letalität von etwa 40% behaftet ist.

Die akute Pankreatitis als zweithäufigste Komplikation der endoskopischen Papillotomie ist meist bedingt durch die Traumatisierung des Pankreasgangs. Falsche Inzision und zu häufige Kanülierung sind die Ursachen. In der Mehrzahl handelt es sich jedoch um leichte passagere Reizungen mit einem 2-3 Tage dauernden Anstieg der Serumamylase und -lipase. Die Behandlung ist in der Regel konservativ. Nur in seltenen Fällen muß wegen einer nekrotisierenden Entzündung operiert werden.

Die Perforation ist eine der schwerwiegendsten Komplikationen. Sie manifestiert sich meist innerhalb der ersten 12 h. Eine operative Revision sollte durchgeführt werden, wenn Zeichen einer Peritonitis auftreten. Konservative Behandlungsversuche dürfen eine notwendige chirurgische Therapie nicht unnötig verzögern. Die Letalität dieser Komplikation liegt nach der einschlägigen Literatur bei etwa 40% [10].

Als nächste Komplikationsmöglichkeit der EPT sei die Cholangitis erwähnt. Sie wird meist durch Obstruktionen bedingt. Steineinklemmungen sind die häufigste Ursache. Grundsätzlich sollten daher nach der Papillotomie alle Steine in gleicher Sitzung extrahiert werden. Handelt es sich um große Konkremente, die nicht sofort extrahiert werden können, kann heute eine mechanische Lithotripsie vorgenommen werden [7]. Zur Überbrückung kann auch zunächst eine transpapilläre Drainage angelegt werden, um eine Einklemmung und Cholangitisgefahr zu vermeiden [11]. Im D. choledochus eingeklemmte Steine sind unserer Auffassung nach keine geeignete Indikation zur endoskopischen Papillotomie. Solche Fälle sollten möglichst primär der chirurgischen Behandlung zugeführt werden. Gewissenhafte Indikationsstellung und Beherrschung der Technik sind 2 der wichtigsten Voraussetzungen zur Vermeidung von Komplikationen. Unvermeidbare Zwischenfälle lassen sich besser beherrschen, wenn sie rechtzeitig bemerkt werden. Die enge Kooperation mit dem Chirurgen stellt dabei eine unerläßliche Bedingung dar.

Ergebnisse der chirurgischen und endoskopischen Papillotomie

Beide Methoden weisen nach Sammelstatistiken ähnlich gute Ergebnisse auf [1, 5]. Etwa 95% der Patienten werden danach beschwerdefrei oder sind gebessert. Nach chirurgischen Papillotomien sind Rezidivsteine und Restenosen seltener. Dies erklärt sich wahrscheinlich durch den in der Regel längeren Schnitt. Die chirurgische

Therapie ist meist auch durch gleichzeitige Cholezystektomie und Gallengangsrevision ergiebiger. Rezidivsteine und Restenosen treten bei der endoskopischen Papillotomie nach einer Sammelstatistik von Seifert et al. [10] in insgesamt 8,8% auf. Die Refluxcholangitis scheint sehr selten zu sein; sie wurde in dieser Statistik gar nicht erwähnt. Ein Problem kann bei der endoskopischen Behandlung die belassene Steingallenblase werden. Nach Riemann et al. [8] beträgt die Häufigkeit der akuten Cholezystitis nach endoskopischer Papillotomie in einem Beobachtungszeitraum von 3 Jahren nur 1%, d.h. die Gallenblasenentzündung tritt nach der Papillenspaltung wahrscheinlich nicht häufiger auf. Es kann daher empfohlen werden, bei Risikopatienten die Gallenblase zu belassen. Chirurgische und endoskopische Papillotomien gehören wegen ihrer Risiken in die Hände der Geübten. Das Ergebnis wird so gut wie der, der sie ausführt.

Beide Methoden sind keine konkurrierenden, sondern komplementäre Maßnahmen. So tritt der Chirurg nach einem erfolglosen endoskopischen Therapieversuch oder bei Auftreten von schwerwiegenden Komplikationen in Aktion. Dafür entfernt der Endoskopiker die vom Chirurgen übersehenen Steine aus dem Gallengang.

Literatur

1. Arianoff AA (1980) Analysis of 607 cases of choledochal sphincterotomy. World J Surg 4: 483
2. Classen M, Demling L (1974) Endoskopische Sphinkterotomie der Papilla Vateri und Steinextraktion aus dem Ductus choledochus. Dtsch Med Wochenschr 99: 496
3. Grill W (1978) Die Papilla Vateri als intraoperatives Problem. Fortschr Med 16: 871
4. Grimm H, Soehendra N (1983) Unterspritzung zur Behandlung der Papillotomie-Blutung. Dtsch Med Wochenschr 108: 1512
5. Fritsch A (1978) Zur Chirurgie der Papilla Vateri. Aktuel Chir 13: 173
6. Kawai K, Akasaka Y, Murakami K (1974) Endoscopic sphincterotomy of the ampulla of Vater. Gastroenterol Endosc 20: 148
7. Riemann JF, Seuberth K, Demling L (1982) Clinical application of a new mechanical lithotripter for smashing common bile duct stones. Endoscopy 14: 226
8. Riemann JF, Gierth K, Lux G, Altendorf A (1984) Die belassene Steingallenblase - ein Risikofaktor nach endoskopischer Papillotomie? Z Gastroenterol 22: 188
9. Safrany L (1978) Endoscopic treatment of biliary diseases. Acta Gastroenterol Belg 4: 659
10. Seifert E, Gail K, Weismüller J (1982) Langzeitresultate nach endoskopischer Sphinkterotomie. Dtsch Med Wochenschr 107: 610
11. Soehendra N, de Heer K, Kempeneers I (1982) Transpapilläre Endoprothesen. In: Endoskopische Prothetik. Acron, Berlin
12. Stolte M (1979) Anatomie der Papilla Duodeni maja (Vater). In: Demling L, Koch H, Rösch W (Hrsg) Endoskopisch retrograde Cholangio-Pankreatikographie. Schattauer, Stuttgart
13. Strunk E, Kavitz G, van Husen N (1978) Die Behandlung der Komplikationen nach endoskopischer Papillotomie. Dtsch Med Wochenschr 103: 742

ERCP und ERCP-assoziierte Methoden in der frühen postoperativen Phase

G. KAUTZ, R. D. KEFERSTEIN und B. REERS

Einleitung

Die ERCP ermöglicht als einzige diagnostische Methode in einem Untersuchungsgang eine sichere Aussage über die Papilla Vateri, die biliopankreatische Konfluenz, den Ductus choledochus und das Pankreasgangsystem. Ihr Einsatz führt daher nach Eingriffen mit Komplikationen an Pankreas und Gallenwegen in der frühen postoperativen Phase auf kürzestem Wege zu den notwendigen genauen Befunden, die besonders für die Indikation einer Relaparotomie erforderlich sind. Darüber hinaus kann eine große Zahl der Komplikationen nach Eingriffen an den Gallenwegen durch ERCP-assoziierte therapeutische Methoden erfolgreich behandelt werden.

Die ERCP ist bei normalen anatomischen Verhältnissen des Duodenums und der Papillenregion immer möglich und gelingt dem Geübtem bei magenresezierten Patienten mit retrokolischer Anastomose in nahezu 100% und bei Patienten mit Braun-Anastomose in über 80% der Fälle. Bei schonender und schneller Durchführung ist sie selbst schwerkranken Patienten in der frühen postoperativen Phase ohne größeres Risiko zumutbar.

Indikationen

Die ERCP in der frühen postoperativen Phase ist bei allen Komplikationen indiziert, die eine Beteiligung des Pankreas- oder des Gallenwegssystems vermuten lassen. Solche Komplikationen treten fast ausschließlich im Rahmen der Gallenwegschirurgie und nach Eingriffen an Magen, Leber und Pankreas auf.

Nach Eingriffen an den Gallenwegen stellen die neu auftretende oder anhaltende Cholestase mit wahrscheinlich extrahepatischer Ursache und biliokutane oder andere Formen der biliären Fisteln die häufigsten Indikationen zur ERCP dar. Weniger häufig ergeben sich Indikationen zur ERCP in der frühen postoperativen Phase nach Eingriffen an Magen, Leber und Pankreas. Neben einer extrahepatischen Cholestase sind es hier vor allem biliäre und pankreokutane Fisteln und seltener eine Hämobilie oder Bilhämie. Die mißlungene oder ineffiziente chirurgisch durchgeführte palliative Gallengangsentlastung kann schließlich den Versuch einer endoskopischen palliativen Therapie erfordern.

Eigenes Krankengut

Von Januar 1978 bis Oktober 1984 führten wir die ERCP bei 96 Patienten in der frühen postoperativen Phase durch. Der postoperativen Phase wurden auch solche Patienten zugeordnet, bei denen sich die Komplikationen erst nach 2 und mehr Wochen nach der Operation, aber noch während des stationären Aufenthalts manifestierten. Die häufigste Indikation zur ERCP stellten bei 73 Patienten mit einem

Durchschnittsalter von 59 Jahren Komplikationen der Gallenwegschirurgie dar. Bei weiteren 23 Patienten mit einem Durchschnittsalter von 50 Jahren galt es, die Ursache von Komplikationen, die nach Eingriffen an der Leber, am Magen und Pankreas aufgetreten waren, aufzudecken. In allen Fällen konnte eine Aussage über die Ursache der aufgetretenen Komplikationen gemacht werden.

Befunde und Ergebnisse der endoskopischen Therapie bei Komplikationen nach Eingriffen an den Gallenwegen

Die Indikationen und Befunde der ERCP in der frühen postoperativen Phase bei Komplikationen nach Eingriffen an den Gallenwegen sind in Tabelle 1 aufgeführt.

Tabelle 1. Indikationen und Befunde der ERCP in der frühen postoperativen Phase

Indikationen/Befunde	Zahl der Patienten	
Zustand nach Cholezystektomie und Gallengangsrevision	73	
- Residualsteine		41
- Papillenstenose		10
- Ligaturen, Durchtrennungen und Stenosen des Hepatocholedochus		8
- Biliäre Fisteln		8
- Papillenadenom		2
- Juxtapapilläres Duodenaldivertikel		1
- Chronische Pankreatitis der ventralen Pankreasanlage		1
- Pankreatitis bei liegendem T-Drain		1
- Pankreaskarzinom		1
Zustand nach Eingriffen an Leber, Magen und Pankreas	23	
Insgesamt	96	

Die häufigsten Befunde stellten bei 41 Patienten Residualsteine und bei 10 Patienten eine Papillenstenose dar, gefolgt von Ligaturen, Durchtrennungen und Stenosen des Ductus hepatocholedochus und von biliären Fisteln. Seltene Befunde waren nicht erkannte Papillenadenome, juxtapapilläre Duodenaldivertikel, chronische Pankreatitiden und Pankreaskarzinome. Im folgenden sollen die Befunde und Ergebnisse der ERCP-assoziierten therapeutischen Methoden einzeln erläutert werden.

Residualsteine

Residualsteine sind bei der ersten Operation wegen einer Cholelithiasis praktisch unvermeidbar. Ihre Häufigkeit wird in der Literatur mit 3-5% der Gallengangsrevisionen [1, 5, 6] und mit 0,2-1% aller wegen Cholelithiasis durchgeführten Eingriffe angegeben [2, 3, 6].

Selbst bei sorgfältigster intraoperativer Cholangiographieschlußkontrolle sind kleine Steine nicht zu erfassen (Abb. 1), nicht nur wegen der Bedingungen, unter denen die intraoperative Cholangiographie durchgeführt wird, sondern vor allem auch wegen des mangelnden Auflösungsvermögens der zur Verfügung stehenden Röntgengeräte. Technische Mängel, intraoperative Bedingungen, ungünstige Lage der Konkremente und unterlassene Durchleuchtung während der Kontrastmittelinstillation dürften auch die Ursache für das Übersehen größerer Steine sein (Abb. 2 u. 7). Kleine Steine in den intrahepatischen Gallengängen können übersehen werden oder kommen erst bei der Kontrollcholangiographie vor der T-Drain-Entfernung zur Darstellung (Abb. 3).

Unsere 41 Patienten wurden uns von 19 Krankenhäusern durchschnittlich 23 Tage nach der Gallengangsrevision zugewiesen. Auffällig ist der mit 40% relativ hohe

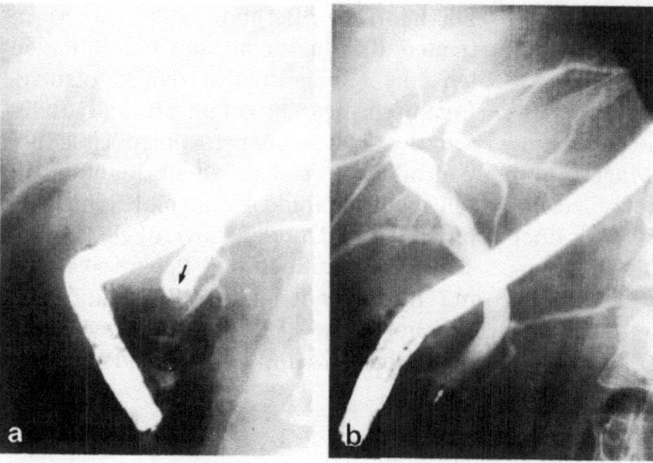

Abb. 1 a, b. Großes Choledochuskonkrement (2 mal 4 mm) und Papillenstenose bei Zustand nach Cholezystektomie mit liegendem T-Drain (**a**) und Zustand nach endoskopischer Sphinkterotomie mit Steinextraktion (**b**)

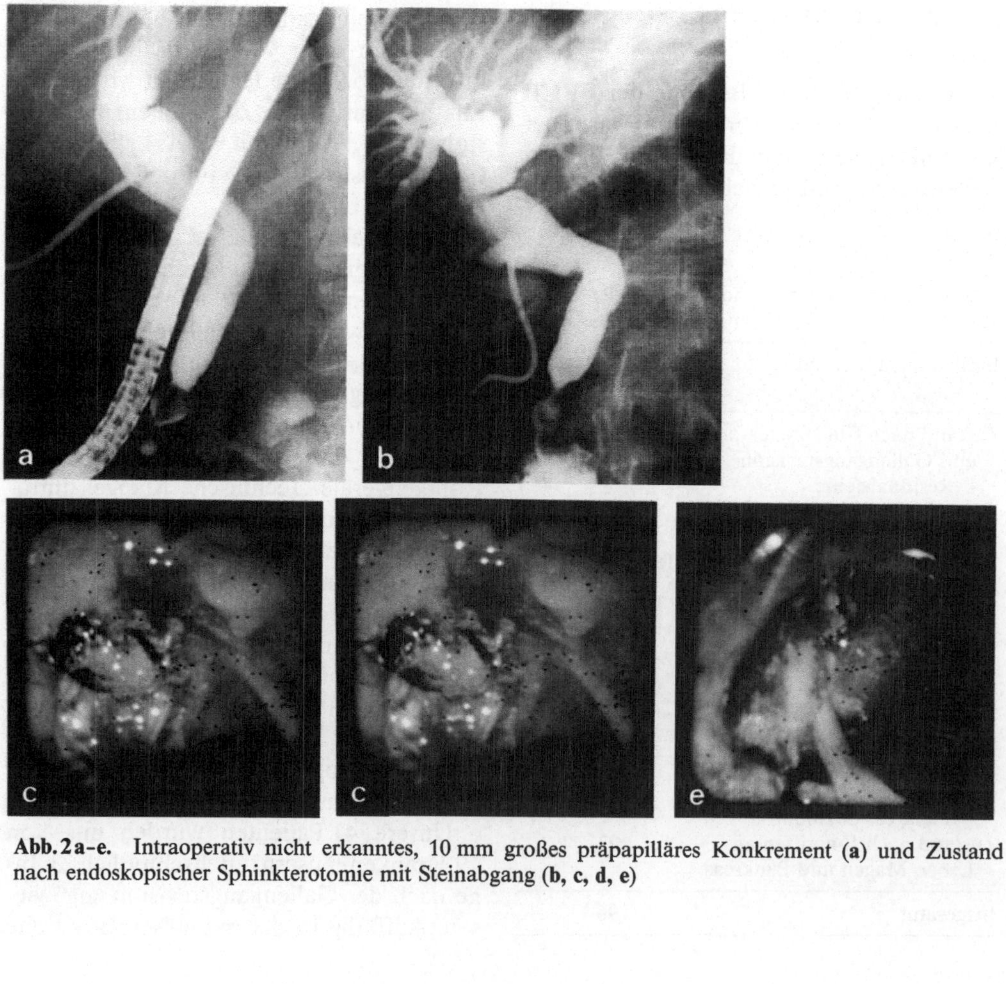

Abb. 2 a–e. Intraoperativ nicht erkanntes, 10 mm großes präpapilläres Konkrement (**a**) und Zustand nach endoskopischer Sphinkterotomie mit Steinabgang (**b, c, d, e**)

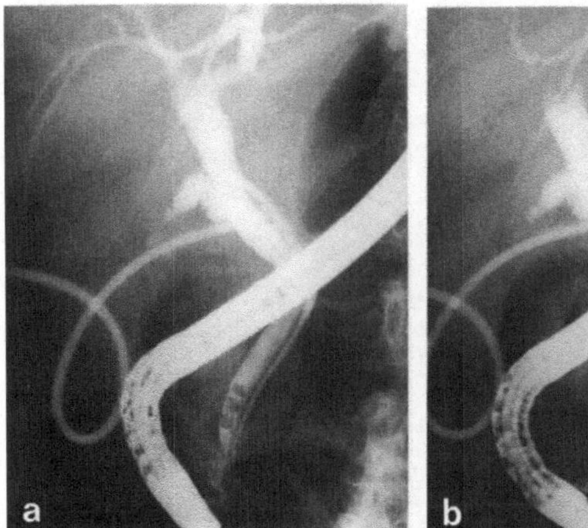

Abb. 3 a, b. Choledochussteine, Durchmesser 3 mm (**a**), die möglicherweise intraoperativ intrahepatisch gelegen waren, und Zustand nach endoskopischer Sphinkterotomie mit Steinabgang (**b**)

Anteil von Männern, der für das Gallensteinleiden allgemein mit rund 25% angegeben wird. Mit Ausnahme von 2 Patienten, bei denen wegen Abszedierung und Gallenblasenempyem bzw. Gallenblasenperforation eine Gallengangsrevision nicht erfolgt war, war bei allen Patienten eine intraoperative Cholangiographie durchgeführt worden. Bei 15 Patienten handelte es sich um vergessene Steine und bei 21 Patienten um übersehene Steine. Bei 5 Patienten war die operative Steinentfernung nicht gelungen oder nicht versucht worden. Dreißig Patienten wurden mit liegendem T-Drain vorgestellt, bei 3 Patienten war es bereits gezogen worden und 8 Patienten hatten kein T-Drain erhalten. Nahezu 50% der Patienten wiesen mehr als einen Stein auf; 75% der Steine hatten einen Durchmesser von 4–10 mm (Tabelle 2). Nach röntgenmorphologischen und endoskopischen Kriterien wurde in 59% der Fälle zusätzlich eine Papillenstenose diagnostiziert (Abb. 4). Bei 8 Patienten lag außerdem ein juxtapapilläres Duodenaldivertikel vor, es dürfte Mitursache dafür gewesen sein, daß eine operative Steinentfernung nicht möglich war (Abb. 5).

Nach Billroth II waren 6 Patienten magenreseziert, davon 3 mit Braun-Anastomose. Bei allen magenresezierten Patienten gelang die Steinentfernung nach der endoskopischen Sphinkterotomie (EST). Schlingenbildungen bei Braun-Anastomose können häufig ausgedreht werden (Abb. 6). Als Endoskop ist für den Eingriff bei magenresezierten Patienten ein Gerät mit Schrägblickoptik und Albarran-Hebel,

Tabelle 2. Daten und Befunde von 41 Patienten mit Residualsteinen

Daten/Befunde	Zahl der Patienten
Frauen	24
Männer	17
Cholangiographie intraoperativ	39
Cholangiographie intraoperativ nicht möglich	2
T-Drain noch vorhanden	30
T-Drain bereits gezogen	3
T-Drain nicht gelegt	6
T-Drainage nicht möglich	2
Steindurchmesser 4– 5 mm	11
Steindurchmesser 6–10 mm	20
Steindurchmesser 11–20 mm	10
1 Residualstein	23
2 Residualsteine	8
3 Residualsteine	7
4 und mehr Residualsteine	3
Papillenstenose	24 (59%)

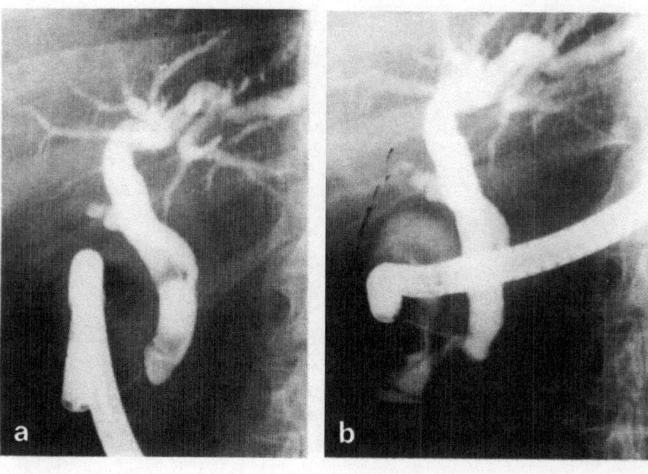

Abb. 4 a, b. Papillenstenose und Choledocholithiasis bei Zustand nach Cholezystektomie und Choledochusrevision mit vergeblichem Steinauflösungsversuch (**a**) und Zustand nach komplikationsloser endoskopischer Sphinkterotomie mit Steinextraktion (**b**)

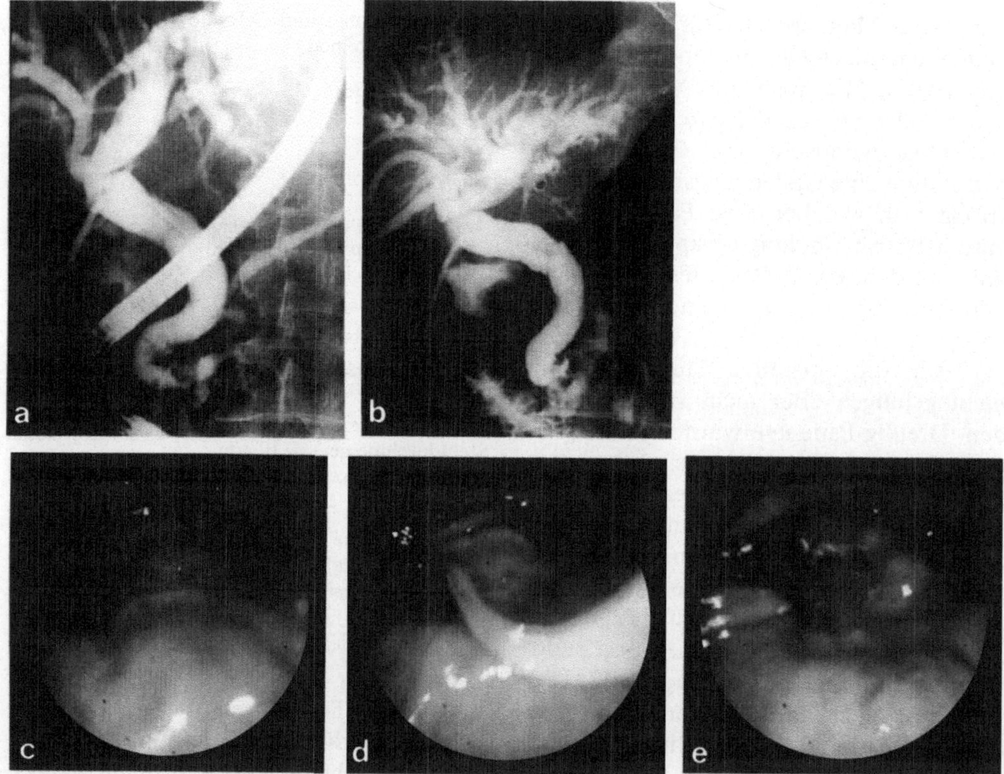

Abb. 5 a–e. Choledocholithiasis (**a**) und juxtapapilläres Duodenaldivertikel (**b, c**) bei Zustand nach Cholezystektomie und mißlungener operativer Steinentfernung. Zustand nach endoskopischer Sphinkterotomie mit Steinextraktion (**d, e**)

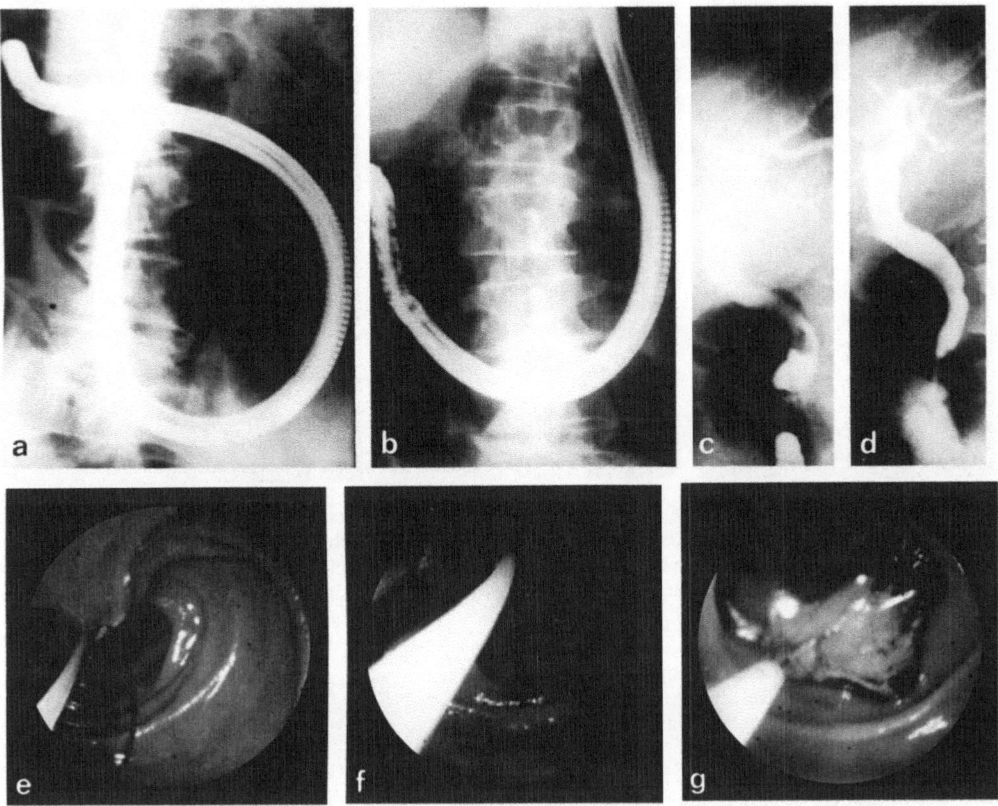

Abb. 6a–g. Ausdrehung der Schlingenbildung bei einem magenresezierten Patienten mit Braun-Fußpunkt-Anastomose (**a, b**) und Residualstein (**c**) nach Cholezystektomie und Choledochusrevision. Endoskopische Sphinkterotomie mit einem Spezialsphinkterotom (**e, f**). Zustand nach Steinextraktion (**d, g**)

z.B. das Olympus-Gerät GIF K2, am besten geeignet.

Ist der distale Choledochus im Verhältnis zur Steingröße relativ eng, so ist eine mechanische Steinzertrümmerung mit dem Lithotriptor erforderlich (Abb. 7).

Die endoskopische Steinentfernung gelang bei 39 (95%) von 41 Patienten (Tabelle 3). Bei einer 55jährigen Patientin konnte ein inkarzerierter präpapillärer Stein nicht extrahiert werden (Abb. 8). Eine Relaparotomie führte bei dieser Patientin jedoch auch nicht zur Steinentfernung, so daß eine Choledochoduodenostomie angelegt werden mußte. Bei einer weiteren, 43jährigen Patientin mit Lage der Papille in einem juxtapapillären Duodenaldivertikel wurde die endoskopische Sphinkterotomie wegen hohen Perforationsrisikos nicht durchgeführt (Abb. 9). Da es sich bei den Residualsteinen in der Regel um kleine Steine handelt, sind Komplikationen eher selten. Im eigenen Krankengut traten keine Komplikationen nach EST auf.

Papillenstenose

Von 10 Patienten mit alleiniger Papillenstenose waren bei 5 Patienten während der Gallengangsrevision Steine entfernt worden. Alle Patienten wiesen eine erhebliche

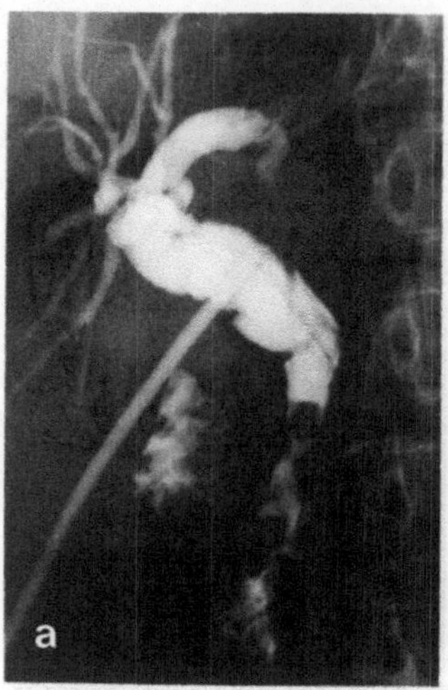

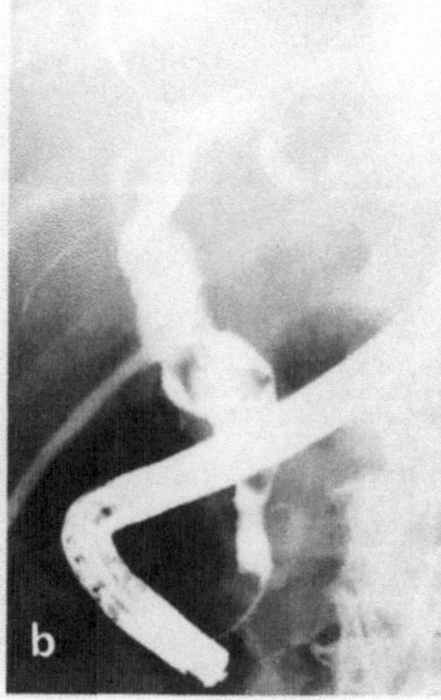

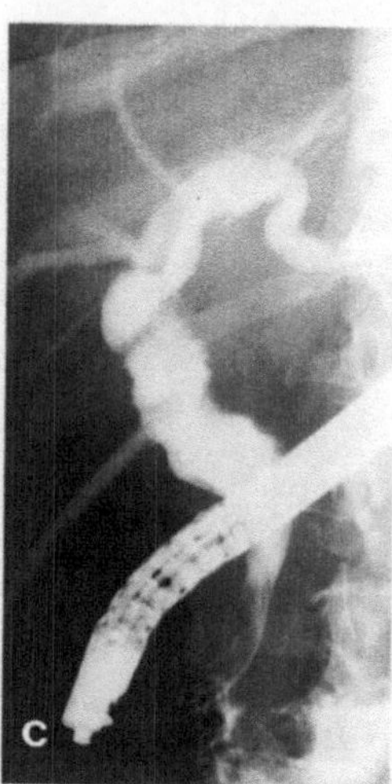

Abb. 7 a–c. Infolge Überspritzung mit Kontrastmittel über das T-Drain Nachweis nur eines Choledochussteins (**a**). Die während der Kontrastmittelinstillation unter Durchleuchtungskontrolle angefertigten Aufnahmen zeigen 2 Konkremente bei relativer Enge des distalen Ductus choledochus (**b**). Zustand nach endoskopischer Sphinkterotomie und Steinzertrümmerung mit dem Lithotriptor (**c**)

Tabelle 3. Ergebnisse der endoskopischen Therapie bei 41 Patienten mit Residualsteinen (6,6% von 621 Patienten mit Choledocholithiasis des eigenen Krankengutes, Alter x̄: 61 Jahre, Intervall Op.–EST: 23 Tage) und 10 Patienten mit Papillenstenose (Durchschnittsalter: 60 Jahre, Intervall Op.-EST: 19 Tage). Keine Komplikationen

Residualsteine		n
– EST wegen der Lage der Papille im Duodenaldivertikel zu risikoreich		1
– Steinextraktion wegen Steininkarzeration mißlungen		1
– Erfolgreiche EST und Steinextraktion		39 (95%)
– Bei normaler Anatomie	25	
– Bei juxtapapillärem Duodenaldivertikel	8	
– Bei Zustand nach B-II-Magenresektion		
mit retrokolischer Anastomose	3	
mit Braun-Anastomose	3	
Papillenstenose		**n**
– Erfolgreiche EST		10 (100%)

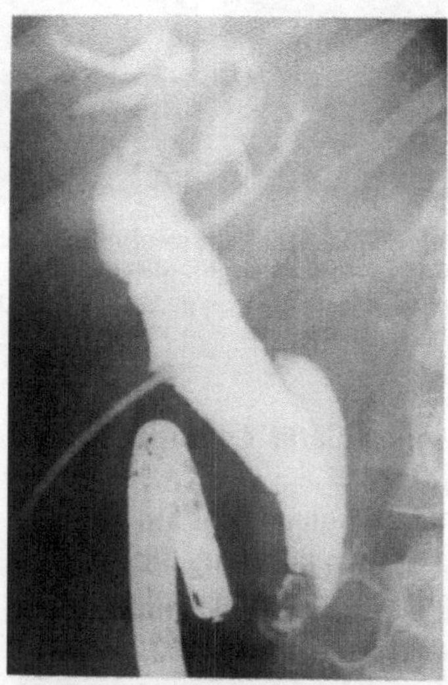

Abb. 8. Inkarzerierter präpapillärer Choledochusstein, der weder endoskopisch noch operativ entfernt werden konnte

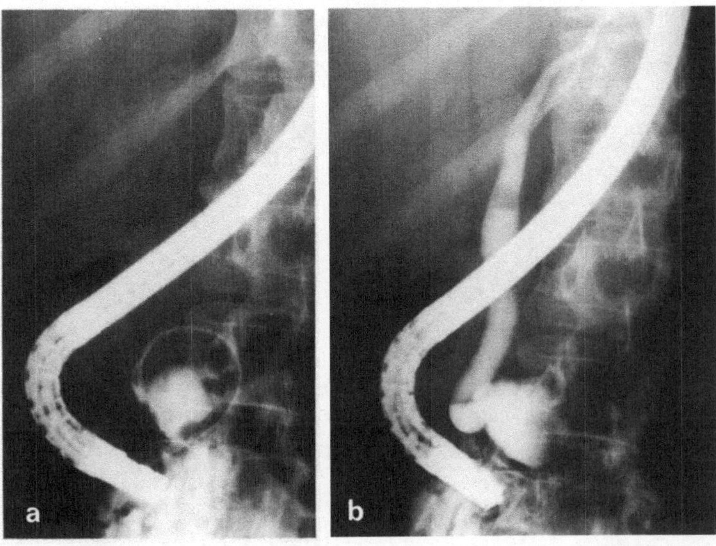

Abb. 9 a, b. Juxtapapilläres Duodenaldivertikel, Durchmesser 25 mm, bei einer 43jährigen Patientin mit Choledocholithiasis und Zustand nach Cholezystektomie vor 3 Wochen (**a**). Kontraindikation der endoskopischen Sphinkterotomie wegen Lage der Papille am kranialen Innenrand des Duodenaldivertikels (**b**)

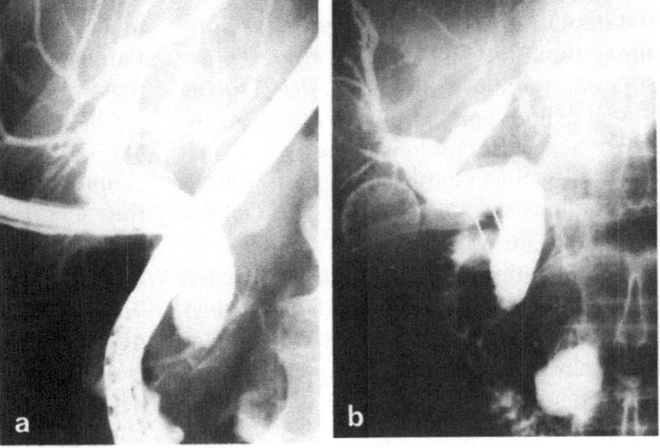

Abb. 10 a, b. Papillenstenose vor (**a**) und nach endoskopischer Sphinkterotomie (**b**) bei Zustand nach Cholezystektomie und Gallengangsrevision vor 3 Wochen

Cholestase oder einen Subikterus auf, zum Teil trotz eines liegenden T-Drains. Bei den Papillenstenosen handelt es sich nur selten um entzündliche Stenosen (Abb. 10), meist liegt eine sklerotisch fixierte Stenose vor. Bei einer Patientin fand sich außer der Papillenstenose als Hauptbefund eine Gallenblase mit einem Konkrement (Abb. 11). Da bei dieser Patientin eine Steingallenblase entfernt worden war, handelte es sich um den seltenen Befund einer doppelt angelegten Gallenblase.

Laut Operationsbericht war bei einem 65jährigen Patienten eine chirurgische Sphinkterotomie durchgeführt worden. Endoskopisch fand sich ca. 15 mm proxi-

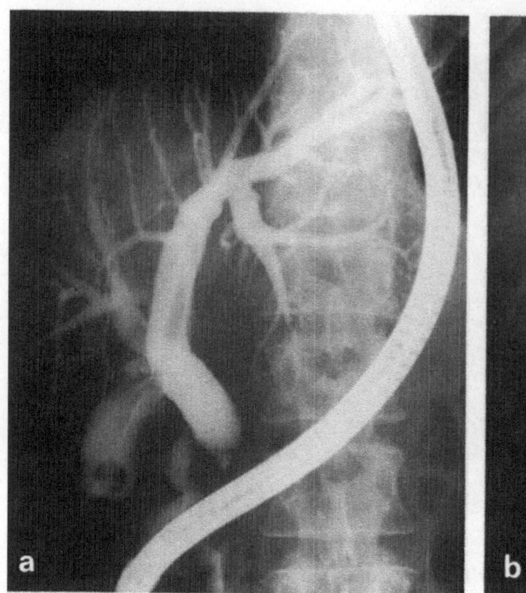

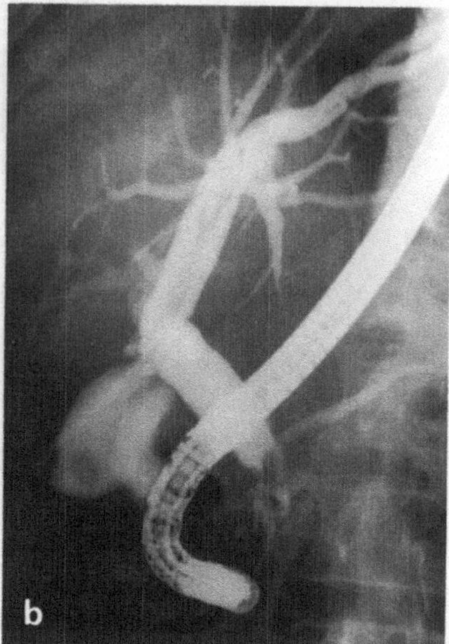

Abb. 11 a, b. Doppelt angelegte Gallenblase mit einem Solitärkonkrement und Papillenstenose bei Zustand nach Cholezystektomie (**a**). Freier Abfluß aus dem Ductus choledochus nach EST (**b**)

mal des Ostiums der Papille eine Fistelöffnung, durch die unter Schwierigkeiten gerade ein 1,8-mm-Katheter in den Ductus choledochus vorgeschoben werden konnte. Es lag eine Papillenstenose vor. Nach einer ausgiebigen endoskopischen Sphinkterotomie war der Abfluß aus den Gallenwegen gewährleistet (Abb. 12).

Komplikationen der endoskopischen Sphinkterotomie können auch bei einer Papillenstenose durch äußerst vorsichtiges und schrittweises Schneiden weitgehend vermieden werden.

Biliäre Fisteln

Biliäre Fisteln nach Eingriffen an den Gallenwegen wurden bei 8 Patienten diagnostiziert.

Biliokutane Fisteln durch abgleitende Ligatur des Zystikusstumpfes oder durch Undichtigkeit einer Choledochusnaht versiegen nicht spontan, wenn ein Hindernis in Form eines Steins (Abb. 13) oder einer Papillenstenose, die endoskopisch beseitigt werden, vorliegt oder wenn ein Ductus hepatocholedochus durchtrennt wurde (Abb. 14). In diesen Fällen führt die endoskopische Sphinkterotomie zum freien Abfluß aus den Gallenwegen und zum Versiegen der Fistel. Dagegen ist bei großlumigen Fisteln nach der endoskopischen Sphinkterotomie eine Schienung durch eine Endoprothese erforderlich. Nach 3-4 Wochen hat sich die Fistel in der Regel verschlossen und die Endoprothese kann entfernt werden (Abb. 15).

Insgesamt sistieren 5 von 8 biliären Fisteln nach endoskopischen Maßnahmen. Die Möglichkeit einer endoskopischen Therapie ist nicht gegeben, wenn der Zugang über die Papille nicht möglich ist. So im Falle einer 43jährigen Patientin, bei der eine chirurgische Sphinkterotomie durchgeführt worden war. Von der Papilla major aus ließ sich nur ein Nebenast des Pankreasgangs darstellen. Der D. choledochus

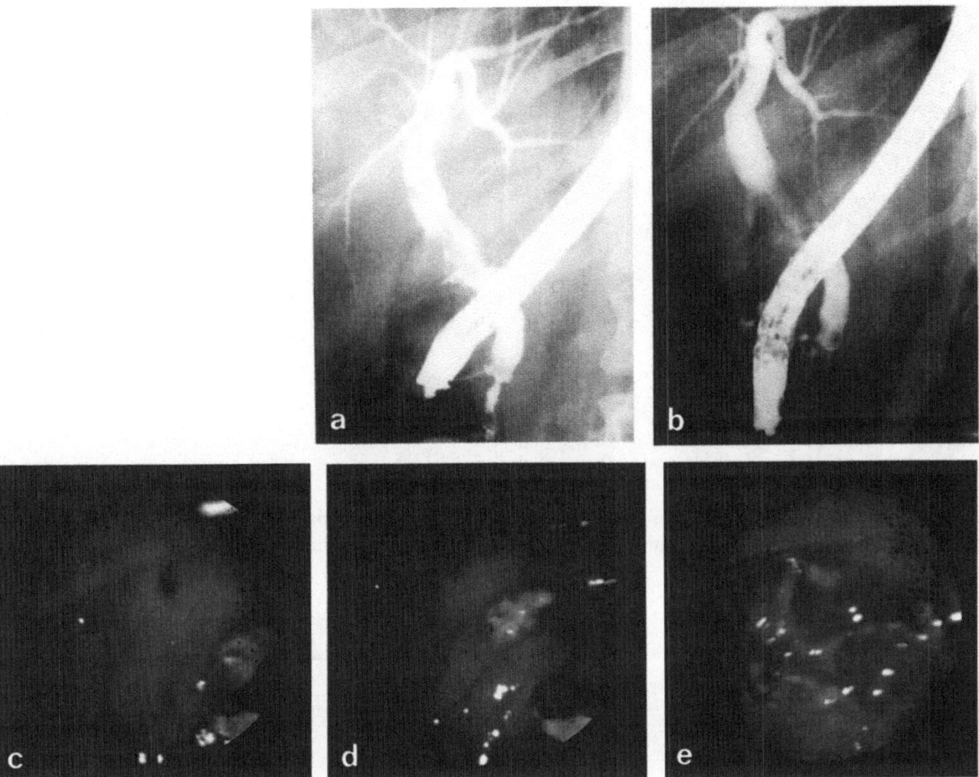

Abb. 12 a–e. Röntgenologische und endoskopische Darstellung einer 15 mm proximal des Ostiums der Papille lokalisierten Fistelöffnung (**a, c, d**) bei Zustand nach Cholezystektomie und chirurgischer Sphinkterotomie Endoskopische Sphinkterotomie der Papillenstenose bis zur Fistelöffnung (**b, e**)

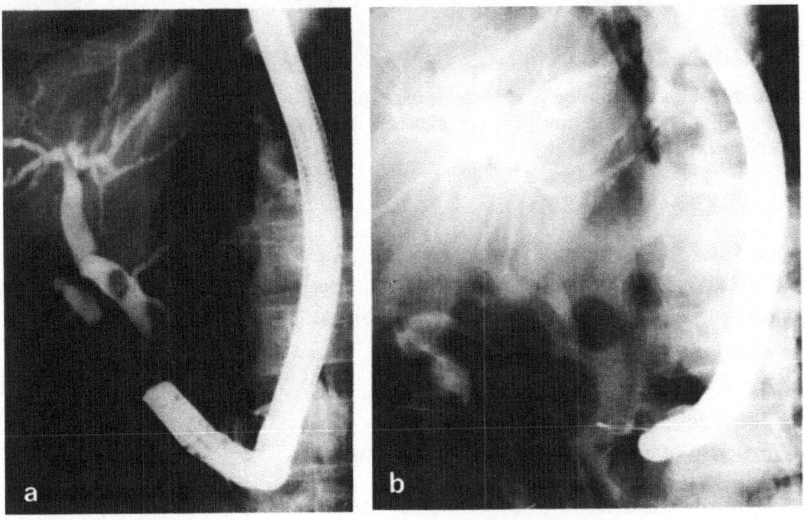

Abb. 13 a, b. Zystikusstumpfinsuffizienz bei einem übersehenen Choledochuskonkrement (**a**). Endoskopische Sphinkterotomie und Steinextraktion. (B II-Magen mit Braun-Anastomosen (**b**)).

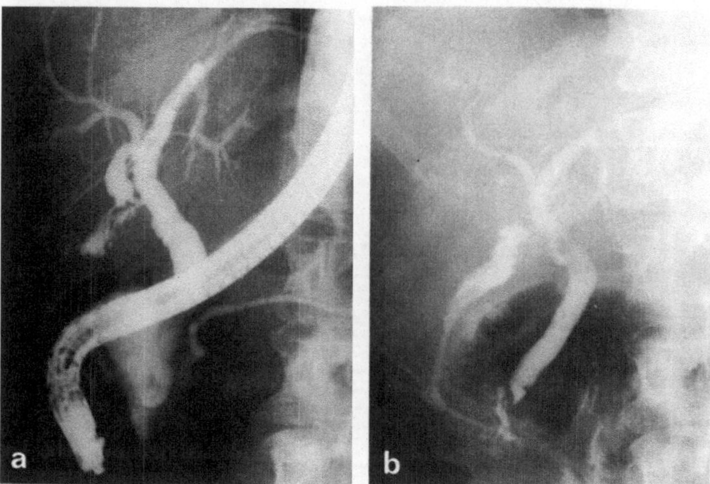

Abb. 14 a, b. Biliokutane Fistel nach Durchtrennung des Ductus hepatocholedochus (**a**) und freier Abfluß des Kontrastmittels in das Duodenum nach endoskopischer Sphinkterotomie (**b**)

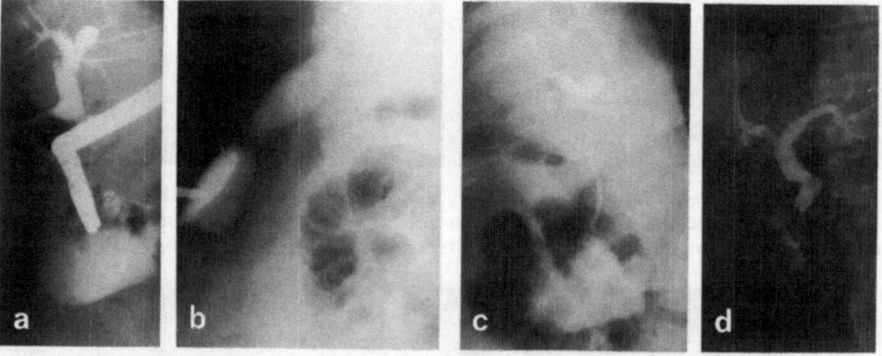

Abb. 15 a–d. Großlumige Fistel mit Abszedierung in der Bauchwand (**a**, **b**). Zustand nach endoskopischer Sphinkterotomie und Endoprothesenimplantation zur inneren Schienung (**c**). Abheilung der biliokutanen Fistel (**d**)

war über eine Fistelöffnung im Bulbus duodeni mit Verbindung zum D. cysticus darstellbar und wies präpapillär einen langstreckigen Verschluß auf (Abb. 16).

Ligaturen, Durchtrennungen und Stenosen des Hepatocholedochus

Ligaturen, Durchtrennungen und Stenosen des Hepatocholedochus fanden sich bei 8 Patienten. Liegt nur ein unvollständiger Verschluß des Ductus hepatocholedochus vor, so kann durch eine Ballonblokkade des Ductus choledochus - in Abb. 17 als Beispiel bei einem Gallenblasenkarzinom - eine Darstellung der intrahepatischen Gallenwege erreicht werden. Dies stellt wahrscheinlich die einzige sinnvolle Anwendung des Ballonkatheters dar. Liegt ein totaler Verschluß des Ductus hepatocholedochus (Abb. 18) vor, so sind zur Bestimmung der Länge und der genauen Lo-

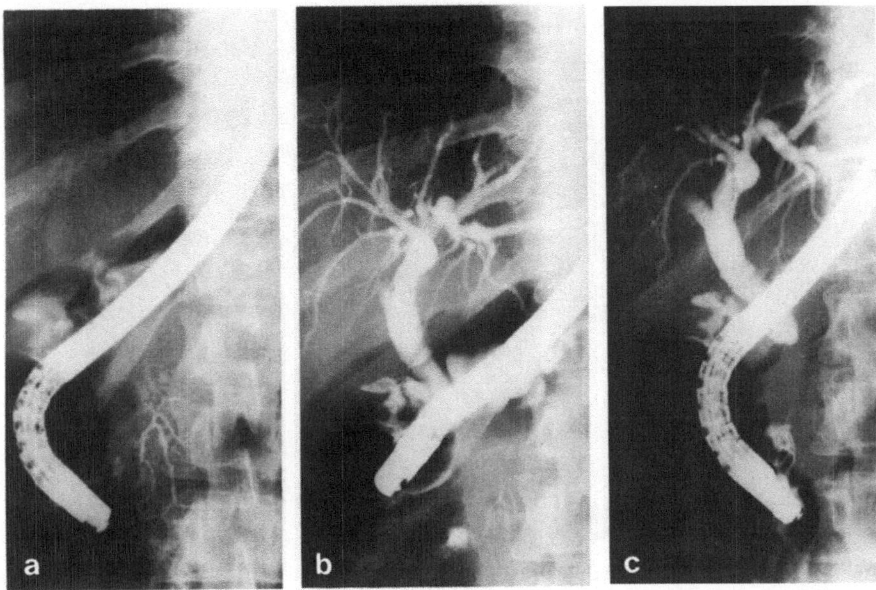

Abb. 16a–c. Über die Papilla major bei Zustand nach Cholezystektomie und chirurgischer Sphinkterotomie nur Darstellung eines Nebenpankreasgangs möglich (**a**). Der Ductus choledochus wurde über eine Fistelöffnung im Bulbus duodeni dargestellt (**b**). Es fand sich eine langstreckige Stenose des intrapankreatischen Ductus choledochus bei chronisch rezidivierender Pankreatitis (**c**)

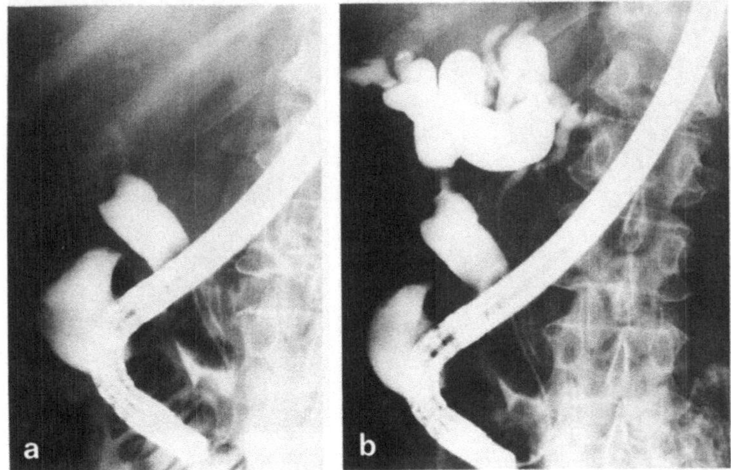

Abb. 17a, b. Durch Ballonblockade erzwungene Darstellung der intrahepatischen Gallenwege bei einem 73jährigen Patienten mit einem Gallenblasenkarzinom und hochgradiger Stenose des Ductus hepaticus communis (**a, b**)

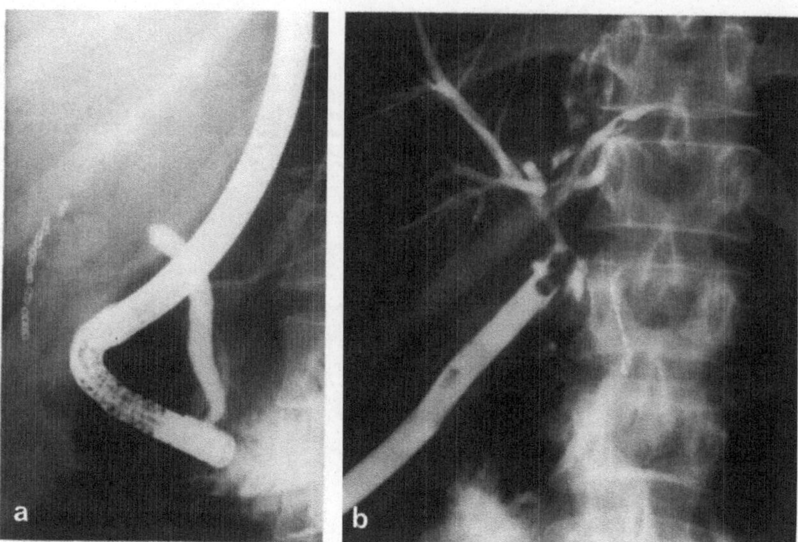

Abb. 18 a, b. Bestimmung von Ausdehnung und Lokalisation des Hepatocholedochusdefekts durch gleichzeitige Anfertigung eines retrograden und perkutanen transhepatischen Cholangiogramms (**a**, **b**) bei Zustand nach Cholezystektomie und Gallengangsrevision

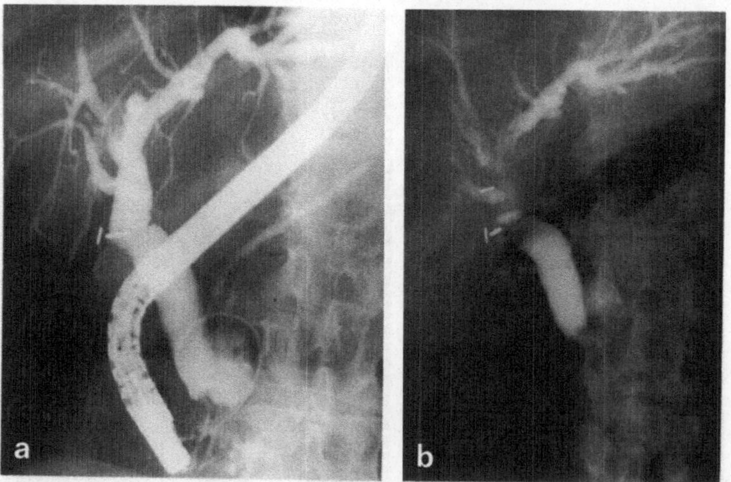

Abb. 19 a, b. Großes juxtapapilläres Duodenaldivertikel als Ursache einer anhaltenden Cholestase nach Cholezystektomie und Gallengangsrevision (**a**). Freier Abfluß des Kontrastmittels nach endoskopischer Sphinkterotomie (**b**)

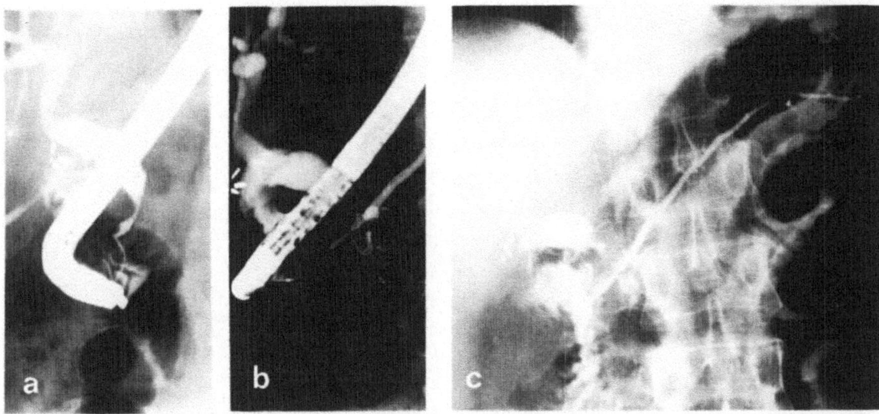

Abb. 20 a–c. Abflußstörung aus den Gallenwegen infolge Stenose des intrapankreatischen Ductus choledochus bei chronischer Pankreatitis vorwiegend der ventralen Pankreasanlage (**a**, **b**, **c**)

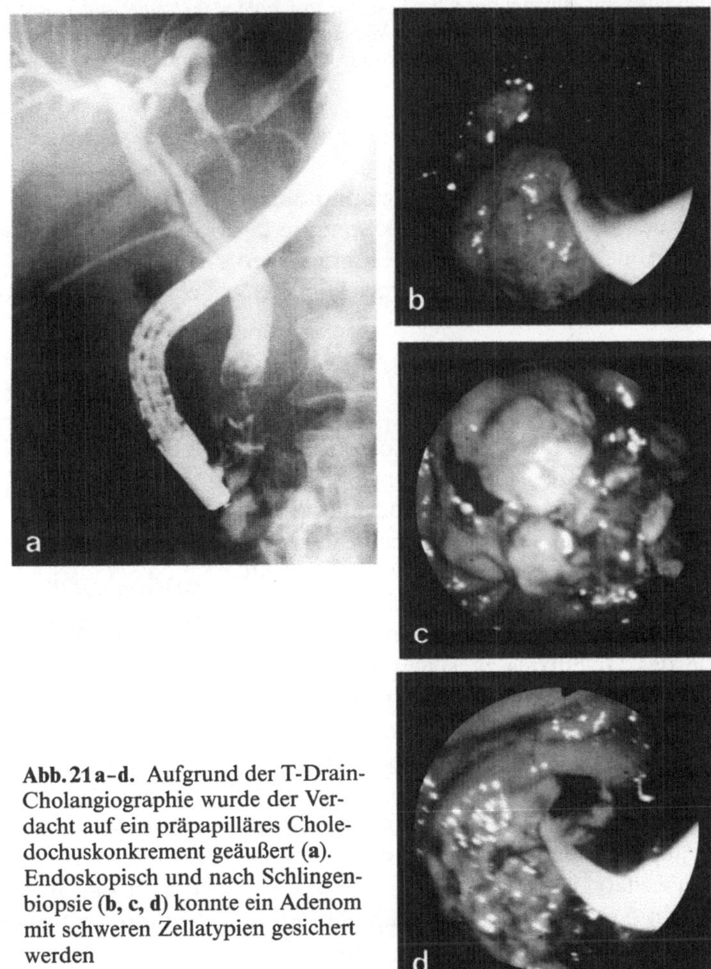

Abb. 21 a–d. Aufgrund der T-Drain-Cholangiographie wurde der Verdacht auf ein präpapilläres Choledochuskonkrement geäußert (**a**). Endoskopisch und nach Schlingenbiopsie (**b**, **c**, **d**) konnte ein Adenom mit schweren Zellatypien gesichert werden

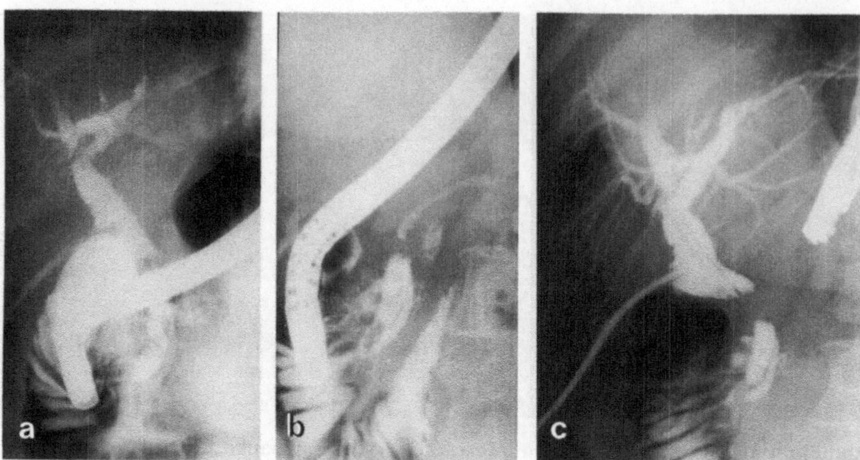

Abb. 22a–c. Mangelhafte ERCP mit nicht aussagekräftiger Darstellung des D. Wirsungianus bei einem Patienten mit anhaltender Cholestase nach Cholezystektomie und Choledochusrevision (**a**, **b**). Die ausreichende Darstellung des Ductus Wirsungianus zeigt einen subtotalen Verschluß des Gangs in Höhe der Choledochusstenose als pathognomonisches Zeichen eines Pankreaskopfkarzinoms (**c**)

kalisation des Hepatocholedochusdefekts eine PTC und ERC notwendig.

Ligaturen, Durchtrennungen und Stenosen des Hepatocholedochus können in der Regel nicht endoskopisch behandelt werden und bedürfen der chirurgischen Revision.

Seltene Befunde

Seltene Ursachen einer Cholestase nach Choledochusrevisionen können nicht erkannte juxtapapilläre Duodenaldivertikel (Abb. 19) und umschriebene chronische Pankreatitiden sein (Abb. 20). Die Abflußstörung durch ein Duodenaldivertikel ist in der Regel bei Lage der Papille am Rande des Divertikels zwischen 4 und 7 Uhr durch eine Sphinkterotomie zu beseitigen.

Bei 2 Patienten wurde intraoperativ der Verdacht auf eine Papillenstenose bzw. auf einen Choledochusverschlußstein geäußert (Abb. 21). Die Endoskopie mit Schlingenbiopsie ergab ein Adenom mit schweren Zellatypien.

Mit Verdacht auf eine Papillenstenose wurde ein weiterer Patient nach Cholezystektomie zu uns überwiesen. Bei einer auswärts durchgeführten ERCP war der Ductus Wirsungianus nicht aussagekräftig dargestellt worden. Die Darstellung des D. Wirsungianus führte zu der Diagnose eines Pankreaskopfkarzinoms (Abb. 22). Sonographisch und computertomographisch war der Tumor nicht nachgewiesen worden. Die durchgeführte Whipple-Operation bestätigte die Diagnose und war kurativ.

Befunde und Ergebnisse der endoskopischen Therapie bei Komplikationen nach Eingriffen an Magen, Leber und Pankreas

Die Befunde von 23 Patienten mit postoperativen Komplikationen nach Eingriffen am Magen, an der Leber und am Pankreas sind in Tabelle 4 aufgeführt. Bei 4 Patienten lagen Stenosen oder Desinsertionen der Papilla Vateri nach Magenresektion vor, so bei einem 73jährigen Patienten nach Billroth-I-Magenresektion.

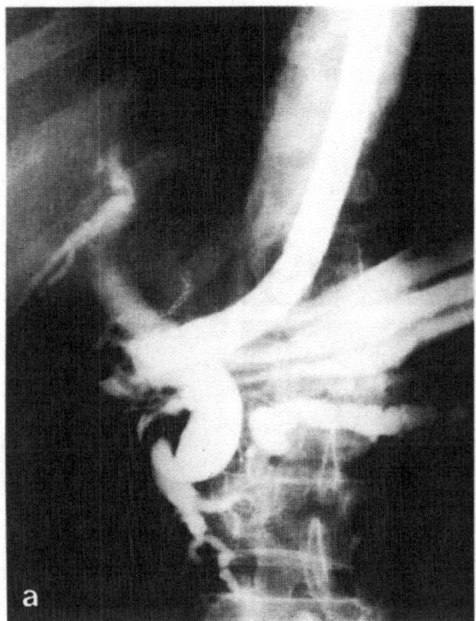

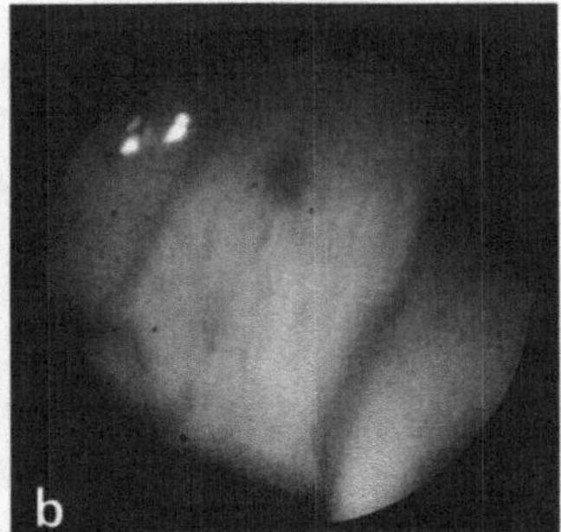

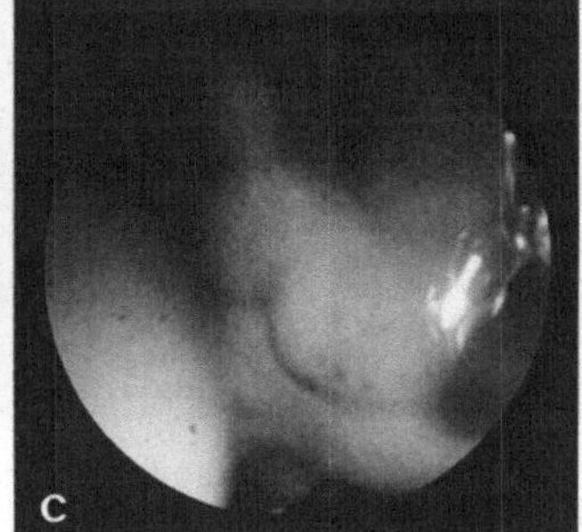

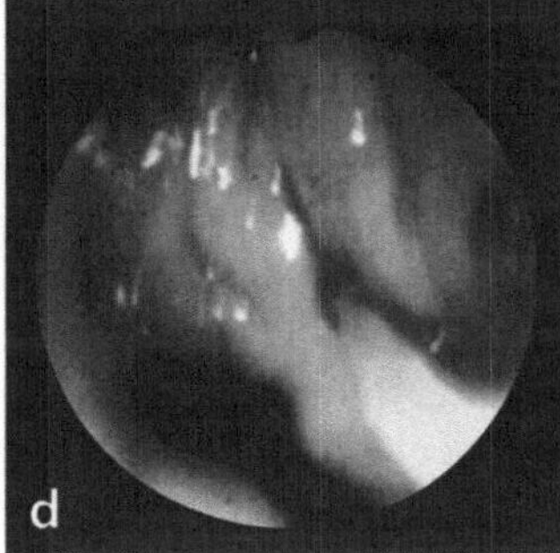

Abb. 23 a–d. Desinsertion der Papilla Vateri bei einem Patienten mit Zustand nach Billroth-I-Magenresektion. Bei der Gastroduodenoskopie fand sich eine Fistelöffnung, erkenntlich an einer stecknadelkopfgroßen Rötung (**a, b, c, d**), über die die dilatierten Pankreas- und Gallenwege dargestellt wurden

Tabelle 4. Indikationen und Befunde der ERCP nach Eingriffen an Magen, Leber und Pankreas

Indikation/Befund	n	
Ikterus und Pankreatitis nach Magenresektion		4
- Billroth-I	3	
- Billroth-II	1	
Zustand nach Versorgung von Leberrupturen		4
- Biliäre Fistel	3	
- Hämobilie	1	
Biliäre Fistel nach Leberteilresektion		1
Pankreaticokutane Fistel		5
Ikterus nach Laparotomie wegen akuter Pankreatitis		2
Ikterus nach Polytrauma mit Milzruptur		1
Mißlungene oder ineffiziente palliative Gallengangsentlastung		6
Insgesamt		23

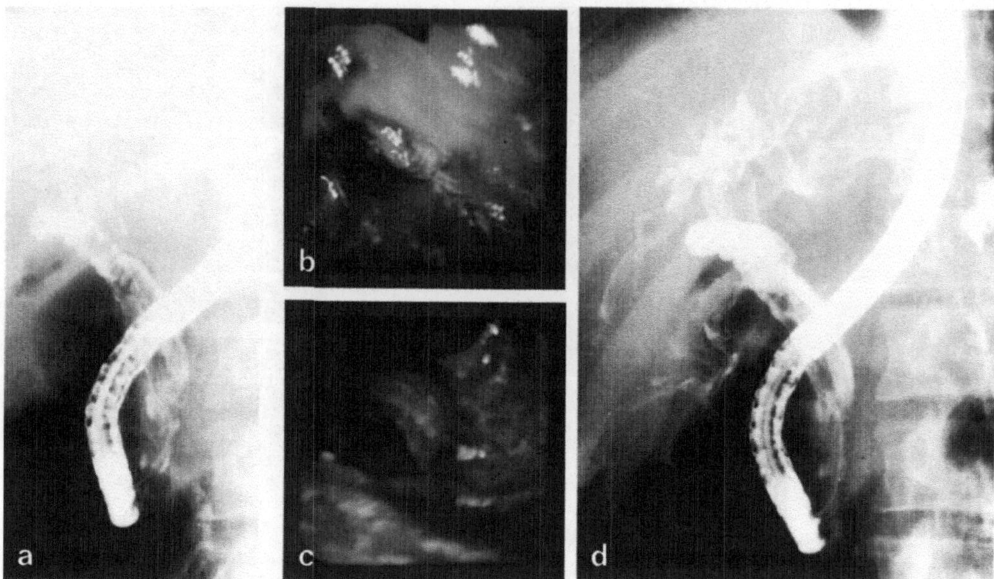

Abb. 24 a–d. Hämobilie mit Blutkoagel im Ductus choledochus und in den intrahepatischen Gallengängen (**a**) sowie an der Papilla Vateri (**b, c**) bei Gallengangsruptur am Leberhilus (**d**) 6 Wochen nach Versorgung einer traumatischen Leberruptur

Die Papilla Vateri war nicht mehr auffindbar. In der Anastomose fand sich lediglich eine Öffnung, über die beide dilatierte Gangsysteme dargestellt werden konnten (Abb. 23).

Eine traumatische Leberruptur hatten 4 Patienten erlitten und 2–4 Wochen nach chirurgischer Versorgung Komplikationen entwickelt. Die ERC gibt in diesen Fällen Auskunft über den genauen Sitz der Gallengangsläsion. Bei 3 Patienten war es zu einer biliären Fistel gekommen, in einem Fall verbunden mit einer Bilhämie. Als Ursache einer Hämatemesis wurde durch die ERC bei einem Patienten 3 Wochen nach Versorgung einer traumatischen Leberruptur eine Hämobilie aufgedeckt (Abb. 24).

Bei pankreokutanen Fisteln gibt die ERP Aufschluß darüber, ob eine Verbindung zum Pankreasgang besteht und ob Stenosen des Pankreasgangs vorliegen. Besteht eine breite Verbindung zwischen Fistelgang und Pankreasgang bei fehlender Stenose des nachgeschalteten Gangabschnitts, so kann die endoskopische Sphinkterotomie des Sphincter proprius pancreatis zu einer Ausheilung der Fistel führen (Abb. 25). Die endoskopische Sphinkterotomie führte bei 3 von 5 Patienten zur Ausheilung der pankreokutanen Fistel.

Mißlungene oder ineffiziente chirurgische Gallengangsentlastungen

Mißlungene oder ineffiziente operative Gallengangsentlastungen stellten bei 6 Patienten die Indikation zur endoskopischen Gallengangsdrainage dar. So kann ein fortgeschrittenes Gallenblasenkarzinom den operativen Zugang zu den Gallenwegen unmöglich machen, während endoskopisch auf transpapillärem Wege noch

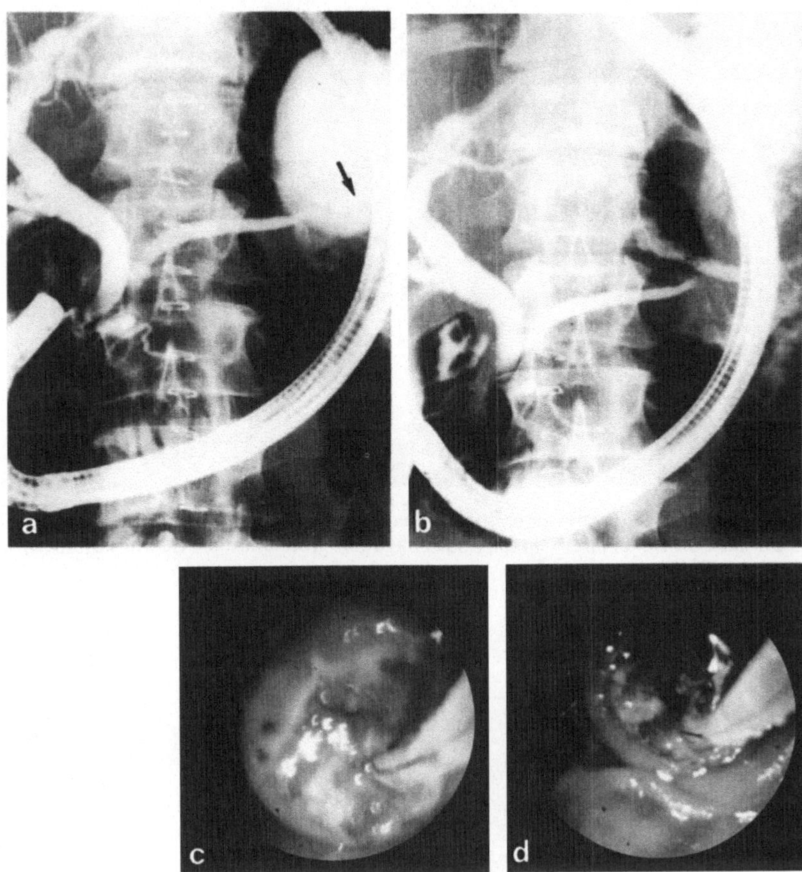

Abb. 25 a–d. Pankreaticokutane Fistel mit breitem Anschluß an den Ductus Wirsungianus (**a**, Pfeil). Zustand nach endoskopischer Sphinkterotomie des Sphincter proprius choledochi (**c**) und des Sphincter proprius pancreatis (**d**) mit freiem Abfluß aus dem Ductus Wirsungianus (**b**)

eine Endoprothese implantiert werden kann (Abb. 26).

Nach Dislokation von palliativ gelegten T-Drains sollte ebenfalls der Versuch einer Gallengangsentlastung durch ein endoskopisches Verfahren vorgenommen werden. Im eigenen Krankengut konnte bei 2 Patienten eine transpapilläre Cholangiodrainage und bei einem Patienten eine perkutane transhepatische Cholangiodrainage erfolgreich durchgeführt werden. So bei einem Patienten, bei dem intraoperativ ein Pankreaskopftumor unklarer Dignität diagnostiziert worden war. Ein gelegtes T-Drain war nicht funktionstüchtig bzw. dislozierte. Endoskopisch-bioptisch und röntgenmorphologisch wurde ein Pankreaskarzinom mit Infiltration des Duodenums gesichert. Zur präoperativen Gallengangsentlastung wurde über den T-Drain-Kanal eine extern-interne Drainage gelegt (Abb. 27).

Als seltene Ursache einer T-Drain-Dislokation bei einer Patientin mit inoperablem Gallengangskarzinom sei hier die Ballonbildung am duodenalen T-Drain-Schenkel angeführt (Abb. 28). Die Patientin entwickelte 6 Wochen nach der pallia-

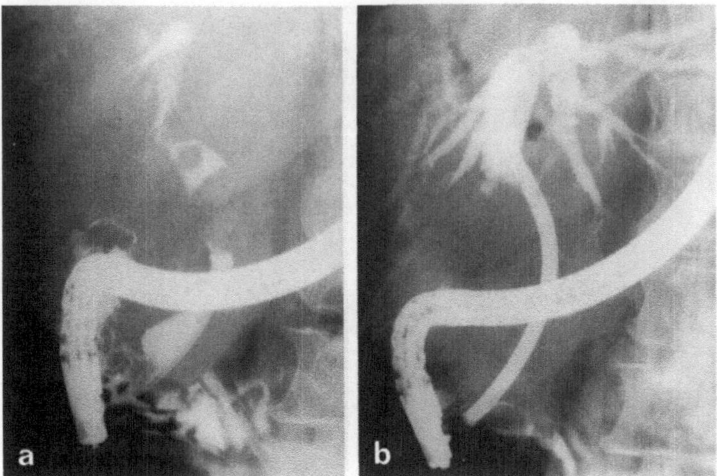

Abb. 26 a, b. Mißlungene operative Gallengangsentlastung bei einem Gallenblasenkarzinom (**a**). Zustand nach transpapillärer Cholangiodrainage mit großkalibriger Endoprothese (**b**)

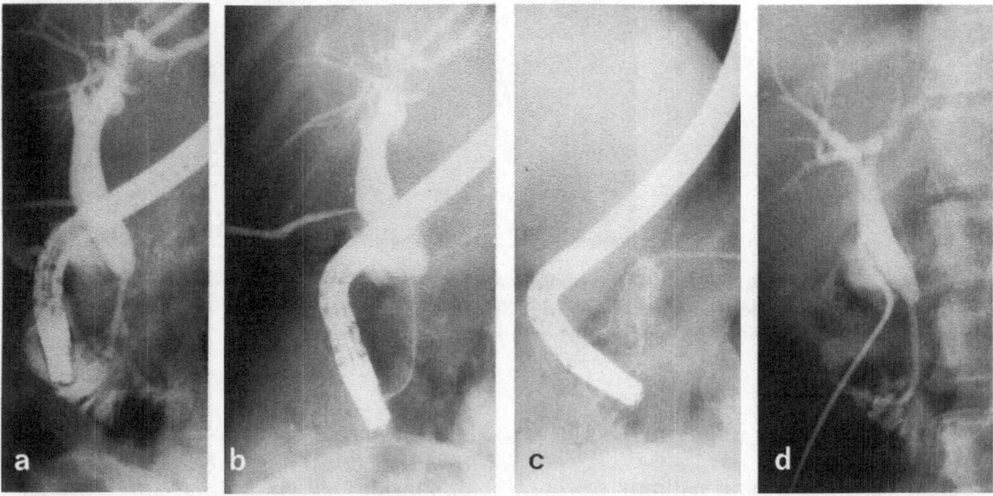

Abb. 27 a–d. Nach proximal disloziertes T-Drain bei intrapankreatischer Stenose des D. choledochus (**a**). Zustand nach Entfernen des T-Drains (**b**) und Darstellung einer Pankreasgangstenose in Höhe der Choledochusstenose als pathognomonisches Zeichen eines Pankreaskopfkarzinoms (**c**). Extern-interne Drainage über das T-Drain-Bett (**d**)

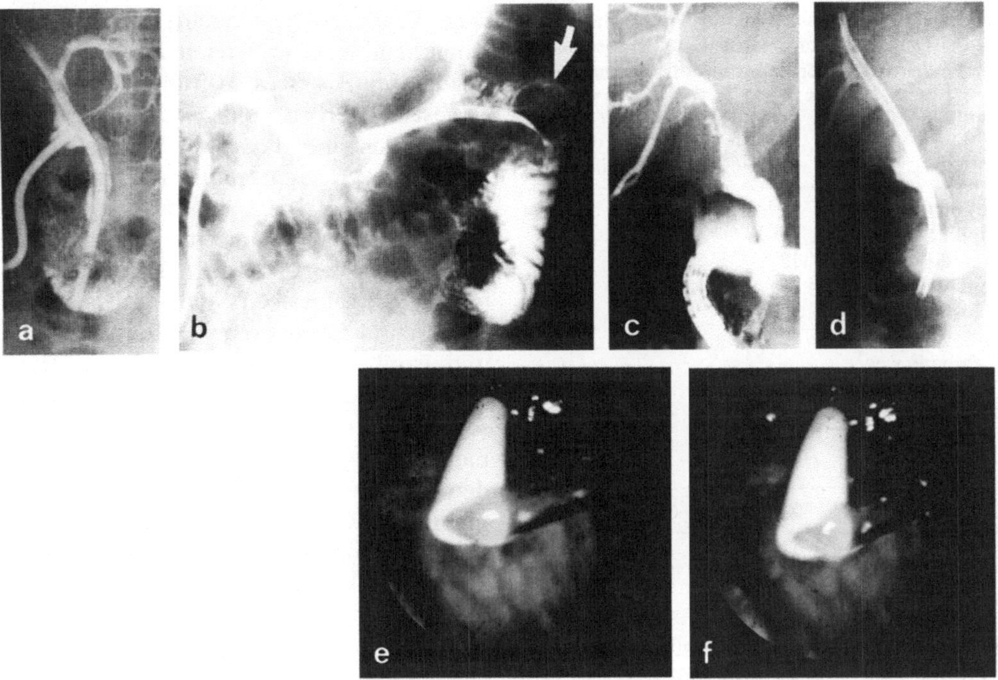

Abb. 28a–f. Beginnende Ballonbildung im duodenalen T-Drain-Schenkel (**a**) und Dislokation des T-Drains nach 6 Wochen infolge Größenzunahme des Ballons (**b**, Pfeile) bei einer 69jährigen Patientin mit einem primären Gallengangskarzinom. Zustand nach Entfernung des Drains (**c**) und transpapillärer Cholangiodrainage mit großkalibriger Endoprothese (**d, e, f**)

tiven Operation mit T-Drainage durch die Ballonbildung am distalen Ende des T-Drains eine Ileussymptomatik und eine zunehmende Cholestase. Nach Anstechen des Ballons unter endoskopischer Sicht konnte das T-Drain entfernt und eine endoskopisch-transpapilläre Cholangiodrainage mit einer großkalibrigen Endoprothese durchgeführt werden.

Zusammenfassung und Schlußfolgerungen

Die ERCP stellt die entscheidende diagnostische Methode in der frühen postoperativen Phase nach Eingriffen mit Komplikationen im Bereich der Gallenwege und des Pankreas dar. Im eigenen Krankengut von 96 Patienten konnte in allen Fällen eine sichere Aussage über die Ursache der Komplikation und deren genaue Lokalisation gemacht werden. Mit rund 70% stellten Residualsteine (43%), Papillenstenosen (10%), Ligaturen, Durchtrennungen und Stenosen des Hepatocholedochus (8%) und biliäre Fisteln (8%) die häufigsten Komplikationen nach Cholezystektomie und Gallengangsrevision dar. In rund 6% der Fälle lagen seltene prä- und intraoperativ nicht erkannte Befunde wie ein Papillenadenom, ein juxtapapilläres Duodenaldivertikel, eine chronische Pankreatitis und ein Pankreaskarzinom vor. Komplikationen nach Eingriffen an Leber, Magen und Pankreas stellten in 24% der Fälle des eigenen Krankengutes die Indikation zur ERCP der frühen postoperativen Phase dar. Desinsertionen und

Tabelle 5. Ergebnisse der endoskopischen Therapie bei Frühkomplikationen nach Operationen an den Gallenwegen, der Leber und des Pankreas

Komplikation	Zahl der Patienten	Zahl der erfolgreichen endoskop. Eingriffe
Residualsteine	41	39
Papillenstenose	10	10
Biliäre Fistel	12	5
Pankreokutane Fistel	5	3
Ikterus nach Laparotomie wegen akuter Pankreatitis	2	2
Ineffiziente palliative Gallengangsdrainage	6	6
Insgesamt	76	65 (86%)

iatrogene Stenosen der Papilla Vateri mit Ikterus und Pankreatitis (4mal), biliäre Fisteln (4mal) und eine Hämobilie, pankreokutane Fisteln (5mal) waren hier die häufigsten Befunde. Mißlungene oder ineffiziente operative Gallengangsdrainagen erforderten bei 6 Patienen endoskopische Drainageverfahren.

Mit den ERCP-assoziierten therapeutischen Methoden, wie der endoskopischen Sphinkterotomie und der transpapillären Cholangiodrainage, konnten 85% der Patienten mit Komplikationen nach Operationen an den Gallenwegen, der Leber und des Pankreas erfolgreich behandelt werden (Tabelle 5). Dadurch blieb der Mehrzahl der Patienten eine Relaparotomie erspart, deren Letalität in der Literatur mit 3-6% angegeben wird [4, 5].

Die dargelegten Ergebnisse lassen den Schluß zu, daß die ERCP in der frühen postoperativen Phase nach Eingriffen mit Komplikationen im Bereich der Gallenwege und des Pankreas so früh wie möglich eingesetzt werden sollte, um durch ihre präzise Aussage die Indikation zu einer eventuellen Relaparotomie rechtzeitig zu sichern und deren Operationsplanung zu erleichtern oder um die im Vergleich zur Relaparotomie risikoarmen ERCP-assoziierten therapeutischen Methoden rechtzeitig durchführen zu können. Residualsteine und Papillenstenosen als häufigste Ursachen von postoperativen Komplikationen sowie biliäre Fisteln und zum Teil auch pankreokutane Fisteln nach Eingriffen an den Gallenwegen und am Pankreas können in der Regel erfolgreich endoskopisch behandelt werden und sollten nunmehr keine Indikationen zur Relaparotomie darstellen.

Literatur

1. Akovbiantz A, Deyhle P, Hess W, Maranta E (1978) Der zurückgelassene Hepatocholedochusstein. Dtsch Med Wochenschr 103: 2046
2. Colcock BP, McManus JE (1955) Experiences with 1356 cases of cholecystitis and cholelithiasis. Surg Gynecol Obstet 101: 161-172
3. Glenn F, McSherry CK, Dineen P (1968) Morbidity of surgical treatment for nonmalignant biliary tract diseases. Surg Gynecol Obstet 126: 642
4. Hess W (1977) Nachoperationen an den Gallenwegen. Enke, Stuttgart
5. Tondelli P, Allgöwer M (1980) Gallenwegschirurgie. Springer, Berlin Heidelberg New York
6. Way LW (1973) Retained common duct stones. Surg Clin North Am 53: 1139

Postcholezystektomie-Syndrome

J. PHILLIP

Das Postcholezystektomiesyndrom (PCS) zählt wegen der Häufigkeit der Cholezystektomie zu den etablierten postoperativen Syndromen. Der in den fünfziger Jahren entstandene Begriff [27] ist jedoch seit seiner Einführung umstritten, so daß häufig Synonyme wie „sogenanntes" PCS oder „Trotz"-Cholezystektomiesyndrom verwandt werden. Viele Chirurgen lehnen den Begriff PCS ab, weil darunter auch nicht operationsbedingte Beschwerden verstanden werden. Grill [10] schlägt daher die Bezeichnung „Beschwerdekomplex nach Gallenwegseingriffen" vor.

Anhand größerer Analysen ergibt sich, daß etwa ein Viertel aller Operierten Schmerzen irgendwelcher Art angibt, daß aber nur bei 10% diese mit der Operation in Zusammenhang stehen: 5% haben fortdauernde pathologische Befunde am Gallenwegs- oder Pankreassystem, weitere 5% Störungen der Wundheilung (ausführliche Lit. in [12]).

Die Ursachen des PCS können funktionell oder organisch sein und lassen sich auf 4 Problemkreise zurückführen:

1. Unzureichende prä- und intraoperative Diagnostik
2. inadäquate Operationsmethoden
3. iatrogene Schäden
4. später auftretende Erkrankungen

In der präoperativen Diagnostik sollte stets auch an die Vielzahl der extrabiliären Ursachen des Oberbauchschmerzes gedacht werden (Tabelle 1). Diese Forderung stellt sich um so mehr, als die Gruppe der asymptomatischen Gallensteinträger infolge der bereits als Screening-Methode etablierten Sonographie immer größer wird. Bei unzureichender weiterer Diagnostik scheint das sog. PCS bei diesen Patienten bereits vorprogrammiert. Rund die Hälfte aller Beschwerden beruht auf den verschiedenen extrabiliären Erkrankungen aus den gastroenterologischen und auch anderen Erkrankungsbereichen [12].

Tabelle 1. Extrabiliäre Ursachen des PCS

Magen- und Duodenalulzera, Ösophagitis
Leber- und Pankreaserkrankungen
Porphyrie
Kolonerkrankungen (irritables Kolon, Karzinom)
Harnwegsinfektionen
Spondylitis, Spondylarthrosis
Tumoren der Nachbarorgane
Psychosomatische Störungen

In diesem Zusammenhang ist vor allem das kolorektale Karzinom zu erwähnen. An großen Autopsiestudien [26, 30] konnte bei Gallensteinträgern eine erhöhte Rate von proximalen Kolonkarzinomen nachgewiesen werden. Es wurde bereits gefordert, bei über 50jährigen Patienten vor der Cholezystektomie stets ein koexistentes Kolonkarzinom auszuschließen. In welchem Ausmaß die Cholezystektomie per se das Risiko erhöht, an einem rechtsseitigen Dickdarmkarzinom zu erkranken, wird zur Zeit noch kontrovers beurteilt. Erste positive Studien [21, 37] blieben in der Folgezeit unwidersprochen [2, 3, 5, 31, 38]. Die heutige Tendenz geht dahin, daß das Risiko kleiner ist als bisher angenommen [8].

Tabelle 2. Organische biliopankreatische Ursachen des PCS

Choledocholithiasis
Papillenstenose
Benigne iatrogene Gallengangsstriktur/-stenose
Langer Zystikusstumpf
Biliodigestive Anastomosen
Duodenaldivertikel
Choledochusstenose bei chronischer Pankreatitis
Maligne Tumoren (Papille, Choledochus und Pankreas)

Beim PCS im engeren Sinne werden zunehmend häufiger organische biliopankreatische Ursachen erkannt (Tabelle 2). In der Diagnostik dieser Erkrankungen leistet die ERCP hierbei einen entscheidenden Beitrag (Lit. in [25]). In vielen Fällen läßt sich bereits im Rahmen der operativ-therapeutischen Endoskopie ohne Reoperation Abhilfe schaffen. Dies soll in den folgenden Beispielen belegt und diskutiert werden.

Choledocholithiasis

Etwa 10-20% der Patienten mit Gallenblasensteinen haben gleichzeitig Choledochussteine. Rezidiv- oder Residualsteine werden bei 2-9% aller Operierten gefunden [19]. Durch adäquate intraoperative Cholangiographie läßt sich die Rate der Residualsteine auf unter 2% senken [16]. Gelegentlich gelingt die Diagnose erst in der frühen postoperativen Phase durch Kontrastmitteldarstellung über das liegende T-Drain (Abb. 1) oder durch ERCP (Abb. 2 u. 3). Therapie der Wahl ist heute

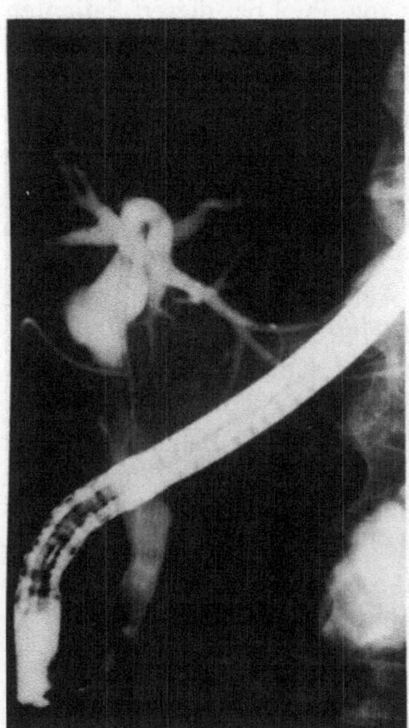

Abb. 1. Zwei Residualsteine im distalen Choledochus bei noch liegendem T-Drain. Therapie: EPT und Steinextraktion

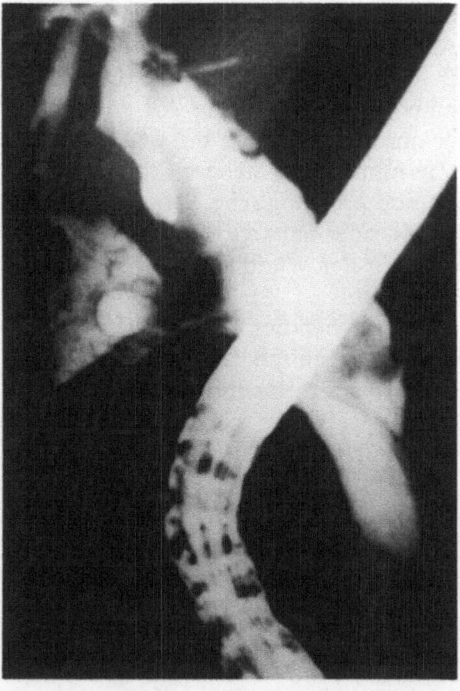

Abb. 2. Residualstein im mittleren Choledochus, T-Drain ist bereits gezogen, persistierendes Leck im Bereich des T-Drain-Kanals

die endoskopische Papillotomie (EPT) mit Steinextraktion. Primär nicht extrahierbare, zu große Steine lassen sich zunehmend mit mechanischen Lithotriptoren zerkleinern und extrahieren (Lit. in [23]). Auf die länger dauernde Spülbehandlung über eine nasobiliäre Sonde oder das liegende T-Drain [19, 20] kann damit immer häufiger verzichtet werden. Mit zunehmendem zeitlichen Abstand zur Cholezystektomie steigt die Rate der Rezidivsteine. Als Ursachen werden zurückbelassenes Nahtmaterial nach Gangrevision, ein postoperativ weitgestellter Choledochus und veränderte Strömungsverhältnisse der Galle genannt. Auch bei diesen Steinen besteht die klassische Indikation zur endoskopischen Papillotomie.

Außer Konkrementen können im Einzelfall auch Fremdkörper wie abgebrochene Drainagestücke im Gallengang zurückbleiben. Auch in derartigen Fällen ist primär die endoskopische Sanierung angezeigt [4].

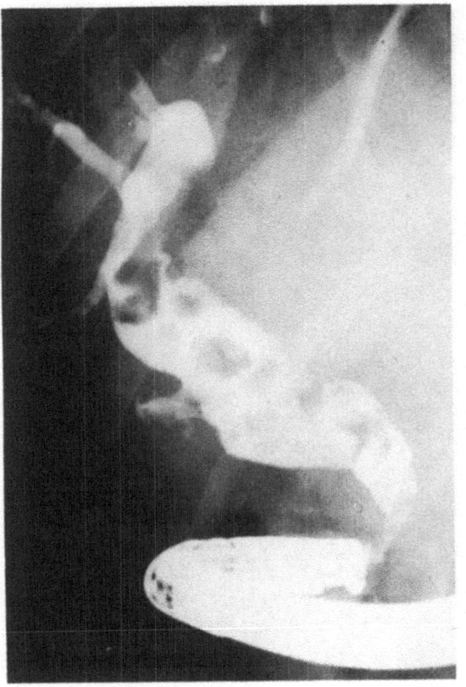

Abb. 3. Multiple Choledochuskonkremente, dargestellt 14 Tage nach Cholezystektomie. Therapie: EPT und Steinextraktion

Papillenstenose

Das Problem der benignen Papillenstenose wurde in den letzten Jahren viel diskutiert (Lit. in [24, 33]). Sie ist in ca. 20%, bedingt durch die Abflußbehinderung der Galle, mit Choledochussteinen kombiniert [35]. Weitere Erkenntnisse sind durch die mittlerweile weitgehend etablierte und standardisierte Manometrie der Papilla Vateri zu erwarten. Toouli u. Mitarb. [34] untersuchten 48 cholezystektomierte Patienten und konnten zeigen, daß 25 symptomatische Patienten im Gegensatz zu 10 beschwerdefreien Kontrollen Motilitätsstörungen an der Papille aufwiesen. Die gleiche Gruppe berichtete über 50 Patienten mit PCS, bei denen endoskopische Papillotomie durchgeführt wurde. 13% der Patienten wurden völlig beschwerdefrei, bei weiteren 48% zeigte sich eine Besserung der Symptomatik. Die Autoren waren allerdings nicht in der Lage, aufgrund vorheriger Papillenmanometrie einschl. Stimulationsteste exakt vorherzusagen, ob der Patient von der EPT profitieren wird oder nicht [28].

Im Routinebetrieb verzichten wir meist auf eine subtile manometrische Diagnostik (ausführliche Lit. in [9]). Eine normale Papille läßt sich an Hand der Motilität relativ leicht erkennen (Abb. 4), während bei organischer Papillenstenose (Abb. 5) die Papille starr bleibt und das Kontrastmittel nur verzögert abfließt. Bei Choledochuskonkrementen ist eine EPT auch ohne Nachweis einer Papillenstenose erforderlich. Wichtig ist die Differentialdiagnose zum Adenom und Papillenkarzinom (Abb. 6), besonders wenn der Tumor nicht

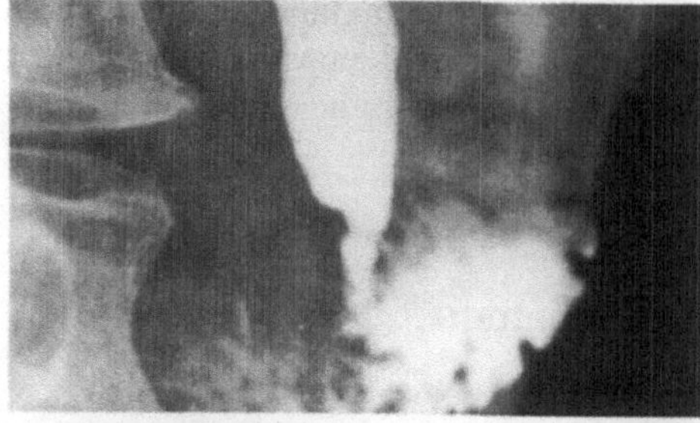

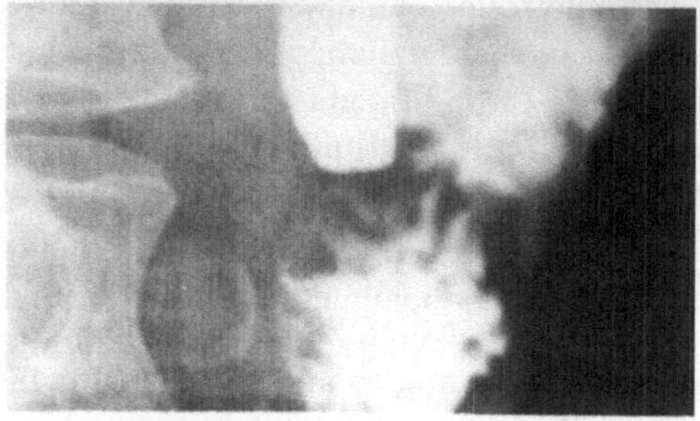

Abb. 4. Normale Motilität der Papilla Vateri

exophytisch wächst. Entscheidend ist hier eine EPT mit Biopsie aus der offenliegenden Papille, ggf. mit Schlingenbiopsie. Bei unklarem Befund ist die Operation vorzuziehen, da das Papillenkarzinom im Gegensatz zum Pankreaskarzinom eine wesentlich bessere Prognose hat. Im eigenen Krankengut wurden 3 von 7 Patienten mit Adenokarzinom der Papilla Vateri innerhalb der letzten 3 Jahre vor Diagnosestellung cholezystektomiert.

Iatrogene Strikturen und Stenosen

Iatrogene Gallenwegsläsionen sind in Relation zur Häufigkeit der Cholezystektomie sehr selten und werden selbst in selek-

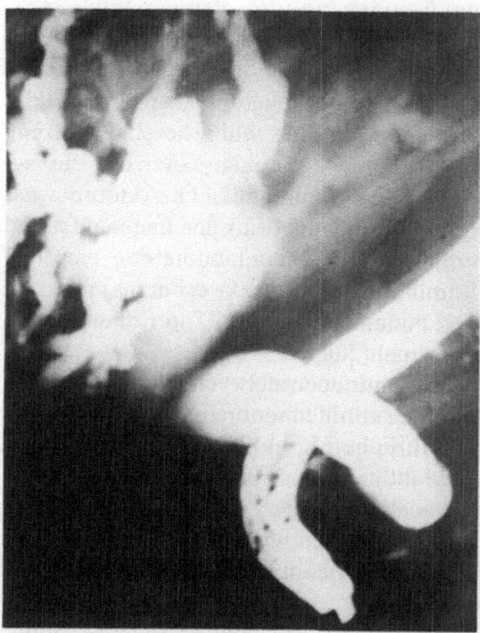

Abb. 5. Narbige Papillenstenose mit Choledochuserweiterung. Zustand nach Cholezystektomie vor 13 Jahren sowie Resektion einer Zyste im rechten Leberlappen und Übernähung eines blutenden Ulcus duodeni vor 3 Jahren. Therapie: EPT

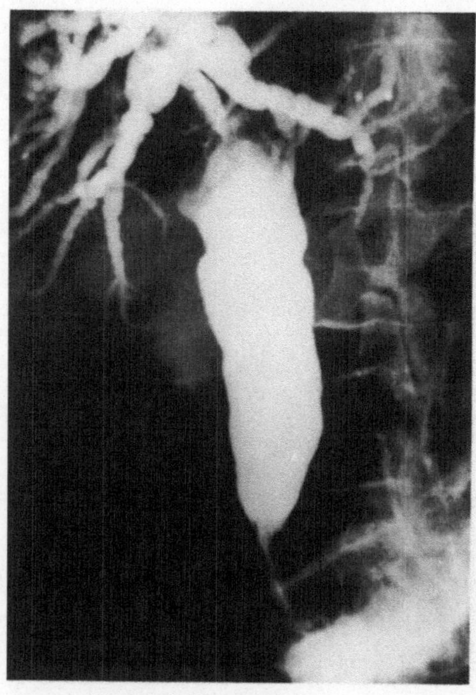

Abb. 6. Ampulläres Adenom der Papilla Vateri mit kurzstreckiger Stenose und prästenotischer Dilatation des Choledochus

tiertem Krankengut nur mit etwa 1% veranschlagt [7]. Ursachen sind z. B. die Quetschung des Gallengangs nach blindem Ansetzen einer Klemme bei starker Blutung oder eine tangentiale Verletzung nach zu tiefer Ligatur des Zystikusstumpfs (Abb. 7 u. 8). Die Therapie der Wahl ist die Reoperation. Neuerdings nehmen jedoch die endoskopische Ballondilatation, evtl. kombiniert mit einer Endotheseneinlage, einen zunehmenden Stellenwert ein [17]. Dies gilt besonders für frühzeitig bemerkte Strikturen und Leckbildungen, z. B. im Zystikusbereich, bei denen durch Ballondilatation und/oder Protheseneinlage der Galleabfluß akut gewährleistet ist und dadurch die Heilung beschleunigt wird (Abb. 8a-c). Die Endoprothese kann nach einigen Wochen gezogen werden, eine nochmalige Ballondilatation kann erforderlich sein [15, 29, 36].

Im Spätstadium wird die alleinige Dilatation einer iatrogenen, fibrosierten Stenose nicht immer gelingen. Huibregtse u. Mitarb. [14] berichten von 29 aufeinanderfolgenden Patienten mit benigner biliärer Stenose, bei denen sie eine 10-French-Endoprothese einlegten. Dieses Vorgehen gelang in 93%. Der klinische Verlauf ergab bei 19 von 21 Patienten ein gutes Ergebnis, Komplikationen traten nicht auf. Bei 5 Patienten wurde die Endoprothese gezogen, ohne daß eine Restenosierung auftrat. Langzeitergebnisse liegen jedoch noch nicht vor und die Methode sollte zur Zeit noch auf diejenigen Patienten beschränkt werden, bei denen eine Reoperation kontraindiziert ist.

Folgen der Stenose sind Konkrementbildung (Abb. 9) sowie aszendierende Cholangitis und sekundäre Zirrhosen. Differentialdiagnostisch davon abzugrenzen sind die primär sklerosierende Cholangitis (Abb. 10) und primär biliäre Zirrhose. Weitere Ursachen für nicht cholezystektomiebedingte Choledochusstenosen sind Pankreasaffektionen, wie die Röhrenstenose

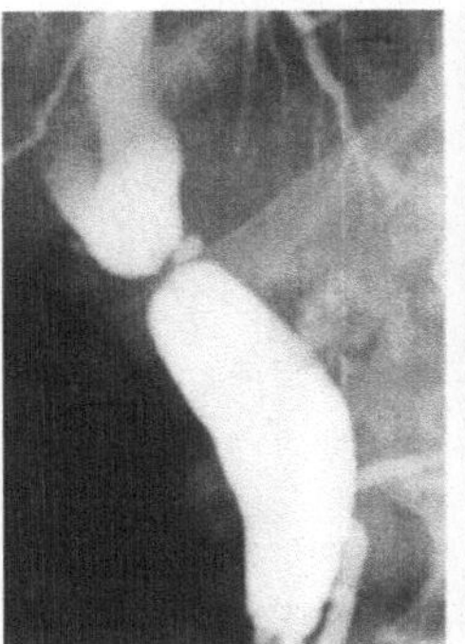
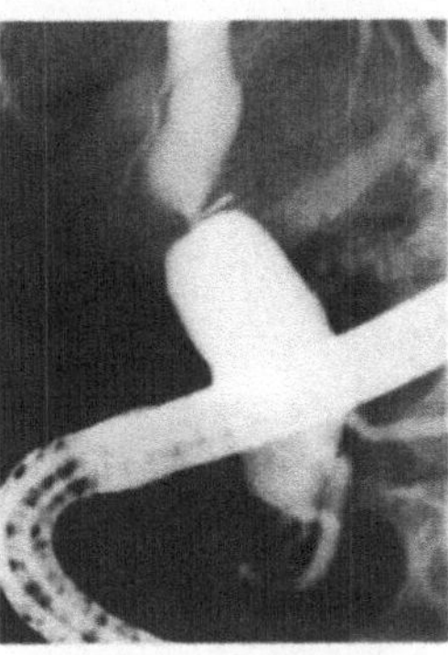

Abb. 7. Hochgradige Gallengangsstriktur im Bereich des Zystikusabgangs

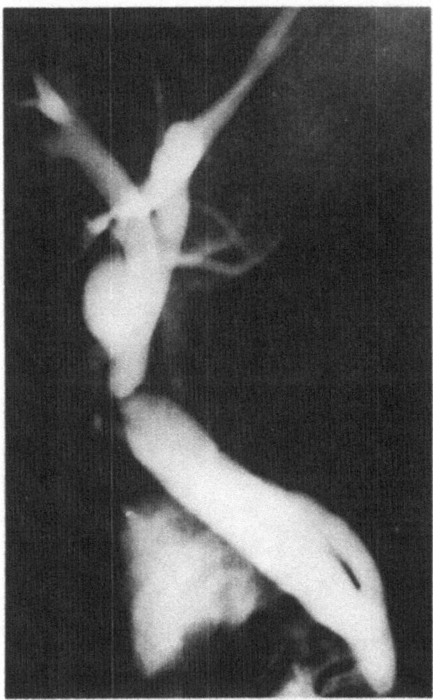

Abb. 8. Postoperative Gallengangsstriktur in Höhe des üblichen Zystikusabgangs, Ductus cysticus mündet atypisch im idstalen Choledochus

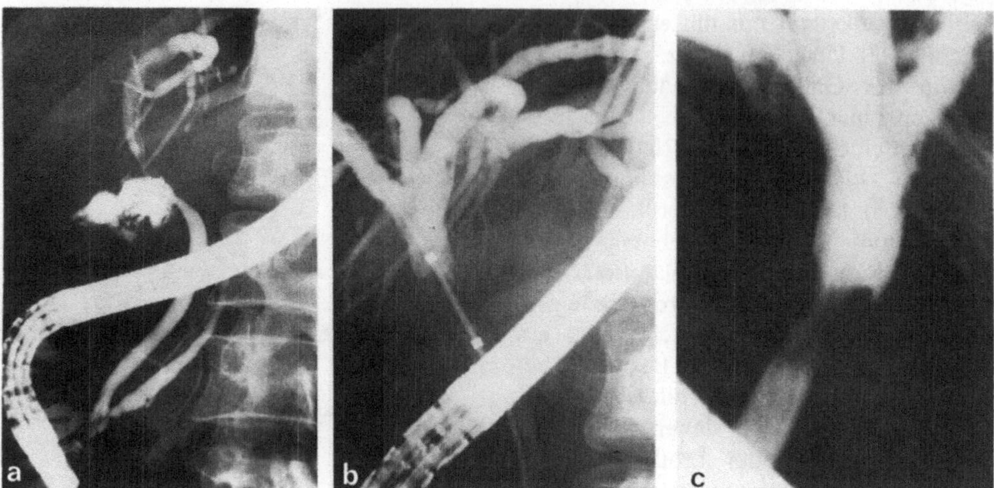

Abb. 8 a–c. **a** 39-jährige Patientin mit Cholangitis und Abszeßbildung 1 Monat nach Cholezystektomie, ERCP vor Dilatation und Einlage einer Endoprothese. **b** Gleiche Patientin, Entfernung der Endoprothese nach 10 Wochen, erneute Ballondilatation. **c** Gleiche Patientin, ungehinderter KM-Abfluß nach Dilatation, Patientin seither beschwerdefrei

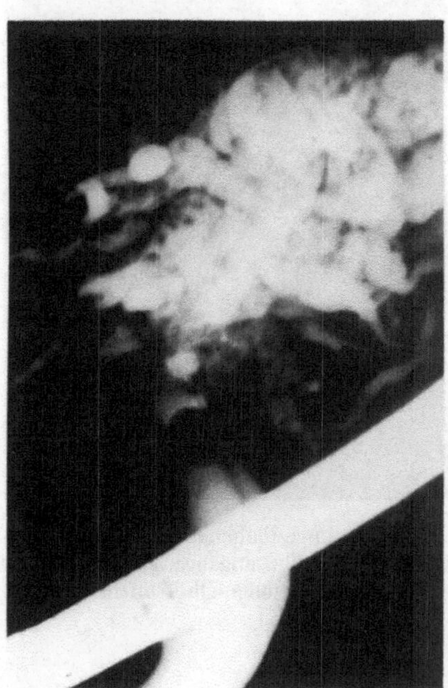

Abb. 9. Postoperative Stenose im oberen Choledochus, multiple intrahepatische Konkremente, Dilatationsballon im Stenosebereich. Operativ fanden sich über 300 Steine

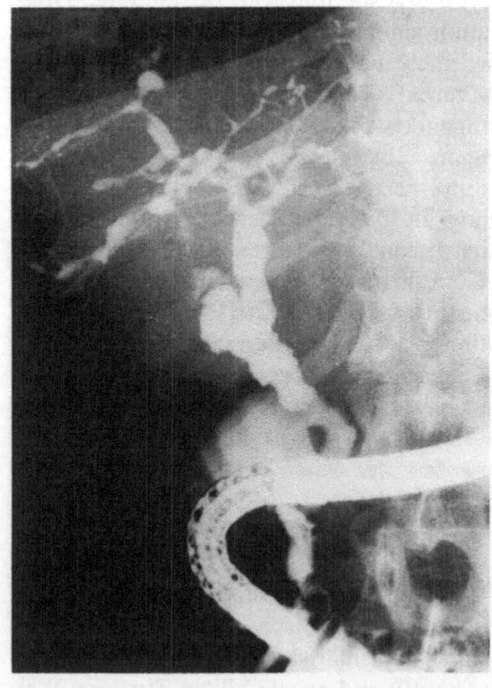

Abb. 10. Ausgeprägte primär sklerosierende Cholangitis

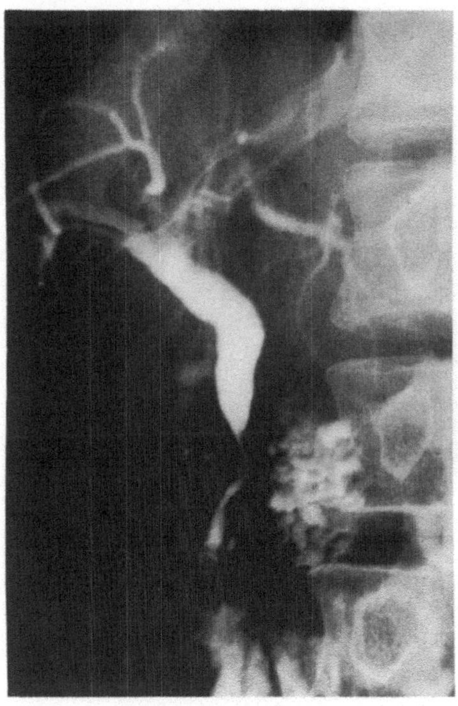

Abb. 11. Röhrenstenose des distalen Choledochus bei chronisch kalzifizierender Pankreatitis

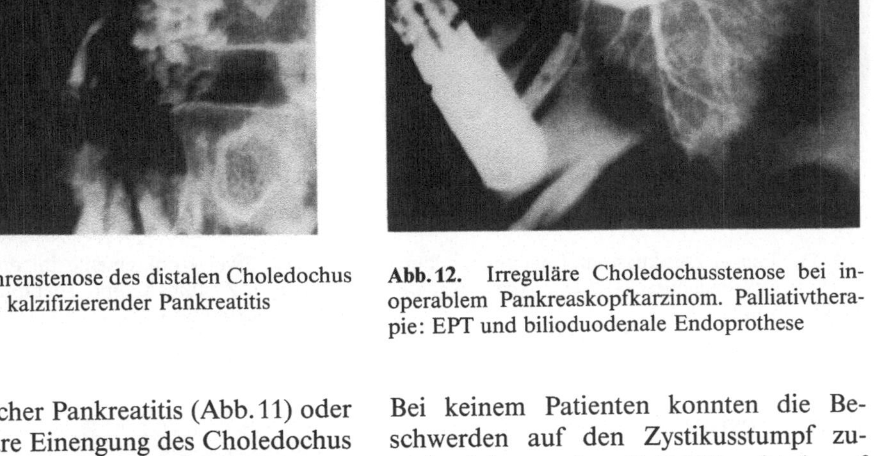

Abb. 12. Irreguläre Choledochusstenose bei inoperablem Pankreaskopfkarzinom. Palliativtherapie: EPT und biliodudenale Endoprothese

bei chronischer Pankreatitis (Abb. 11) oder die irreguläre Einengung des Choledochus beim Pankreaskopfkarzinom (Abb. 12).

Zystikusstumpfsyndrom

Die Bedeutung eines zurückgelassenen zu langen Zystikusstumpfs (Abb. 13) ist umstritten [11]. Daniels et al. [6] geben eine Häufigkeit bei über 4000 Eingriffen von ca. 5% an, wobei ein kausaler Zusammenhang mit Beschwerden bei ⅓ dieser Patienten angenommen wurde. In einer Analyse von 54 symptomatischen Patienten nach Cholezystektomie fanden Aaerimaa et al. [1] mittels ERCP bei 30 Patienten (56%) einen Zystikusstumpf mit einer durchschnittlichen Länge von 23 ± 8 mm. Bei keinem Patienten konnten die Beschwerden auf den Zystikusstumpf zurückgeführt werden. Grill [10] weist darauf hin, daß Steine im Zystikusstumpf (Abb. 14) auch Koliken auslösen können. Eine erhöhte Koinzidenz mit einer Choledocholithiasis ist bekannt [13]. Ein Zystikusstumpfsyndrom sollte also erst dann angenommen werden, wenn andere Ursachen ausgeschlossen sind. Ein Problem stellt jedoch der röntgenologische Nachweis des Ductus cysticus dar. Bei Steinverschluß ist er auch mit der ERCP nicht möglich.

Raritäten sind Amputationsneurome [32] und Fisteln des Ductus cysticus [22].

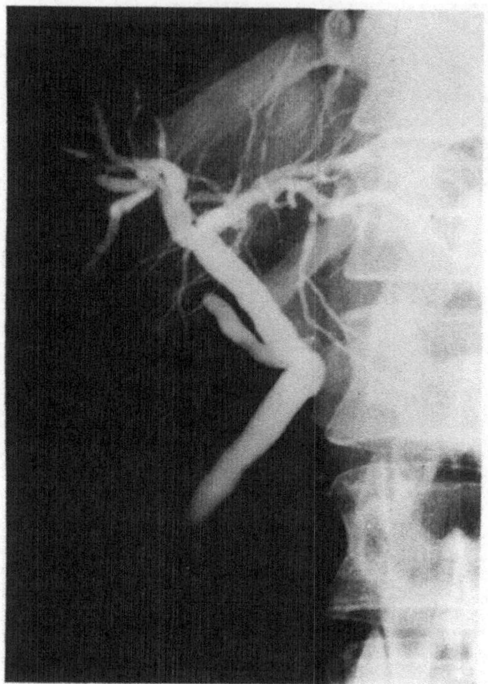

Abb. 13. Langer Zystikusstumpf bei uncharakteristischen Oberbauchbeschwerden: *keine* Nachresektion erforderlich

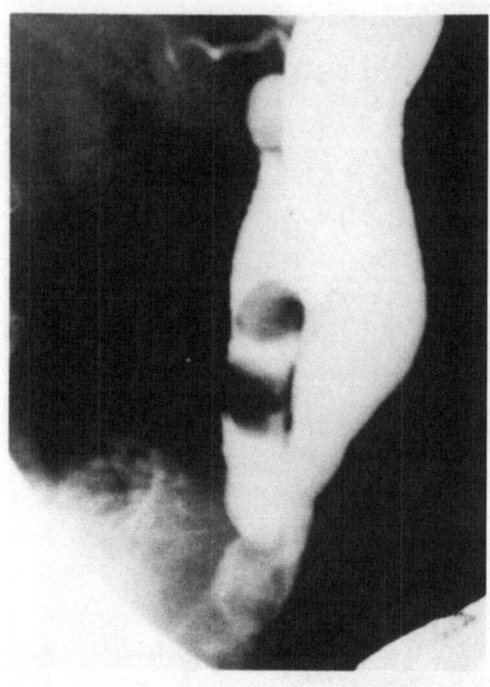

Abb. 14. Zwei Konkremente im distal mündenden langen Zystikusstumpf. Therapie: endoskopische Steinextraktion

Biliodigestive Anastomosen

Die biliodigestiven Anastomosen werden im nächsten Beitrag behandelt. Sie führen häufig zu Cholangiophytiasis und aszendierender Cholangitis (Abb. 15). Die primäre Therapie besteht in der EPT mit Ausräumung des Schlammes, die Anastomose kann dann zu einem späteren Zeitpunkt operativ verschlossen werden.

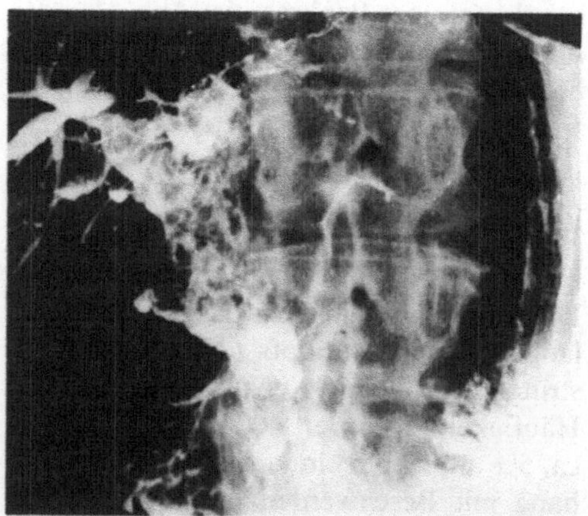

Abb. 15. Choledochobulbostomie, aszendierende Cholangitis bei mit schlammigem Material ausgefülltem erweitertem Choledochus

Peripapilläre Divertikel

Auch bei peripapillären Divertikeln (Abb. 16) ist eine signifikante Koinzidenz zu Choledochussteinen, nicht jedoch zu Pankreaserkrankungen nachgewiesen [18].

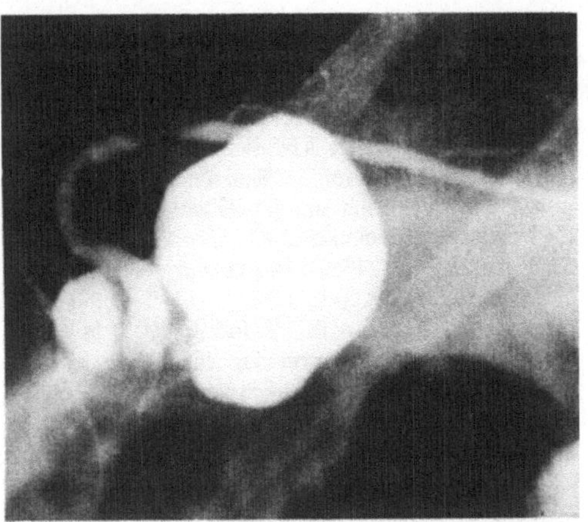

Abb. 16. Unauffälliger Pankreasgang, Papille liegt zwischen 2 unterschiedlich großen Divertikeln, keine Cholestase

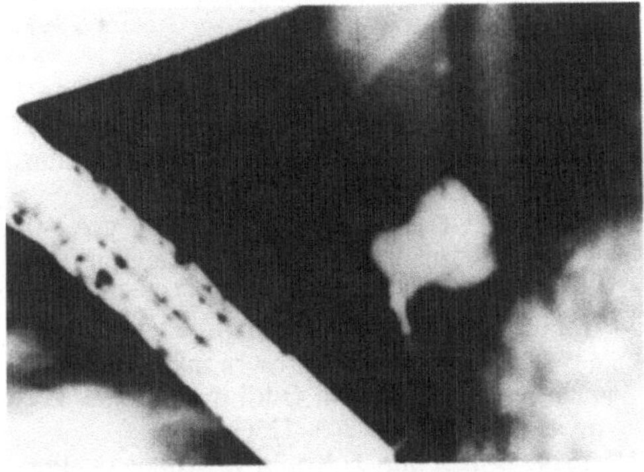

Abb. 17. Verschlußikterus bei mit Speiseresten gefülltem peripapillären Divertikel. Dauerhafte Beseitigung der Cholestase nach endoskopischer Divertikelspülung

Auch mit Speiseresten gefüllte Divertikel können zu einer Verschlußsymptomatik führen (Abb. 17). Derartige Divertikel lassen sich endoskopisch ausspülen. Auch die endoskopische Papillotomie bei peripapillären Divertikeln ist in der Regel ohne größere Schwierigkeiten durchführbar.

Zusammenfassend erstreckt sich der Beitrag der Endoskopie neben der Erkennung extrabiliärer Ursachen durch Gastro- und Koloskopie vorwiegend auf die ERCP zum Nachweis biliopankreatischer Begleit- und Folgekrankheiten. Zum jetzigen Zeitpunkt dürfte das PCS

- in ca. 70% durch exakte prä- und intraoperative Diagnostik vermeidbar,
- in etwa 70% durch die ERCP diagnostizierbar
- und in vielen Fällen durch einen endoskopisch-therapeutischen Eingriff behoben werden können.

Literatur

1. Aerimaa M, Maekelae P (1981) The cystic duct stump and the postcholecystectomy syndrome. An analysis of 54 patients subjected to ERCP. Ann Chir Gynaecol 70: 297-303
2. Abrams JS, Anton JR, Dreyfuss DC (1983) The absence of a relationship between cholecystectomy and the subsequent occurrence of cancer of the proximal colon. Dis Colon Rectum 26: 141-144
3. Adami HO, Meirik O, Gustavsson S, Nyren O, Krusemo UB (1983) Colorectal cancer after cholecystectomy: absence of risk increase within 11-14 years. Gastroenterology 85: 859-865
4. Bedogni G, Meinero M, Barbieri I, Ricci E, Bigi L, Pedrazzoli C, Contini S, Bertoni G, Conigliaro R, Rossi G (1986) Foreign bodies of the biliary tract: endoscopic management. Dig Dis Sci 31: 1100-1104
5. Blanco D, Ross RK, Papagini-Hill A, Henderson BE (1984) Cholecystectomy and colonic cancer. Dis Colon Rectum 27: 290-292
6. Daniels C, Schmidt HD, Lenner V, Brunner H (1980) Langer Zystikusstumpf als Ursache der Restbeschwerden nach Cholezystektomie. Leber Magen Darm 10: 207-212
7. Femppel J, Lux G, Rösch W (1981) Intraoperative Gallenwegsläsionen. Med Welt 32: 111-114
8. Friedman GD, Goldhaber MG, Quessenberry CP (1987) Cholecystectomy and large bowel cancer. Lancet April 18: 906-908
9. Gandolfi L, Corazziari E (1986) The international workshop of sphincter of Oddi manometry. Gastrointest Endoscop 32: 46-48
10. Grill W (1980) Der Beschwerdekomplex nach Gallenwegseingriffen (sog. Postcholezystektomie-Syndrom). Fortschr Med 98: 637-642
11. Grözinger KH (1984) Zur Kritik des sog. Post-

cholezystektomie-Syndroms. In: Demling L (Hrsg) Klinische Gastroenterologie, Bd 2. Thieme, Stuttgart New York, S 378-386
12. Hess W (1986) Postoperative Beschwerden. In: Hess W, Cirenei A, Rohner A, Akovbiantz A (Hrsg) Die Erkrankungen der Gallenwege und des Pankreas, II. Band. Piccin, Padua, S 2377-2399
13. Hopkins SF, Birins BA, Griffen WO (1979) The problem of the cystic duct remnant. Surg Gynecol Obstet 148: 531-533
14. Huibregtse K, Katon RM, Tytgat GNI (1986) Endoscopic treatment of postoperative biliary strictures. Endoscopy 18: 133-137
15. Janardhanan R, Brodmerkel GJ Jr, Turowski P, Gregory DH, Agrawal RM (1986) Endoscopic retrograde cholangiopancreatography in the diagnosis and management of postcholecystectomy cystic duct leaks. Am J Gastroenterol 81: 474-476
16. Junginger T, Pichlmeier H (1982) Postoperative Beschwerden nach Cholezystektomie. Leber Magen Darm 12: 74-79
17. Kozarek RA (1986) Hydrostatic balloon dilatation of gastrointestinal stenoses: a national survey. Gastrointest Endosc 32: 15-19
18. Leschka K (1977) Die klinische Bedeutung von peripapillären Duodenaldivertikeln. Dissertation, Universität Erlangen
19. Leuschner U, Baumgärtel H (1982) Die Auflösung von Gallensteinen durch Spülbehandlung. Dtsch Ärztebl 79: 29-39
20. Leuschner U, Baumgärtel H, Phillip J, Jessen K, Hagenmüller F, Trüber E, Classen M (1982) Spülbehandlung und Endoskopie im kombinierten Einsatz bei der Therapie von Gallensteinen. Dtsch Med Wochenschr 107: 285-290
21. Linos D, Beard CM, O'Fallon WM, Dockerty MB, Beart RW Jr, Kurland LT (1981) Cholecystectomy and carcinoma of the colon. Lancet 2: 379-381
22. Nelson AM (1984) Cystic duct fistula: a complication of cholecystectomy. Am J Gastroenterol 79: 479-481
23. Phillip J (1985) Endotherapie von Gallensteinen. Leber Magen Darm 15: 256-261
24. Phillip J, Classen M (1986) Endoskopisch-retrograde Cholangiopankreatographie. In: Hess W, Cirenei A, Rohner A, Akovbiantz A (Hrsg) Bilio-pankreatische Chirurgie. Piccin Verlag, Padova, S 937-972
25. Phillip J, Hagenmüller F (1983) Postoperative Syndrome an den Gallenwegen: das sog. Postcholezystektomie-Syndrom. In: Henning H (Hrsg) Fortschritte der gastroenterologischen Endoskopie. Demeter, Gräfelfing, S 47-52
26. Pinter D, Kratzsch KH, Waller H (1983) Kolorektales Karzinom - Beziehung zur Cholezystektomie oder zur Cholelithiasis? Dtsch Z Verdau Stoffwechselkr 43: 130-136
27. Pribram BOC (1950) Postcholezystectomy syndromes. JAMA 142: 1262
28. Roberts-Thomson IC, Toouli J (1985) Is endoscopic sphincterotomy for diasabling biliary-type pain after cholecystectomy effective? Gastroinest Endosc 31: 370-373
29. Sauerbruch T, Weinzierl M, Holl J, Pratschke E (1986) Treatment of postoperative bile fistulas by internal endoscopic biliary drainage. Gastroenterology 90: 1998-2003
30. Schmauss AK, Ehrhardt U (1983) Cholelithiasis - Cholezystektomie und Kolonkarzinom. Zentralbl Chir 108: 449-456
31. Spitz MR, Russel NC, Guinee VF, Nevell GR (1985) Questionable relationship between cholecystectomy and colon cancer. J Surg Oncol 30: 6-9
32. Stibenz J, Kretzschmar U, Kuenzel W, Dittrich H (1984) Amputationsneurom als seltene Ursache eines sog. Postcholezystektomiesyndroms. Z Gesamte Inn Med 39: 206-208
33. Tondelli P, Gyr K, Harder F, Stalder GA, Allgöwer M (1980) Das Postcholezystektomiesyndrom (PSC). Therap Umschau 37: 710-721
34. Toouli J, Roberts-Thomson IC, Dent J, Lee J (1985) Manometric disorders in patients with suspected sphincter of Oddi dysfunction. Gastroenterology 88: 1243-1250
35. Tulassay Z, Popp J, Kollin E, Koller O (1981) Postcholezystektomiesyndrom: Endoskopische und radiologische Aspekte. Wien Klin Wschr 93: 95
36. Van Steenbergen W, Haemers A, Pelemans W, Ponette E, Vanwing J, Verbeken E, Fevery J (1987) Postoperative biliocutaneous fistula: successful treatment by insertion of an endoprosthesis. Endoscopy 19: 34-36
37. Vernick LJ, Kuller LH (1981) Cholecystectomy and right-sided colon cancer: an epidemiological study. Lancet 2: 381-383
38. Weitz H, Myring K, Wiebecke B, Eder M (1983) Cholezystektomie, Cholelithiasis und Dickdarmkarzinom. Dtsch Med Wochenschr 108: 53-57

Syndrome biliodigestiver Anastomosen

J. J. Reiter

Während die Cholezystektomie zum Routinerepertoire jeder chirurgischen Abteilung gehört - in Mannheim wurden von 1970 bis 1983 4967 Primäreingriffe an den Gallenwegen mit einer Mortalität von 0,4% durchgeführt -, können biliodigestive Anastomosen äußerst schwierige Eingriffe sein, die, wenn sie nicht absolut korrekt ausgeführt werden, zu erneuten Laparotomien Anlaß geben können oder zur chronischen Cholangitis bis hin zur biliären Zirrhose führen.

Eine biliodigestive Anastomose ist erforderlich, wenn der Gallefluß in den Darm nicht anderweitig gewährleistet werden kann und eine biliobiliäre Anastomose technisch, anatomisch oder biologisch nicht möglich ist. Das übergeordnete Prinzip ist hier die Wiederherstellung des ungehinderten Galleflusses. Die Sphinktererhaltung ist in diesen Fällen kein Argument. Wichtig ist, daß die Anastomose genügend weit angelegt wird. Außerdem wird die neue Verbindung des Gallenwegssystems mit dem Darm nur dann auf Dauer offen bleiben, wenn die Mukosa des Gallengangs mit der des Dünndarms vereinigt wird. Benetzungen von Granulationsgewebe mit Galle führen zu exzessiver Schrumpfung und verhindern die sekundäre Epithelisierung [1].

Indikationen für eine biliodigestive Anastomose sind [2]:

1. Stenose und Striktur des Hepatocholedochus
2. Verletzung und Durchtrennung des Hepatocholedochus
3. Entzündliche Röhrenstenose des Choledochus
4. Palliation bei inoperablen Tumoren
5. Anastomose nach operativer Entfernung des distalen Gallengangs

(6. Choledochoduodenostomie beim Steinleiden)

Der Punkt 6 stellt heute wohl keine echte Indikation mehr dar und darf als weitgehend verlassen gelten.

Als zu anastomosierende Organe stehen Gallenblase und Gallengang auf der einen Seite, Magen, Duodenum und Dünndarm auf der anderen Seite zur Verfügung. Die Gallenblase wird nur zur palliativen Tumorumgehung benutzt. Voraussetzung hierfür ist ein tumor- und steinfreier Zystikus.

Die Choledochoduodenostomie kann bei inoperablen Tumoren im periampullären Bereich durchgeführt werden. Die Operation ist, wie bereits erwähnt, kein Verfahren bei inkompletter Steinentfernung im Hepatocholedochus oder bei evtl. gutartiger Papillenstenose [3]. Zu hoch erscheint die Komplikationsrate. Sie führt bei einem Großteil der Patienten zur Cholangitis, insbesondere dann, wenn es zur Stenose der Anastomose kommt, d.h. wenn diese wahrscheinlich primär zu eng angelegt war. Der Blindsack zur Papille dient dabei als Schlammfang, wenn sich Speisereste darin ablagern. Von hier kommt es dann zur aszendierenden Cholangitis (Abb. 1). Durch Decholedochoduodenostomie und Wiederherstellung der natürlichen Passage, notfalls mit transduo-

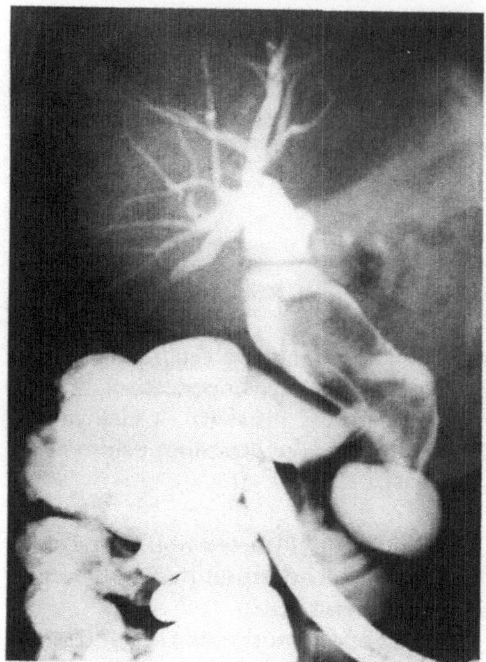

Abb. 1. Zustand nach Choledochoduodenostomie. Die Anastomose ist geschrumpft. Speisereste im Gallengang, die zu rezidivierenden Cholangitiden mit Ikterus führen

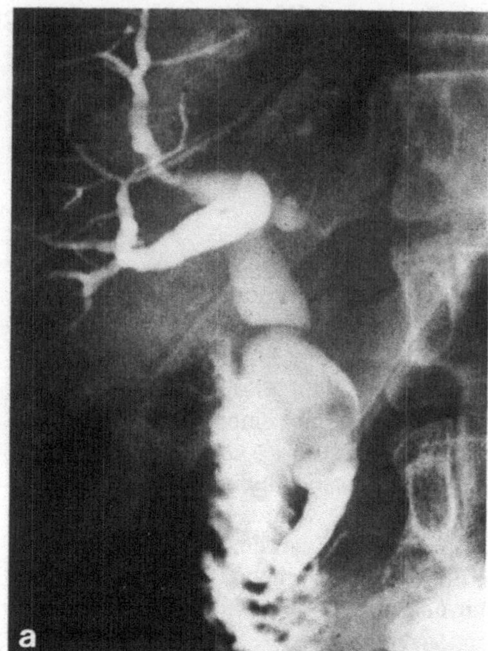

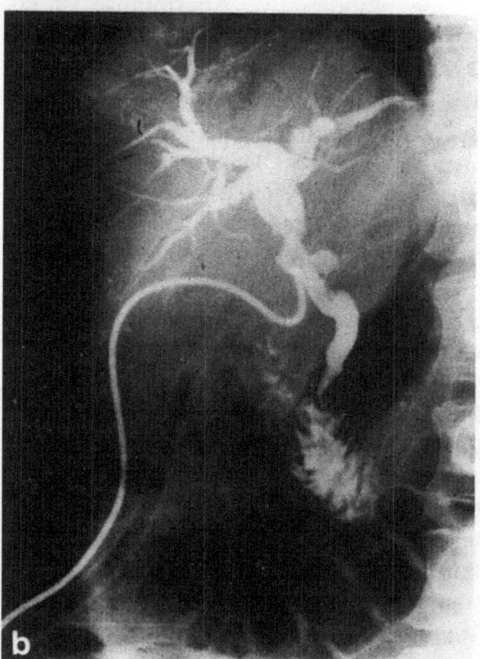

Abb. 2 a, b. **a** Zustand nach Choledochoduodenostomie. Verschluß der Anastomose durch Detritus. **b** Zustand nach Decholedochoduodenostomie und Wiederherstellung der natürlichen Passage

denaler Papillotomie, ist dem Patienten geholfen (Abb. 2a, b). Seit 1973 wurden an unserer Klinik lediglich 7 Choledochoduodenostomien bei benignen Erkrankungen angelegt. Hingegen führten wir im gleichen Zeitraum 13 Decholedochoduodenostomien wegen schwerer Cholangitis durch. Sollten solche Patienten in keinem guten Allgemeinzustand sein oder ein erhöhtes Op.-Risiko haben, kann das Problem auch endoskopisch gelöst werden. Durch EST und Extraktion der Fremdkörper kann auch hier eine natürliche Passage wiederhergestellt werden [4].

Der Magen scheint - und das soll nur am Rande erwähnt werden - noch weniger als das Duodenum zur biliären Anastomose geeignet. Cholangische Beschwerden treten hier rasch ein, außerdem fließt

Tabelle 1. Hepatikojejunostomie (1.1. 1973-30.9. 1984, n=244)

Duodenopankreatektomien	216
Narbenstenosen	21
Frische Gallengangsverletzungen	7
Biliobiliäre Anastomose bei Gangverletzung	3

dann die Galle über den Magen, was aus vielerlei Gründen nicht wünschenswert ist.

Ist eine biliodigestive Anastomose erforderlich, ist eine Hepatikojejunostomie mit einer nach Roux ausgeschalteten Schlinge das Verfahren der Wahl [5]. In Mannheim wurden seit 1973 244 Hepatikojejunostomien durchgeführt, 216 infolge Duodenopankreatektomie, 21 wegen Narbenstrikturen und 7 wegen frischer Gallengangsverletzungen (Tabelle 1). Eine End-zu-End-Anastomose bei frischer Gangdurchtrennung erfolgte lediglich in 3 Fällen (Abb. 3). Dies ist nur möglich, wenn kein Substanzverlust erfolgt ist. Die Naht sollte durch ein transanastomotisches Drain geschient werden, das außerhalb der Anastomose herausgeleitet wird.

Stenosen und Strikturen des Hepatocholedochus - fast immer Folge iatrogener Schädigungen - sind das größte Problem der Gallenwegschirurgie. Die Stenosen sind umso problematischer, je hilusnäher sie liegen (Abb. 4). Eine biliobiliäre Wiedervereinigung ist in diesen Fällen praktisch nie möglich, denn die Stenose ist immer länger, als sie röntgenologisch erscheint. Versuche einer End-zu-End-Naht bei Strikturen haben eine Rezidivrate von über 50%. Die Gefahr der Cholangitis ist bei richtiger Technik mit einer nach Roux ausgeschalteten Schlinge nicht hoch (Abb. 5). Voraussetzung ist, daß die Anastomose genügend weit ist und die Schlinge mindestens 30-40 cm lang ist. Die Zahl der Patienten, die dann über cholangitische Beschwerden klagen, liegt unserer Meinung nach unter 10%, wie wir aus un-

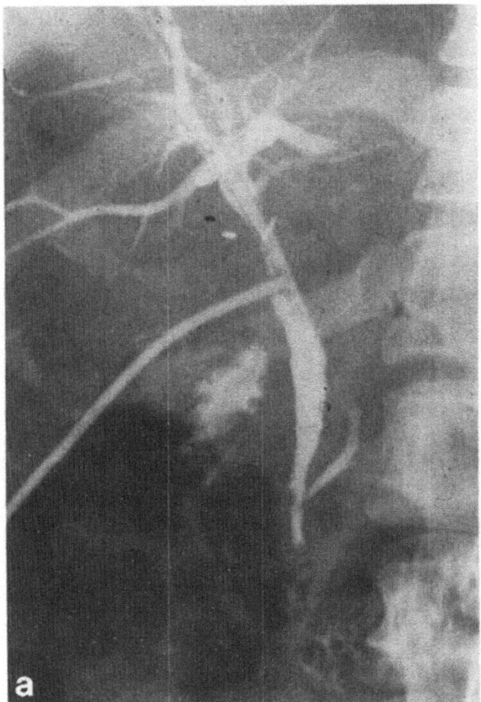

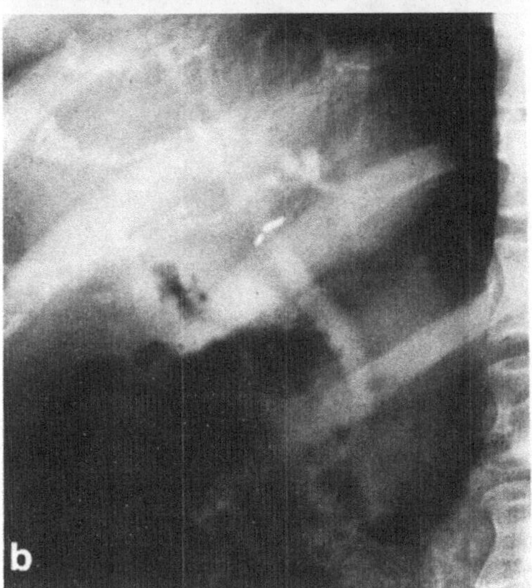

Abb. 3 a, b. a Iatrogene Choledochusdurchtrennung bei Cholezystektomie. End-zu-End-Anastomose. Die Clips markieren die Anastomose. Schienung durch ein distal ausgeleitetes T-Drain zur Schienung der Anastomose. **b** i.v. Cholangiogramm, 3 Jahre postoperativ. Unauffällige Anastomosenverhältnisse, keine Stenose, glatter Abfluß des Kontrastmittels in das Duodenum

serer Pankreas-Nachsorgesprechstunde wissen. Die Hepatikojejunostomie ist zwar technisch aufwendiger als eine Anastomose mit dem Duodenum, aber außer der geringeren Cholangitisrate kann sie auch immer spannungsfrei selbst im Leberhilus erfolgen. Ist die Stenose im Bereich der Hepatikusgabel, sind die Eingriffe oft technisch schwierig und nur plastische Erweiterungen des Gangsystems, z. B. nach Hepp-Couinaud, ermöglichen eine genügend weite Anastomose. Hierfür sind eine Menge weiterer Verfahren angegeben. Bei sehr hohen Strikturen, die intrahepatisch liegen, kann eine Dissektion im Interlobärspalt erforderlich werden. Ist eine Schleimhautnaht nicht möglich, bleibt als Ultima ratio nur die Mukosazylinderpla-

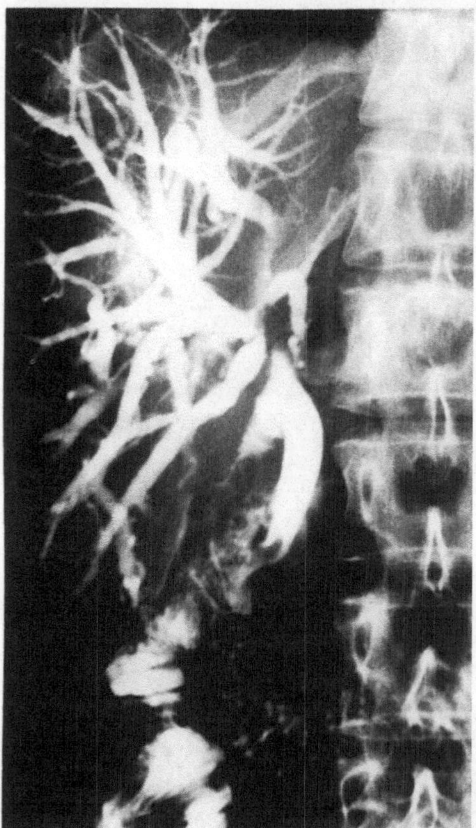

Abb. 4. Zustand nach iatrogener Gallengangsverletzung mit anschließender Hepatikojejunostomie Seit-zu-Seit und erneuter Stenose im Bereich der Leberpforte

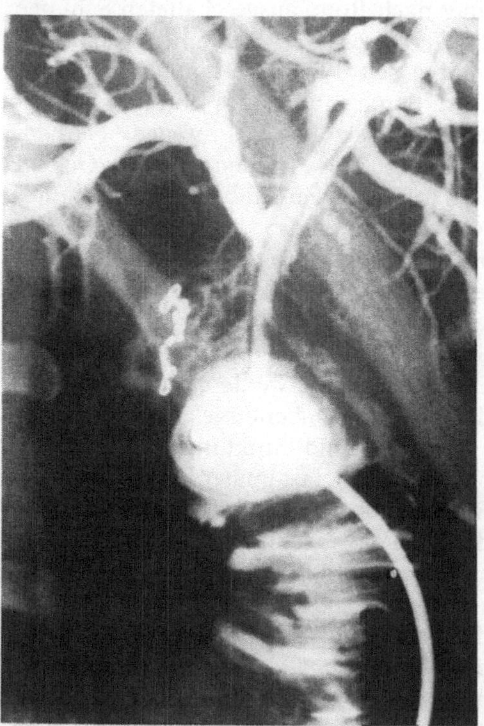

Abb. 5. Hepatikojejunostomie End-zu-Seit nach Roux-Y. Die Anastomose ist durch ein Drain geschient, das gesondert aus dem Jejunum herausgeleitet wird

Abb. 6a–c. Beispiel einer Lebersequenzszintigrammserie bei einem 74jährigen Patienten. **a** Stenose einer Hapatikojejunostomie nach iatrogener Hepatikusverletzung 1978 und jetzt Verschlußikterus. Am 4. 8. 82 kein Abfluß über die Anastomose nach 40 min. Erst nach 7 h Aktivität im Intestinum nachweisbar. **b** 13. 8. 82. Zustand nach Anlage einer erneuten Hepatikojejunostomie vor 7 Tagen. Nach 40 min guter Abfluß über die Anastomose. Noch stark erweiterte intrahepatische Gallengänge. **c** 24. 1. 83. Kontrolle nach 5 Monaten. Glatter Abfluß über die Anastomose

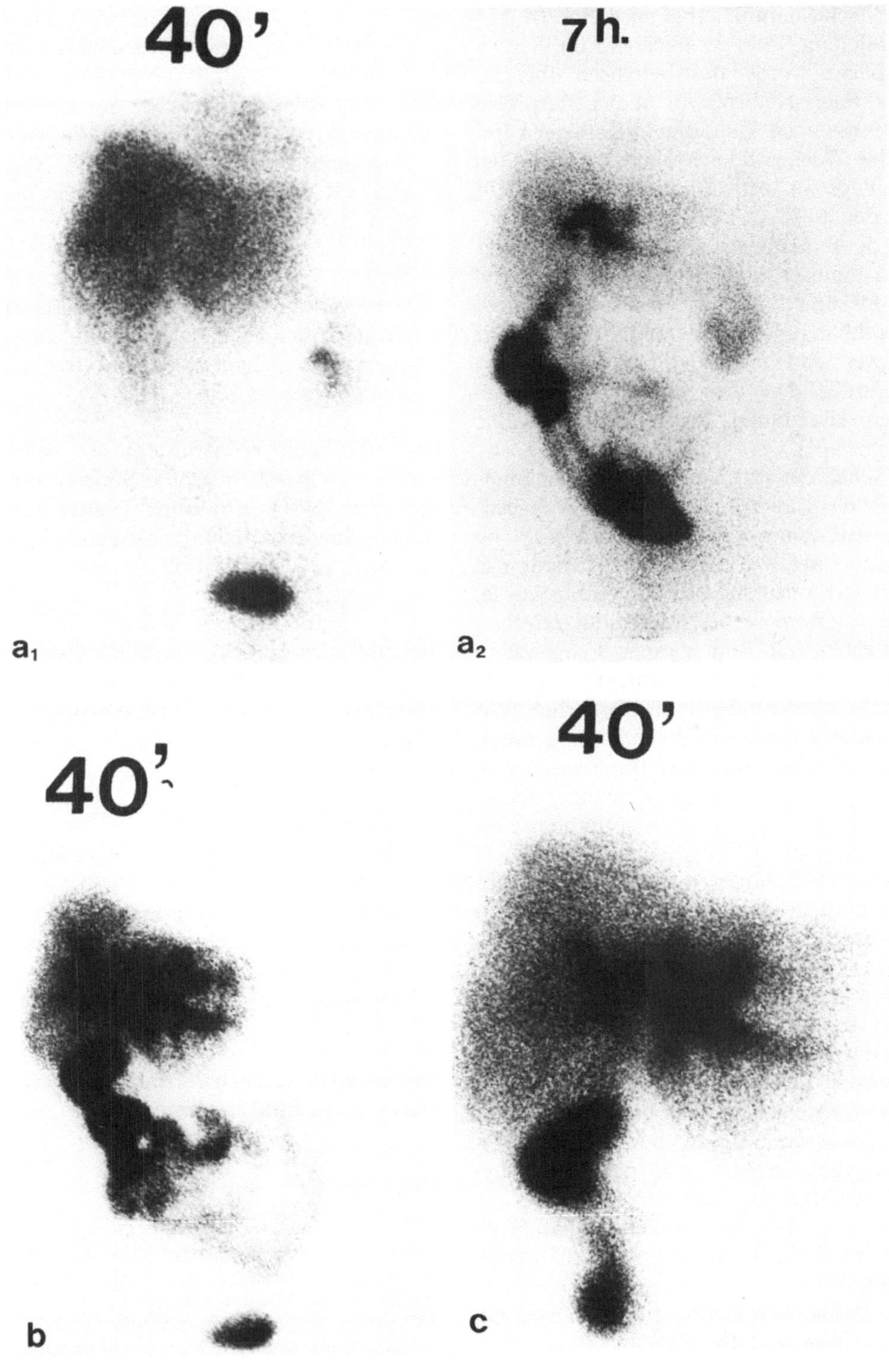

40'

7h.

a_1

a_2

40'

40'

b

c

stik nach Smith. Hierbei wird eine Mukosa-Jejunum-Schlinge, nachdem die Serosa gespalten wurde, transhepatisch über einen Foley-Katheter in die Leberpforte hineingezogen. Über diesen Katheter kann einige Wochen oder Monate eine Endlosdrainage in den Dünndarm hergestellt werden [6, 7].

Die Funktionen solcher biliodigestiver Anastomosen zu überprüfen, ist schwierig. Endoskopisch sind sie in der Regel nicht einsehbar und röntgenologisch oft nur schwer und unsicher darzustellen. Zur Kontrolle hat sich uns das Lebersequenzszintigramm mit Tc-99 bewährt (Abb.6a-c).

Neben der evtl. auftretenden Cholangitis ist das Hauptproblem nach biliodigestiven Anastomosen die Restenosierung. Sie tritt nur auf, wenn die erste Anastomose technisch unzureichend ausgeführt wurde. Die Anastomose bei einem anikterischen Patienten mit sehr zartem Gangsystem kann äußerst schwierig sein. Eine Mukosanaht ist aber unbedingt erforderlich. Wir schienen gefährdete Anastomosen generell mit einem Silastikdrain für etwa 3 Wochen. Unter 216 Duodenopankreatektomien haben wir bisher nur 1 Narbenstenose beobachtet. Die Patienten nach biliodigestiven Anastomosen bei Gangverletzungen und Strikturen konnten wir nachuntersuchen. Von den 7 Patienten mit frischer Verletzung waren 4 beschwerdefrei, 2 mußten wegen einer Stenose nachoperiert werden und 1 Patient verstarb 3 Jahre nach der Anastomose an einem Apoplex. Von den 21 Patienten mit Narbenstrikturen verstarben 3 an einer biliären Zirrhose, 3 Restenosen wurden beobachtet, während 15 Patienten - also der Rest - beschwerdefrei waren [8].

Eine Krankengeschichte sei charakteristisch für einen tragischen Verlauf dargestellt:

Die hier vorgestellte Patientin war bei ihrem Tode 45 Jahre alt.

1972 Cholezystektomie mit intraoperativer Gangverletzung und Übernähung des Hepatikus.

1974 Hepatikojejunostomie Seit-zu-Seit wegen Ikterus. Danach intermittierende Cholangitis und Ikterusschübe bis 1979.

1979 erneute Hepatikojejunostomie im Bereich der Hepatikusgabel. Zum Zeitpunkt der Operation bereits biliäre Zirrhose.

1983 Exitus an einer Ösophagusvarizenblutung, ohne jemals wieder cholangitische Schübe gehabt zu haben oder ikterisch gewesen zu sein.

Die biliodigestiven Anastomosen erfordern vom Operateur größte Sorgfalt und vor allem große Erfahrung. Daher zum Schluß eine Bemerkung, die eigentlich an den Anfang gehört: Prophylaxe ist besser als Therapie.

Ein Nestor der Gallenwegschirurgie, der zum Lord geadelte Engländer Rodney Smith, hat einmal die Gründe für die Gallengangsverletzungen zusammengestellt [9]:

1. Technische Schwierigkeiten - etwa bei der akuten Cholezystitis
2. Ungenügende Exposition - bei zu kleinem Schnitt
3. Faulheit und Unaufmerksamkeit - mit der Folge mangelnder anatomischer Präparation und
4. Unwissenheit in bezug auf anatomische Varianten

Zumindest die letzten 3 Punkte sollte sich niemand zuschulden kommen lassen.

Literatur

1. Warren KW, Jefferson MF (1973) Prevention and repair of strictures of the extrahepatic bile ducts. Surg Clin North Am 53: 1169-1190
2. Schriefers KH (1969) Rekonstruktion des Gallengangs bei frischer Verletzung und nicht stein-

bedingter benigner Abflußstörung. In: Baumgartl F, Kremer K, Schreiber HW (Hrsg) Spezielle Chirurgie für die Praxis, Bd 2/1. Thieme, Stuttgart, S 437-457

3. Richelme H, Burgeon A, Ceccanti JP, Ferrari CH (1983) Anastomose bilioduodénale latérolatérale ou termino-latéral dans la chirurgie de la lithiase biliaire. Chirurgie 109: 152-159
4. Reiter J, Mennicken C, Bayer HP, Mangeold BC (1978) Die endoskopische Papillotomie: Methodik - Indikation - Ergebnisse. Zentralbl Chir 103: 1591-1599
5. Gütgemann A (1980) Unsere schleimhaut-adaptierende Dreiecksplastik bei Strikturen des Hepato-Choledochus. In: Becker HD, Peiper HJ, Siewert JR (Hrsg) Rezidiveingriffe an den Gallenwegen. Thieme, Stuttgart New York, S 110-114
6. Wexler MJ, Smith R (1975) Jejunal mucosal graft. A sutureless technique for repair of high bile duct strictures. Am J Surg 129: 204-211
7. Daughtery M, Ernst CB, Sachatello CR, Griffen WO (1978) Proximal hepatic duct-reconstruction. Repair using sutureless mucosal graft hepatico-jejunostomy. Arch Surg 113: 490-495
8. Raute M, Reiter J, Wetzel E, Trede M (1984) Iatrogene Schädigungen am Ductus Hepatocholedochus infolge operativer Eingriffe wegen Cholelithiasis. In: Zelder O, Röhr HD, Fischer M, Bode CH (Hrsg) Experimentelle und klinische Hepatologie. Schattauer, Stuttgart New York, S 137-145
9. Smith R (1981) Injuries of the bile ducts. In: Smith R, Sherlock Sh (eds) Surgery of the gallbladder and bile ducts. Butterworth, London, p 361-381

ERCP nach operativen Eingriffen am Pankreas

M. Staritz

Einleitung

Die Pankreaschirurgie ist operationstechnisch sehr aufwendig. Sie wird daher nur in wenigen Zentren durchgeführt. Die Operationen erfolgen bei ausgewählten Indikationen und sind meist mit eingreifenden Veränderungen der topographischen Anatomie des Patienten verbunden.

Die bildgebende Diagnostik erreicht damit nach solchen Operationen einen besonders hohen Schwierigkeitsgrad bei gleichzeitig hohen Anforderungen an die diagnostische Aussage. Dies gilt in besonderem Maße auch für die ERCP.

Zu dieser Problematik gibt es bisher in der Literatur kaum Angaben. Der vorliegende Beitrag soll daher zunächst auf typische technische Schwierigkeiten der ERCP nach operativen Eingriffen am Pankreas eingehen und dann an einigen ausgewählten Befunden die Problematik der Diagnostik, aber auch deren Wertigkeit aufzeigen.

Technische Schwierigkeiten der ERCP nach operativen Eingriffen am Pankreas

Bei Pankreasresektionen ist häufig eine Billroth-II-Magenresektion mit Braun-Entero-Anastomose erforderlich. Damit wird für den Endoskopiker der Weg vom Magen zur Papilla Vateri erheblich schwieriger. Mit den für die ERCP üblicherweise verwendeten Seitblickendoskopen ist das Aufsuchen der Papille durch die anastomosierten Dünndarmschlingen oft nicht möglich. Daher gelingt hier die ERCP nur bei 40% [1, 10] der Patienten. Nach unserer Erfahrung kann hier ein Endoskop mit Geradeausoptik das Aufsuchen der Papilla Vateri erheblich erleichtern. Die Geradeausoptik erlaubt unter endoskopischer Sicht, den Zugang zur Papille via Magen, abführende Schlinge, Braun-Anastomose und schließlich den Weg in das blind verschlossene Duodenum zu finden. Die Arbeitslänge üblicher Gastroduodenoskope genügt dabei meistens nicht. In unserer Endoskopie hat sich in solchen Fällen der Einsatz eines pädiatrischen Koloskops (Olympus PCF 10) bewährt. Diese Geräte haben jedoch keine Einrichtung zur Steuerung des Kontrastmittelkatheters, weshalb die Intubation der Papilla Vateri und die retrograde Gangdarstellung scheitern kann. In solchen Fällen hat sich ein von außen nach allen Richtungen steuerbarer spezieller Kontrastmittelkatheter als hilfreich erwiesen [9]. Die Papillenintubation kann schließlich durch die vorherige Gabe von Glyceroltrinitrat (z.B. Nitrolingual-Spray) erleichtert werden, da Nitroglyzerin zu einer Erschlaffung der glatten Sphinktermuskulatur führt und das Papillenostium erweitert [8].

In jedem Fall ist vor der Durchführung der ERCP bei pankreasoperierten Patienten die Kenntnis des Operationsbefundes notwendig. Sollte es sich um eine Y-Roux-Anastomosierung handeln, kann das Auffinden der Papille außerordentlich schwierig oder sogar unmöglich werden. Sollte es sich hier gar um eine Anastomose mit Dünndarminterposition handeln, wie in Abb. 1 gezeigt, sollte der ERCP-Versuch unterlassen werden, da eine erfolgreiche endoskopisch-retrograde Diagnostik in solchen Fällen nicht möglich ist.

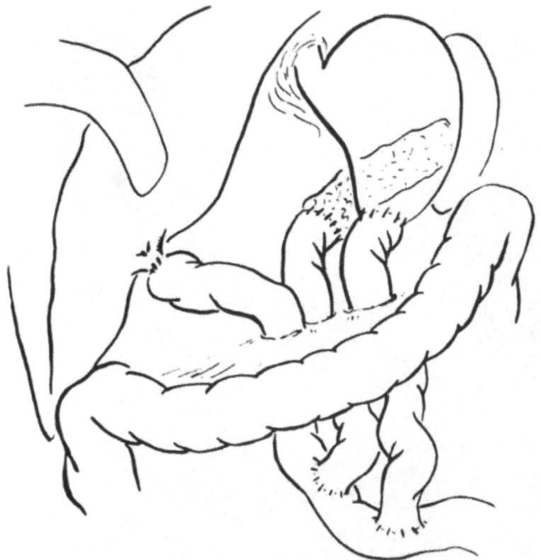

Abb. 1. Schematische Darstellung einer proximalen Duodenopankreatektomie mit 3facher Jejuninterposition

ERCP bei typischen operativen Eingriffen am Pankreas

1. Pankreaslinksresektion

Bei der Pankreaslinksresektion werden verschieden große Anteile des Pankreasorgans reseziert (Abb. 2). Dementsprechend sind bei der retrograden Pankreatographie auch verschieden große Anteile des postoperativ verbliebenen Organs darstellbar. Bei der Suche nach einem Pankreaskarzinom, das durch den charakteristischen Abbruch des Pankreasgangs diagnostiziert werden kann, muß daher zur Interpretation des ERCP-Bildes der Operationsbericht herangezogen werden. Nur so kann aus der Diskrepanz zwischen einem in der ERP dargestellten kleinen Pankreasrest und der nach dem vorliegenden Operationsbefund nur geringfügigen Pankreaslinksresektion daraus geschlossen werden, daß bei einem Patienten im restlichen verbliebenen Korpusbereich ein Pankreasprozeß vorliegt, der den Tumorabbruch in der ERCP verursacht (Abb. 3).

Nach einer weitgehenden Pankreaslinksresektion kann in der ERP kaum noch ein Pankreasgangsystem nachgewiesen werden. Dennoch muß bei der Abklärung einer Cholestase bedacht werden, daß die ehemals zu der Operation führen-

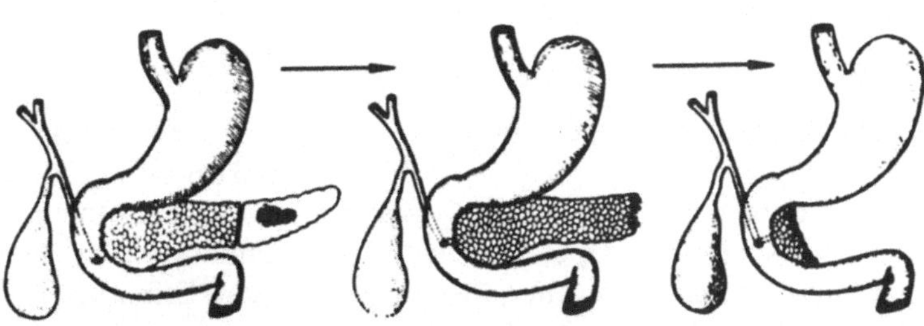

Abb. 2. Unterschiedliche Resektionsverfahren bei der Pankreaslinksresektion

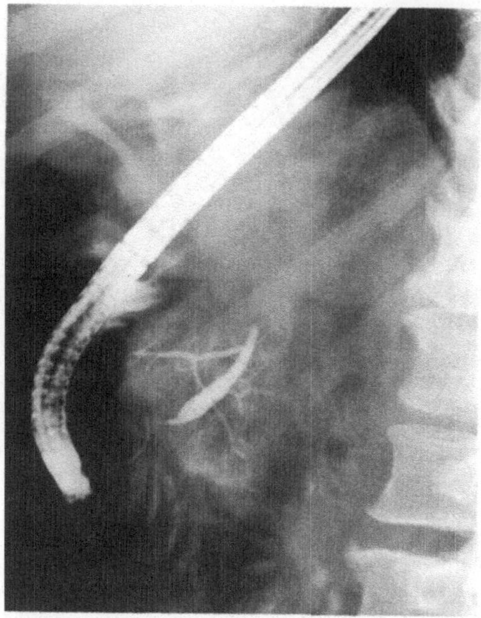

Abb. 3. Endoskopisch-retrograde Pankreatographie (ERP) bei einem Pankreaskarzinom. Der Tumor bedingt den „Gangabbruch“ des Ductus wirsungianus. Dieser könnte jedoch auch durch die Pankreaslinksresektion bedingt sein (vgl. Abb. 2)

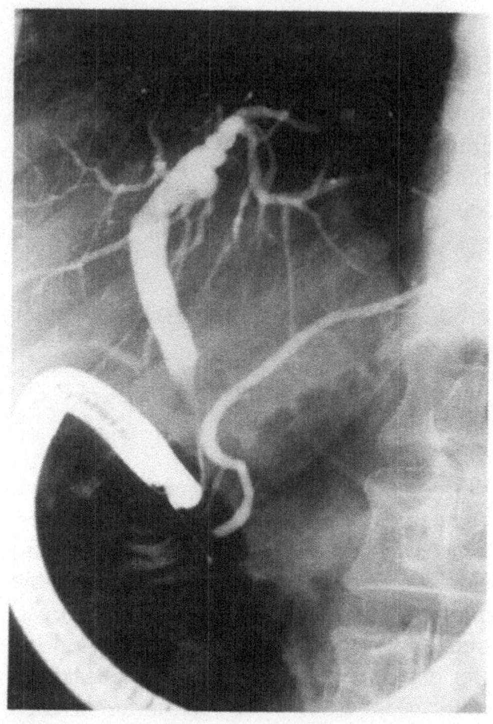

Abb. 4. Distale Stenose des Gallengangs bei chronischer Pankreatitis (hier: Rinnenpankreatitis)

de chronische Pankreatitis postoperativ fortschreiten und eine Choledochusstenose verursachen kann. Da der distale Ductus choledochus häufig rinnenartig durch den Pankreaskopf verläuft und somit von Pankreasgewebe umgeben ist, bezieht eine chronische Pankreatitis charakteristischerweise diesen Anteil des Gallengangs mit in den Enzündungsprozeß ein und führt zu der gezeigten Choledochusstenose (Abb. 4).

2. Duodenopankreatektomie

Zur Duodenopankreatektomie werden heute verschiedene Operationsverfahren gewählt. Der früher vorgenommenen totalen operativen Entfernung des Pankreasorgans stehen nun teilresezierende Verfahren, die zur Erhaltung der inkretorischen Pankreasfunktion führen, zur Seite. Während bei dem erstgenannten Vorgehen keine Möglichkeit einer weiteren Pankreasdiagnostik bleibt, kann bei einer Teilresektion des Kopfbereichs mit rechtsseitigem blinden Verschluß des Pankreas (Abb. 5) an den Endoskopiker die Frage einer retrograden Gallengangsdarstellung herangetragen werden. Während das Restpankreas bei dieser Operationstechnik retrograd nicht darstellbar ist, kann eine Modifikation dieser Operationstechnik, bei der eine Anastomosierung des Pankreaskorpus mit einer Dünndarmschlinge oder dem Magenstumpf erfolgt, prinzipiell endoskopisch retrograd diagnostizierbar sein. Erfahrungen hierzu liegen uns jedoch nicht vor und sind auch in der Literatur bisher nicht berichtet.

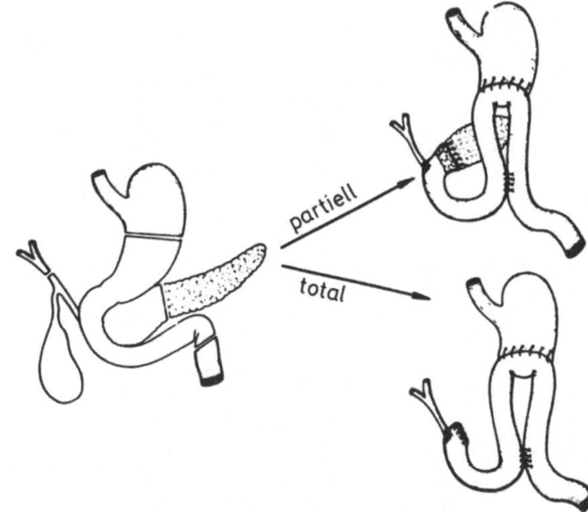

Abb. 5. Verschiedene Verfahren der Duodenopankreatektomie

3. Pankreasgangokklusion

Bei diesem erst vor wenigen Jahren vorgestellten Verfahren [5, 6] wird entweder endoskopisch oder intraoperativ die Verödungssubstanz (Ethibloc) in das Gangsystem der Bauchspeicheldrüse injiziert. Während das endoskopische Verfahren bisher nur von wenigen Untersuchern bei ausgewählten Patienten durchgeführt wurde [5], findet die intraoperativ durchgeführte Verödung mittlerweile zunehmend Anwendung [2]. Die injizierte Substanz führt zu einer umschriebenen Pankreatitis, die eine rasche vollständige Fibrosierung des exkretorisch wirksamen Pankreasparenchyms bewirken soll. Da die Substanz nach wenigen Tagen abgebaut wird [4], kann bereits etwa 10 Tage nach der therapeutischen Injektion das Pankreasgangsystem wieder retrograd dargestellt werden. Es unterscheidet sich dann kaum vom Vorbefund. Da diese Therapie besonders bei Patienten mit chronischer Pankreatitis durchgeführt wird, ist in jedem Fall ein vielfältiges Bild der ERP-Befunde zu erwarten. In Abb. 6 ist beispielhaft der ERCP-Befund bei einem Patienten wiedergegeben, der unter einer chronischen

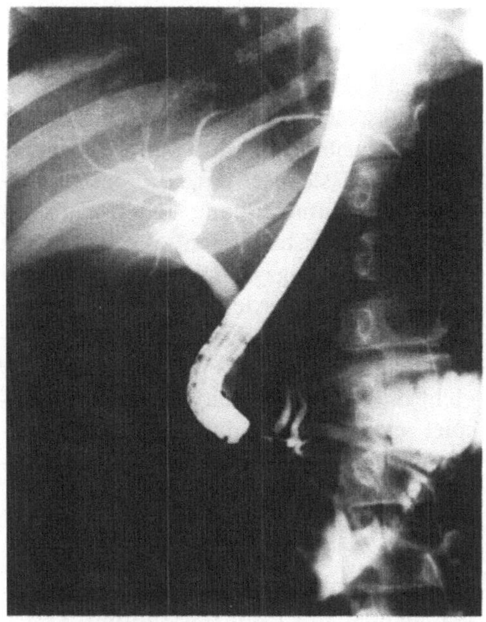

Abb. 6. ERCP bei einem Patienten mit chronischer Pankreatitis und vorangegangener Pankreasgangokklusion. Korpus und Schwanzanteile des Pankreasgangs stellen sich nur schwach dar

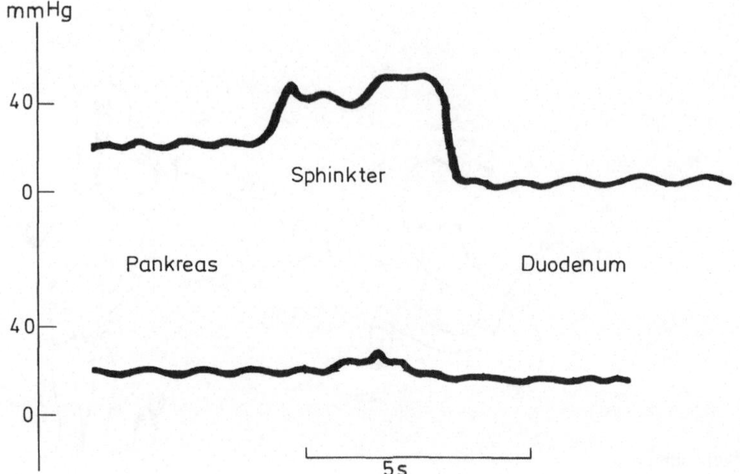

Abb. 7. Endoskopische Manometrie bei einem Patienten mit hypertensivem Pankreassphinkter vor (oben) und nach (unten) endoskopischer pneumatischer Dilatation des Pankreassphinkters

Pankreatitis litt. Etwa 1½ Jahre nach Pankreaslinksresektion und intraoperativer Gangokklusion stellt sich nun eine distale Choledochusstenose dar, die möglicherweise im Zusammenhang stehen kann mit der okklusionsbedingten Sklerosierung des Pankreasgangsystems. Bemerkenswert ist hier, daß außerdem nach Linksresektion und Gangokklusion eine Pankreaspseudozyste auftrat, die in der ERP nicht dargestellt werden konnte. Das Beispiel zeigt weiterhin, daß die ERCP als alleinige Diagnostik in solchen Fällen unzureichend sein kann.

4. Endoskopische Dilatation bei Stenose des Pankreassphinkters (hypertensiver Pankreassphinkter)

Die Stenose des Pankreassphinkters (hypertensiver Pankreassphinkter) kann nach der Auffassung verschiedener Autoren die Retentionspankreatitis auslösen [3, 6]. Die bei dieser Pankreaserkrankung beobachtete Erweiterung des Ductus wirsungianus ist ein wenig zuverlässiger diagnostischer Parameter. Die Diagnose des hypertensiven Pankreassphinkters wird mit Hilfe der ERCP-Manometrie [6] dargestellt. Bei der Durchzugsmanometrie (Abb. 7) wird ein hoher Druck im Pankreassphinktersegment gemessen. Die endoskopische Behandlung ist durch pneumatische Ballondilatation des Pankreassphinkters möglich [3, 6, 7]. Der Behandlungserfolg kann wiederum durch die ERCP-Manometrie, die nach der Dilatation einen Druckabfall zeigen muß (s. Abb. 7), kontrolliert werden. Ob sich nach dieser Therapie die vorbestehende Erweiterung des Gangsystems zurückbildet und über welchen Zeitraum der beschriebene Therapieerfolg bestehen bleibt, läßt sich nach den bisherigen Literaturmitteilungen noch nicht absehen.

Zusammenfassung

Operative Eingriffe am Pankreas sind stets ausgewählten Indikationen vorbehalten. Die operative Intervention führt zu erheblichen Veränderungen der topographischen Anatomie des oberen Gastrointestinaltrakts. Die endoskopisch-retrograde Diagnostik nach solchen Eingriffen wird unter gezielter, oft schwieriger Fragestellung durchgeführt. Der Aussage des Endoskopikers kommt daher eine entscheidende Bedeutung zu. Da wegen der vorangegangenen Operation mit besonderen diagnostischen Problemen zu rechnen ist, muß sich der Endoskopiker vor Beginn seiner Untersuchung mit Hilfe des Operationsberichts ein klares Bild über die vorgenommene Operationstechnik verschaffen. Diese bestimmt den Untersuchungsgang und ist für die Befundinterpretation ausschlaggebend.

Die Kenntnis der Größe einer Pankreaslinksresektion wurde beispielhaft genannt, um die Schwierigkeit der Abgrenzung gegenüber einem Pankreaskarzinom aufzuzeigen. In einem weiteren Fallbeispiel wurde dargelegt, daß auch nach einer weitgehenden, jedoch subtotalen Pankreasresektion durch Fortschreiten des Entzündungsprozesses im verbliebenen Pankreaskopfbereich eine distale Choledochusstenose entstehen kann. Diese ist sogar möglich, wenn durch die intraoperative Pankreasgangokklusion ein rasches „Ausbrennen“ des Entzündungsprozesses angestrebt wurde. An diesem Beispiel konnte auch gezeigt werden, daß die retrograde Darstellung des Pankreas- und Gallengangsystems für die vollständige Abklärung einer Pankreaserkrankung unzureichend sein kann. Gerade für Pankreaspseudozysten kann gelten, daß sie in der ERP nicht darstellbar sind. Eine Ultraschalluntersuchung muß hier in jedem Fall einer retrograden Diagnostik vorausgehen.

Eine Bereicherung der bildgebenden ERCP-Diagnostik bietet die ERCP-Manometrie, die zusätzliche Funktionsuntersuchungen ermöglicht. Dies wurde am Beispiel des „hypertensiven Pankreassphinkters“ aufgezeigt. Mit der ERCP-Manometrie sind bisher allerdings noch nicht so viele Erfahrungen gesammelt worden, als daß sie bereits jetzt uneingeschränkt für die klinische Routinediagnostik empfohlen werden könnte. Auch das Krankheitsbild des „hypertensiven Pankreassphinkters“ [3] bedarf noch der befriedigenden Abklärung. Es sollte jedoch als interessantes Phänomen aufgezeigt werden, das in Verbindung mit einer chronischen Pankreatitis und Dilatation des Pankreasgangsystems beobachtet wurde.

Die endoskopisch-retrograde Pankreasdiagnostik kann postoperativ zur Verlaufsbeobachtung der Pankreaserkrankung dienen, die Abflußverhältnisse aus dem Pankreasgangsystem, soweit dieses operativ drainiert wurde, überprüfen und schließlich die Frage nach einer extrahepatischen Cholestase klären. Als besondere Indikation sei abschließend angemerkt, daß nach unseren mehrfachen Erfahrungen bei pankreatogenem Aszites durch den Kontrastmittelaustritt aus dem Pankreas während der ERCP die Lokalisation der Fistel für nachfolgende chirurgische Intervention gut demonstrierbar war.

So sollte der vorliegende Beitrag auf einige typische Probleme bei der postoperativen Untersuchung des Pankreas- und Gallengangsystems hinweisen und andere Autoren anregen, ihre Erfahrungen mit der ERCP nach operativen Eingriffen am Pankreas zu berichten.

Literatur

1. Forbes A, Cotton PB (1984) ERCP und sphincterotomy after Billroth III-Op gastrectomy. Gut 25: 971-974
2. Gebhardt CH, Stolte M (1978) Die Ausschaltung des exkretorischen Pankreasparenchyms durch intraductale Injektion einer schnellhärtenden Aminosäurelösung. Chirurg 49: 428-430
3. Guelrud M, Siegel JH (1984) Hypertensive pancreatic duct sphincter a cause of pancreati-

tis. Successful treatment with hydrostatic balloon dilatation. Dig Dis Sci 29: 225-231

4. Hoffmann E, Usmiani J, Gebhardt CH (1977) Die Ausschaltung der exokrinen Funktion des Pankreas als Behandlungskonzept der chronischen Pankreatitis. Dtsch Med Wochenschr 102: 392-397
5. Rösch W, Gebhardt CH (1981) Endoscopic duct obstruction in severe chronic pancreatitis. Gastrointest Endosc 27: 49-51
6. Siegel JH, Guelrud M (1983) Endoscopic cholangio-pancreatoplasty: Hydrostatic balloon dilatation in the bile duct and pancreas. Gastrointest Endosc 29: 99-103
7. Staritz M, Ewe K, Meyer zum Büschenfelde KH (1983) Endoscopic papillary dilation for the treatment of common bile duct stones and benign papillary stenosis. Endoscopy 15: 197-198
8. Staritz M, Poralla T, Ewe K, Meyer zum Büschenfelde KH (1985) Effect of glyceryltrinitrate on the sphincter of Oddi motility and baseline pressure. Gut 26
9. Staritz M, Baas U, Ewe K, Meyer zum Büschenfelde KH (1985) ERCP using a special catheter with external steering. A reliable aid in typical ERCP problems. Endoscopy 17: 26-28
10. Thon HJ, Löffler A, Buess G, Gheorghiu T (1983) Is ERCP a reasonable diagnostic method for excluding pancreatic and hepatobiliary disease in patients with a Billroth II resection? Endoscopy 15: 93-95

Anastomosen: Belastbarkeit, normale und pathologische Anatomie

R. SALM und K. RÜCKAUER

Einleitung

Bei Erkrankungen, die zu Dickdarmresektionen führen können, hat die Endoskopie ihren festen Platz sowohl in der primären Diagnostik und der Verlaufskontrolle nicht operierter Patienten als auch bei der postoperativen Nachsorge. Die Endoskopie des operierten Darms setzt die genaue Kenntnis der veränderten Anatomie voraus. Befunde wie auch die Belastbarkeit der Anastomosen durch die endoskopische Untersuchung sind abhängig vom zeitlichen Abstand zwischen Operation und Endoskopie.

Anatomie

Art und Lokalisation der Erkrankung bedingen die Wahl des operativen Vorgehens sowie das Ausmaß der Resektion. Es resultieren Anastomosen zwischen Dickdarmanteilen, zwischen Dünn- und Dickdarm, in Ausnahmefällen auch andere.

Der endoskopische Aspekt der Anastomosen ist nicht nur abhängig von der Topographie, sondern auch von der Art der anatomischen Rekonstruktion in Form von End-zu-End-, End-zu-Seit- oder Seit-zu-Seit-Verbindungen. Dabei werden heute die biologisch günstigeren End-zu-End-Anastomosen bevorzugt. Die Seit-zu-Seit-Technik ist fast ausschließlich den sog. Umgehungsanastomosen vorbehalten.

Das endoskopische Bild der Anastomose wird aber auch von Nahttechnik, Nahtmaterial und allgemeinen Heilungsbedingungen, wie z. B. Durchblutung, Spannung, Infektion, Nekrosen- und Narbenbildung geprägt [2, 4, 7].

Befunde bei der frühen postoperativen Endoskopie des Kolons

Wesentlich bei der Einschätzung endoskopischer Befunde an der Anastomose ist der Zeitpunkt der Endoskopie in Bezug auf die vorausgegangene Operation [3, 8].

In der frühen postoperativen Phase – wir verstehen darunter in diesem Zusammenhang die ersten 4 Wochen postoperativ – werden Veränderungen vor allem durch Operation und Heilungsvorgänge, weniger durch die zugrundeliegende Erkrankung bestimmt. Die in dieser Zeit als normal einzustufenden Befunde haben wir bei Hunden analysiert [12]. Dabei waren folgende Veränderungen auffällig: Schleimhautödem, Schleimhauthämatom und Wandverziehungen sowie Erosionen im Bereich der Naht bei meist noch gut sichtbarem Nahtmaterial. Diese führen zu einer mehr oder minder starken Stenosierung des Darmlumens. Im zeitlichen Ablauf geht diese Stenose meist innerhalb von 3 Wochen vollständig zurück. Besonders das Schleimhautödem kann jedoch auch länger persistieren (Abb. 1).

Rektum
und Kolon

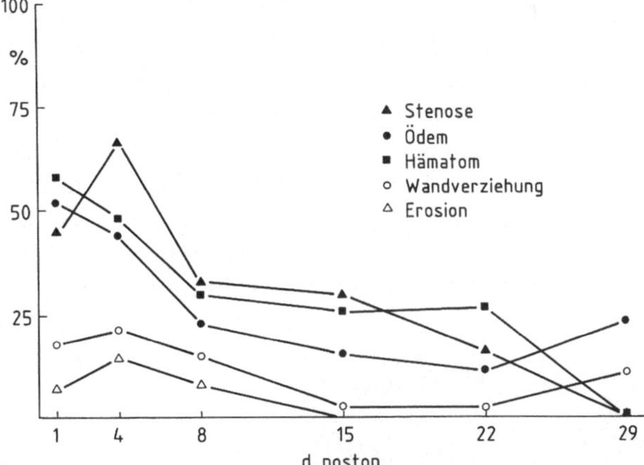

Abb. 1. Endoskopische Befunde an Dickdarmanastomosen bei der frühen postoperativen Koloskopie im Tierversuch (52 Anastomosen bei 13 Hunden; Technik: seromuskuläre Naht, einreihig auf Stoß)

Wie früh darf eine Kolonanastomose endoskopiert werden?

Bemerkenswert bei den beschriebenen Versuchen an Hunden war, daß wir bei keinem der Tiere eine Anastomoseninsuffizienz nach der Endoskopie gesehen haben, obwohl die Tiere mit je 4 Kolonanastomosen bereits 24 h postoperativ koloskopiert und die Anastomosen dabei nicht nur „inspiziert“, sondern mit dem Koloskop auch „passiert“ wurden.

Verschiedentlich wurde über die frühe postoperative Endoskopie am oberen, aber auch am unteren Verdauungstrakt berichtet [1, 3, 5, 6, 10, 12]. Bei mehr als 900 Endoskopien des Dickdarms jährlich nimmt die Zahl der früh postoperativ endoskopierten Patienten mit ca. 1% in unserem Krankengut nur einen kleinen Raum ein. Bei der zu fordernden schonenden Durchführung sahen wir bei der frühen postoperativen Endoskopie des Kolons keine Komplikationen.

Indikationen zur frühen postoperativen Endoskopie des Kolons

Das Auftreten einer Blutung oder einer Durchblutungsstörung an einer Darmanastomose, einer Nahtinsuffizienz, einer Fistel oder einer klinisch relevanten Stenosierung stellt pathologische Befunde dar. Hieraus sowie aus unklaren postoperativen klinischen und radiologischen Befunden können Indikationen zur frühen postoperativen endoskopischen Kontrolle resultieren. Dabei ergeben sich u. U. therapeutische Möglichkeiten, hier vor allem das Absaugen des Darms und das Legen von Entlastungssonden.

Endoskopische Befunde an Kolonanastomosen nach Abschluß der Heilungsvorgänge

Wie ist eine Anastomose endoskopisch zu erkennen? Mit welchen Veränderungen ist nach Abschluß der Heilungsvorgänge z. Zt. der üblichen Nachsorge zu rechnen? Was muß beurteilt werden?

Es sind dies in erster Linie Entzündungen, Stenosen und Lokalrezidive.

Bei der endoskopischen Betrachtung fallen Seit-zu-Seit-Anastomosen aufgrund des „Doppellumens“ besonders auf (Abb. 2). End-zu-End-Anastomosen werden bei invertierenden, meist mehrreihigen Nahttechniken oft an den dabei auftretenden Schleimhautwulstungen erkannt. Bei den heute üblichen „einreihig auf Stoß“ genähten Anastomosen am Darm können diese endoskopisch häufig jedoch nicht sicher lokalisiert werden. Gelegentlich weisen feine weißliche Narben im Schleimhautniveau auf die Anastomose hin (Abb. 3). Stärkere Narbenbildung, u. U. mit Verziehungen des Lumens und eine mehr oder minder starke Stenosierung lassen eine Anastomose ebenfalls klar erkennen. Eine Melanosis coli (Abb. 4) kontrastiert den Schleimhautübergang zum Dünndarm auch bei auffälligen Nahtverhältnissen besonders deutlich. Ähnlich „hilfreich“ können persistierende Fäden/Metallklammern sein (Abb. 5). Entzündungen im Anastomosenbereich (Abb. 6) werden gelegentlich durch persistierendes Nahtmaterial, durch Fisteln oder auch durch kleine, klinisch nicht manifeste Nahtinsuffizienzen unterhalten. Dabei werden nicht selten teleangiektatische Granulome (Abb. 7) oder Fremdkörper-

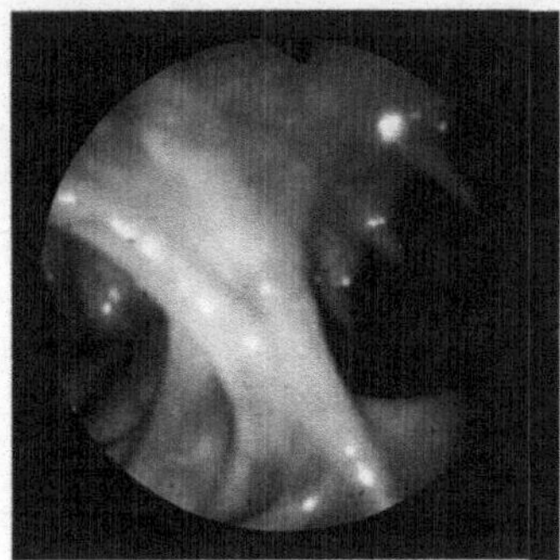

Abb. 2. Das typische „Doppellumen“ bei Seit-zu-Seit-Anastomosen

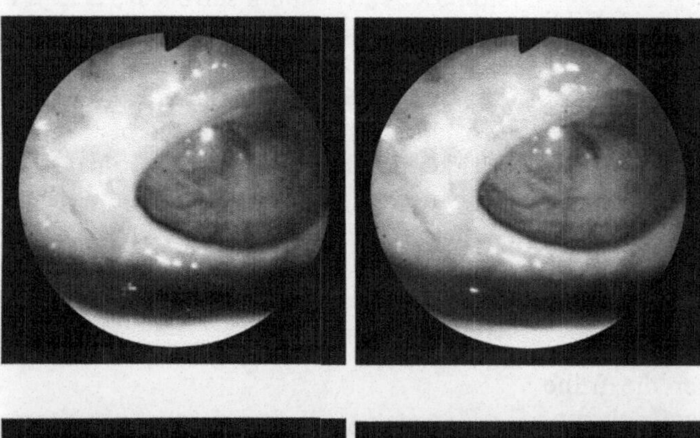

Abb. 3. Feine weißliche Narbenbildungen im Schleimhautniveau bei einer einreihigen Naht auf Stoß

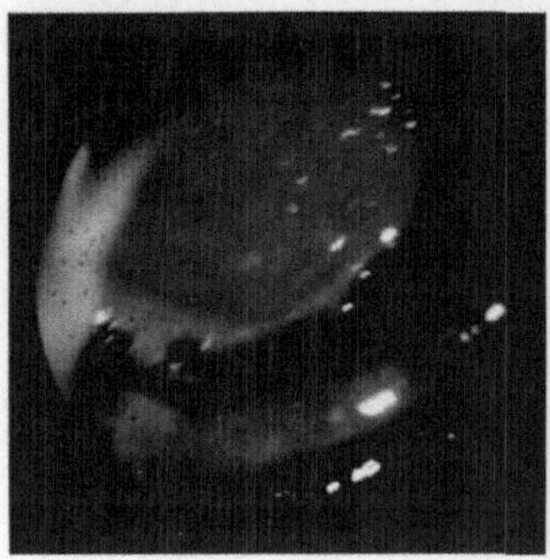

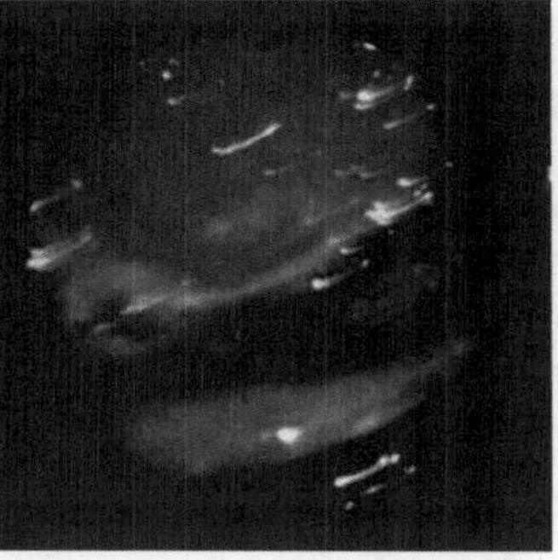

Abb. 4. Deutlich sichtbare Anastomose bei Melanosis coli

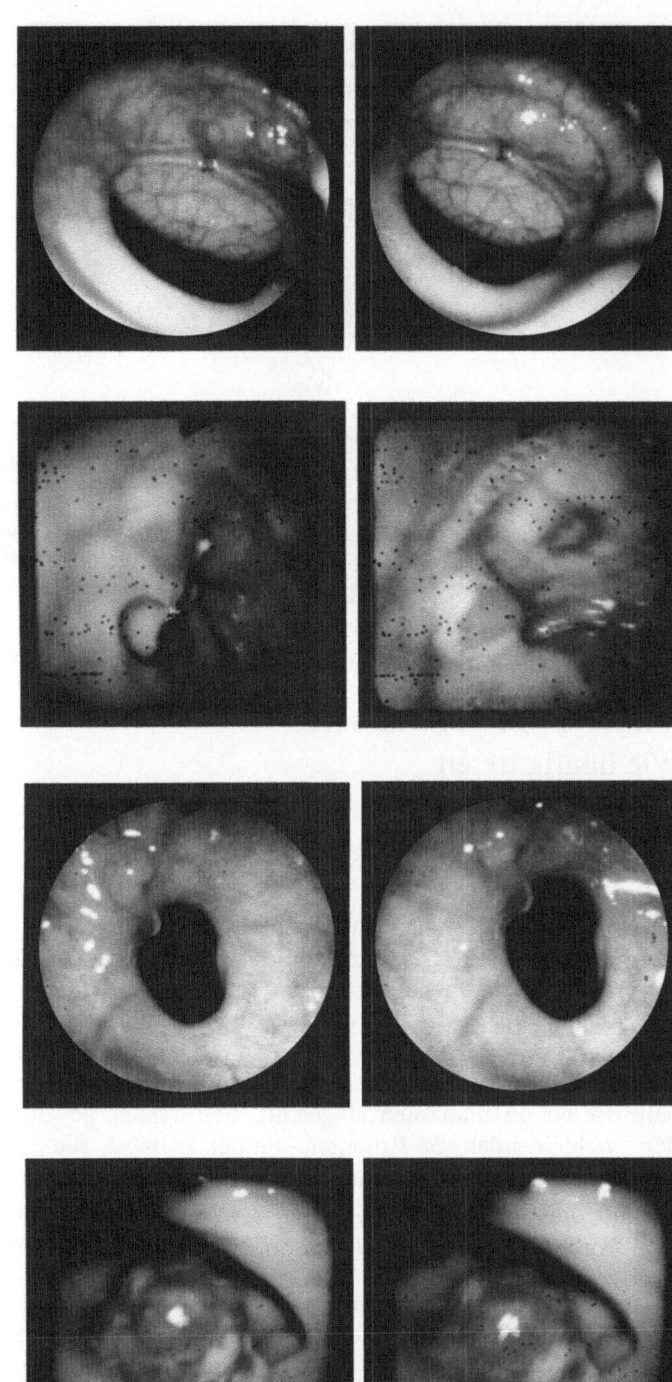

Abb. 5. Persistierende Metallklammer an der Anastomose

Abb. 6. Kleines Ulkus im Bereich eines persistierenden Fadens (vor und nach Entfernung des Fadens)

Abb. 7. Teleangiektatisches Granulom im Bereich einer narbigen Anastomosenstenose

Abb. 8. Lokales Tumorrezidiv an einer Anastomose

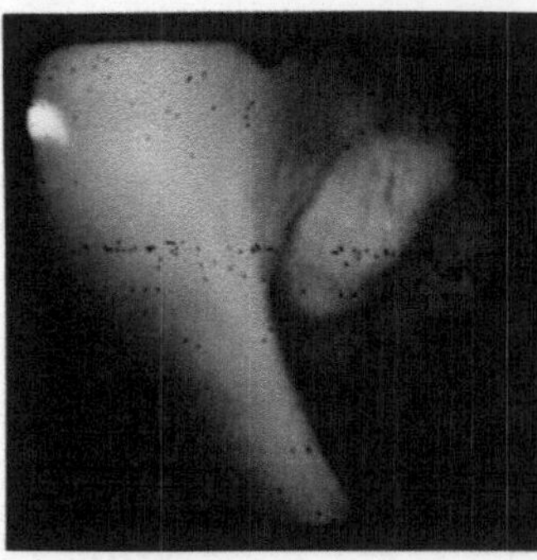
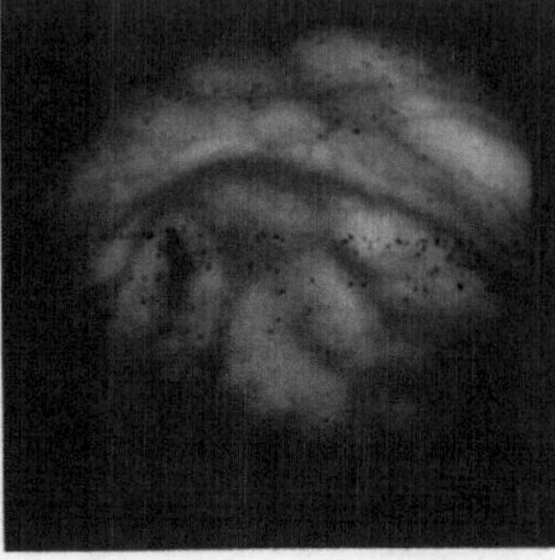

Abb. 9. Ureterosigmoideostomie (deutlich sichtbar nach i. v. Gabe von Methylenblau)

granulome gefunden, die sich makroskopisch nicht sicher von einem lokalen Tumorrezidiv (Abb. 8) unterscheiden lassen und deren Dignität deshalb histologisch geklärt werden muß. Die seltene Ureterosigmoideostomie hebt sich nach i. v. Gabe von Methylenblau gut von der umgebenden Darmschleimhaut ab (Abb. 9).

Tabelle 1. Voraussetzungen zur frühen postoperativen Endoskopie des Kolons

- Klare Indikation
- Schonende Durchführung
- Erfahrener Endoskopiker
- Genaue Kenntnis der durch die Operation u. U. veränderten Anatomie
- Richtige Einschätzung des endoskopischen Befundes in Abhängigkeit vom Heilungsfortschritt

Wie häufig treten solche Veränderungen an Kolonanastomosen auf?

Bei 249 Patienten, die innerhalb von 18 Monaten nach Dickdarmresektion wegen eines Karzinoms endoskopiert wurden, fanden wir bei ca. 20% der Patienten Veränderungen an der Anastomose. Als unauffällig wurden die Anastomosenverhältnisse bei 191 Patienten eingestuft. Bei den verbleibenden 58 Patienten fanden wir im einzelnen 40mal Granulombildungen mit oder ohne nachweisbare Fäden, 6mal wurden Fäden ohne jegliche Entzündungszeichen gesehen, eine uncharakteristische Schleimhautentzündung fand sich bei weiteren 7 Patienten, und 5mal sahen wir ein lokales Tumorrezidiv [9].

Schlußfolgerung

Zusammenfassend halten wir das Risiko der frühen postoperativen Endoskopie auch am Kolon für vertretbar, wenn neben klarer Indikation eine schonende Durchführung durch einen erfahrenen Endoskopiker gewährleistet ist. Voraussetzung ist dabei die genaue Kenntnis des Operationssitus sowie die richtige Einschätzung der endoskopisch sichtbaren Veränderungen in Abhängigkeit vom Heilungsfortschritt der Anastomose (Tabelle 1). Die frühe postoperative Endoskopie des Dickdarms gehört somit vorrangig in die Hand des Chirurgen [11].

Literatur

1. Daniels V, Grönninger J, Dzieniszewski G-P, Kempf G (1973) Notendoskopie nach Operationen im Bereich des oberen Gastrointestinaltraktes. Dtsch Med Wochenschr 105: 1452-1456
2. Deveney KE, Way LW (1977) Effect of different absorbable sutures on healing of gastrointestinal anastomoses. Am J Surg 133: 86-94
3. Farella S, Cola B, Franchini A (1984) Endoskopische Beurteilung der verschiedenen Heilungsstadien kolorektaler Anastomosen. Coloproctology 6: 86-90
4. Herzog B (1974) Die Darmnaht. Huber, Bern Stuttgart Wien
5. Kliems G, Paquet K-J, Engel C (1979) Die Bedeutung der Endoskopie in der frühen postoperativen Phase. Chirurg 50: 326-330
6. Manegold BC (1981) Early postoperative endoscopy in the operated stomach. Endoscopy 13: 104-107
7. Ravitch MM, Brolin R, Kolter J, Yap S (1981) Studies in the healing of intestinal anastomoses. World J Surg 5: 627-637
8. Rehner M, Soehendra N, Stolzenbach K (1973) Frühzeitige postoperative Endoskopie. Dtsch Med Wochenschr 105: 1319-1323
9. Rückauer K, Waldmann D, Oehlert W (1978) Endoskopische Befunde bei häufigen Veränderungen an Dickdarmanastomosen. In: Henning H (Hrsg) Fortschritte der gastroenterologischen Endoskopie, Bd 9. Witzstrock, Baden-Baden Köln New York, S 181-184
10. Rückauer K, Waldmann D, Salm R (1984) Wie früh darf eine Anastomose endoskopiert werden? Schweiz Rundsch Med [Prax] 73: 1349-1350
11. Schumpelick V, Schreiber HW (1979) Operative Endoskopie - Zuständigkeit des Chirurgen. In: Demling L, Rösch W (Hrsg) Operative Endoskopie 1979. Acron, Berlin, S 337-345
12. Waldmann D, Rückauer K, Salm R (1981) Early post-operative endoscopy of the operated intestine. Endoscopy 13: 108-112

Rektoskopie und Koloskopie in der frühen postoperativen Phase nach Eingriffen an Rektum und/oder Kolon

H. O. Barth

Das Thema wirft für den Chirurgen einige Probleme auf.

Das erste Problem ist, daß es sich bei einem solchen endoskopischen Eingriff in keinem Fall um eine Routineuntersuchung handeln kann, und daß die in Frage kommenden Indikationen eng gesteckt sind.

Beim hervorragenden Stellenwert der endoskopischen Verfahren in der Dickdarmdiagnostik ist es verständlich, daß die endoskopischen Möglichkeiten bei geplanten Eingriffen bereits präoperativ ausgeschöpft werden. Vor einer Dickdarmresektion ist es selbstverständlich, daß das gesamte Kolon endoskopisch oder auch radiologisch inspiziert wird. Weitere Sicherheit in der Diagnostik gewinnt man durch die obligate intraoperative Revision des zu operierenden Organs. Bleiben irgendwelche Zweifel über prä- oder intraoperative Befunde, wie zum Beispiel über die Komplettheit eines Operationsverfahrens, so wird gewöhnlich erst nach einem Intervall von etwa 4-6 Wochen die erneute Diagnostik gestartet - nach herkömmlichen Vorstellungen gibt diese Zeitspanne einerseits einer Dickdarmanastomose genügend Gelegenheit zur Abheilung, andererseits bringt sie keine unverantwortliche therapeutische Verzögerung mit sich.

Es bleiben somit für die endoskopischen Verfahren in der frühen postoperativen Phase als Indikation eigentlich nur die direkt operativ bedingten Komplikationen.

Die Liste der in Frage kommenden Situationen ist kurz (Tabelle 1).

Tabelle 1. Rektoskopie und Koloskopie in der frühen postoperativen Phase nach Eingriffen am Dickdarm

Indikationen
- Blutung
  - Anastomosenblutung nach Dickdarmresektion
  - Nachblutung nach Polypektomie
- Darmwanddefekt - nur bei unklarem röntgenologischen Befund
- Nahtinsuffizienz nach Resektion, Perforation
- Verdacht auf regionäre Darmwandischämie
- zur Dekompression
  - nach ileoanaler Anastomose mit vorgeschaltetem Reservoir

Da ist zunächst die Blutung aus dem chirurgisch oder endoskopisch operierten Dickdarm.

Die Blutung aus einer Dickdarmanastomose in das Lumen des Darms ist bei korrekter Anastomosentechnik eine extreme Seltenheit. Sie liegt in ihrer Häufigkeit unter 1%. Nachblutungen nach endoskopischer Polypektomie sind schon etwas häufiger, sie liegen bei etwa 3%, das Risiko hängt von der Lokalisation und von der Größe des Polypen ab.

In der Situation der Blutung hat die Endoskopie neben der diagnostischen auch primär therapeutische Bedeutung. Die Blutungsquelle kann lokalisiert und es kann gleichzeitig auf endoskopischem Wege ein Blutstillungsversuch unternommen werden. Mißlingt dieser und ist eine operative Blutstillung erforderlich, so kann die intraoperative Endoskopie bei der Lokalisierung der Blutungsquelle extrem hilfreich sein.

Eingeschränkte Bedeutung haben endoskopische Verfahren in der Beurteilung postoperativer Darmwanddefekte, also von Anastomoseninsuffizienzen nach Resektion oder von Perforationen. Die primäre Diagnostik in einem solchen Falle erfolgt radiologisch. Nur bei unklaren Befunden sollte zusätzlich endoskopiert werden.

Kommt es nach vaskulären Operationen im Abdomen, die mit einer Tangierung der A. mesenterica inferior verbunden sind, also vor allem bei Eingriffen an der infrarenalen Aorta abdominalis und an der Aortenbifurkation, zu peranalen Blutungen, so muß an eine regionäre Ischämie im Stromgebiet der Arterie im Sinne einer ischämischen Kolitis gedacht werden. Dieser Befund kann endoskopisch gesichert werden.

Eine weitere, seltene Indikation zur Rektoskopie in der frühen postoperativen Phase stellt für uns noch die Kontrolle der lokalen Situation nach totaler Kolektomie mit ileoanaler Anastomose und vorgeschaltetem Ileumreservoir dar. Hier wird durch vorsichtige Untersuchung, erstmals am 6.-8. postoperativen Tage, mit einem Säuglingsrektoskop die Anastomose passiert, das Reservoir von Blut- und Schleimresten entleert und damit dekomprimiert.

Ein weiteres, nicht minder schwerwiegendes Problem bei gegebener Indikation stellt die Frage dar, wer die endoskopische Untersuchung am frisch operierten Organ - Dickdarm bzw. Rektum - vornehmen soll. Man kann sich die gemischten Gefühle eines Operateurs vorstellen, wenn der Dickdarm mit einer vielleicht unter Schwierigkeiten angelegten Anastomose endoskopisch revidiert werden soll. Sicherlich ist zu fordern, daß diese Untersuchung zum einen von einem Untersucher vorgenommen wird, der aufgrund seiner Erfahrung in der Lage ist, sie besonders schonend durchzuführen, und der zweitens mit den chirurgisch veränderten Gegebenheiten am frisch operierten Dickdarm sowie mit der chirurgischen Problematik vertraut ist. Am besten ist dies verständlicherweise der chirurgische Endoskopiker, optimalerweise der Operateur selbst.

Zusammenfassend kann gesagt werden, daß die Koloskopie und Rektoskopie in der frühen postoperativen Phase nach Eingriffen am Dickdarm ein eng begrenztes Indikationsgebiet hat. Sie ist hilfreich bei Komplikationen. Die spezielle Indikation erfordert eine schonende Untersuchung durch einen erfahrenen, chirurgisch versierten Untersucher.

Definitive Behandlung des malignen Kolonpolypen

M. JUNG, H. J. MEIER-WILLERSEN und B. C. MANEGOLD

Die endoskopische Polypektomie kolorektaler Adenome hat das Ziel einer Krebsprophylaxe. In wenigen Fällen werden aber zum Zeitpunkt der Schlingenektomie bereits invasive Karzinome (Adenom mit invasivem Adenokarzinom, kolorektales Frühkarzinom [11]) erfaßt, eine Tatsache die nach Ottenjann „den Endoskopiker frustrieren muß" [20].

Gleichzeitig ist die Frage nach einer definitiven Behandlung des malignen Polypen zu stellen. Denn grundsätzlich besteht nach Tumorüberschreitung der Muscularis mucosae und Infiltration der Submukosa die Möglichkeit zu lymphogener und hämatogener Metastasierung (Abb. 1-4). Ist demnach die endoskopische Polypektomie als alleinige Maßnahme zur Behandlung eines derartigen Tumors ausreichend oder ergeben sich aus diesem Befund zwangsläufig chirurgische Konsequenzen?

Seit der Einteilung des malignen Polypen in Karzinome von hohem und geringem Risikograd, hat Hermanek [10] die Entscheidung für eine chirurgische Therapie differenziert (Tabelle 1). Danach soll ein kolorektales Frühkarzinom nur bei schlechtem Differenzierungsgrad, bei Vorliegen eines Siegelringzellkarzinoms oder undifferenzierten Karzinoms und bei Lymphangiosis carcinomatosa im Polypenstiel operiert werden. Wurde der Tumor durch endoskopische Polypektomie nicht im Gesunden abgetragen, so hat gleichfalls die chirurgische Nachresektion zu erfolgen.

Unsere eigene Strategie, ob endoskopisch oder zusätzlich chirurgisch behandelt wird, richtet sich nach diesen Kriterien; sie zeigt aber auch bei fehlender histologischer Präzisierung des malignen Polypen in den 70er Jahren Tendenzen zu radikalem Vorgehen. Dabei wurde das therapeutische Prozedere wiederholt durch Sicherheitsdenken mitbestimmt.

Ergebnisse

2904 Patienten wurden vom 1. 1. 1972 bis 1. 1. 1988 in unserer Abteilung wegen kolorektaler Polypen endoskopisch polypektomiert. Nur bei 3% (87) dieser Patienten konnten histologisch maligne Polypen diagnostiziert werden. Bei 6 Patienten wurden je zwei kolorektale Karzinome durch Polypektomie entfernt. Histologisch wurde 88mal ein Adenom mit invasivem Adenokarzinom, 5mal ein polypöses Karzinom ohne Adenombestandteile beschrieben (Tabelle 2).

Überwiegend wurde der endoskopische Eingriff im linken Kolon (Rektum und Sigma) vorgenommen, nur vereinzelt fanden sich auch maligne Polypen jenseits der linken Flexur (Tabelle 3).

Gut zwei Drittel der entfernten Neoplasien waren bis 2 cm groß, darunter überraschend viele (17 = 18,3%) lediglich bis zu 1 cm (Tabelle 4 sowie Abb. 5).

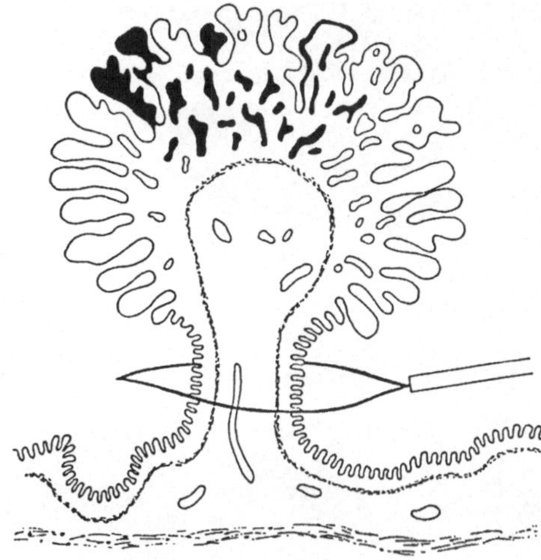

Abb. 1. Adenom mit schweren Atypien

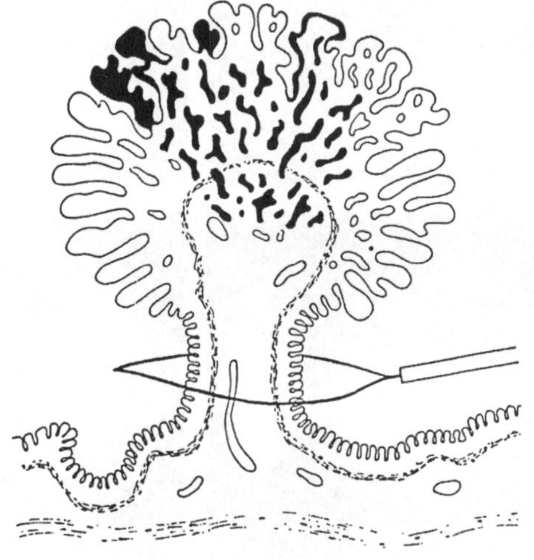

Abb. 2. Adenom mit invasivem Adenokarzinom, im Gesunden abgetragen

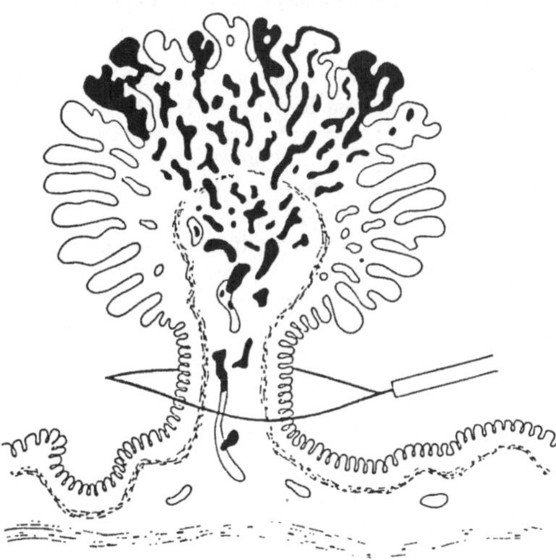

Abb. 3. Adenom mit invasivem Adenokarzinom und Überschreiten der Schlingenabtragungsbasis; Entfernung nicht im Gesunden

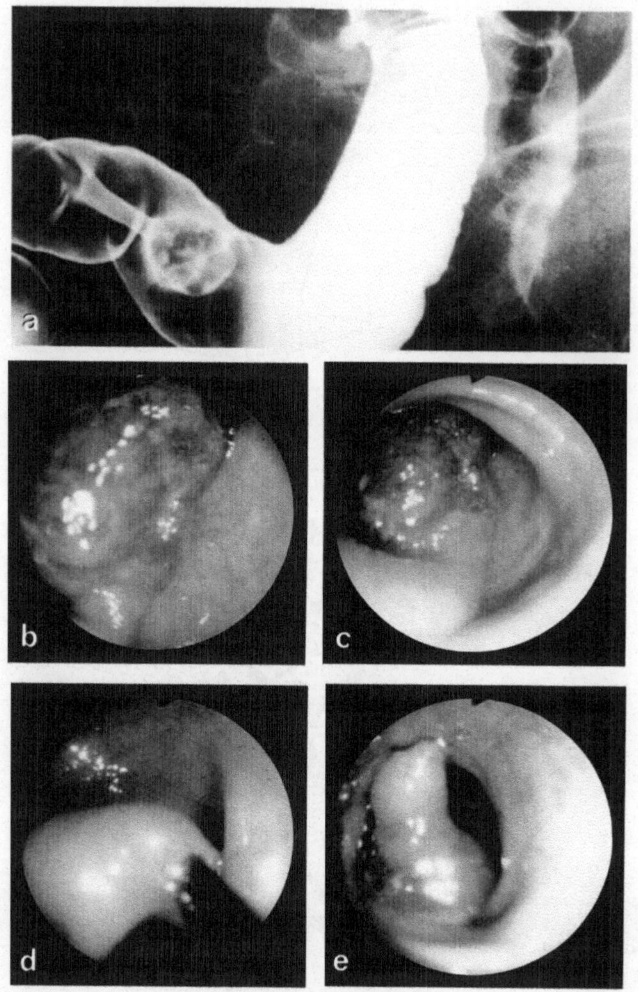

Abb. 4a–e. Gestielter 3 cm großer Sigmapolyp, radiologische und endoskopische Darstellung. Endoskopische Polypektomie

Tabelle 1. Kriterien des malignen kolorektalen Polypen von hohem Risikograd [10]

Schleimbildendes, gering differenziertes Karzinom
Siegelringzellkarzinom
Undifferenziertes Karzinom
Tumor mit histologisch nachweisbarer Invasion von Lymphgefäßen

Tabelle 2. Maligne Polypen bei 2904 Patienten mit kolorektaler Polypektomie (1.1. 1972–1.1. 1988)

	n	Patienten	%	
Maligne Polypen	93	87/2904	3,0	
	n	Alter	m	w
Patienten	87	39–81	52	35
Histologie	88 Adenome mit invasivem Adenokarzinom 5 polypöse Karzinome			

Tabelle 3. Lokalisation maligner kolorektaler Polypen (n=93; 1.1. 1972-1.1. 1988)

	n	%
Rektum/Sigma	83	89,2
Descendens	6	6,5
Linke Flexur	2	2,1
Transversum	1	1,1
Ascendens	1	1,1
	93	100

Tabelle 4. Größe endoskopisch abgetragener maligner kolorektaler Polypen (n=93)

Polypengröße (mm)	n	%
< 10	17	18,3%
11-20	44	47,3%
21-30	26	28,0%
>30	6	6,4%
	93	100%

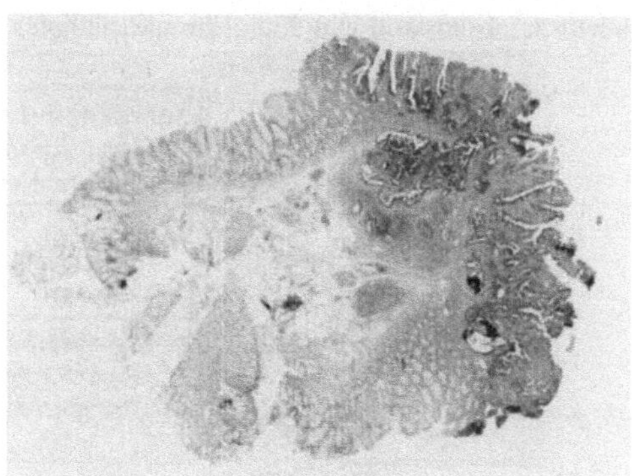

Abb. 5. Kleinster, maligner kolorektaler Polyp im eigenen Krankengut: Größe 0,6 cm. Histologisch Adenom mit invasivem, überwiegend mäßig differenziertem Adenokarzinom. Keine Lymphangiosis carcinomatosa. Low-risk-Polyp. Endoskopische Abtragung im Gesunden. 5 Jahre nach endoskopischer Polypektomie ohne chirurgischen Folgeeingriff tumorfrei

Therapie

Die endoskopische Polypektomie blieb bei 39 von 87 Patienten die einzige therapeutische Maßnahme. 31mal war der Polyp im Gesunden, in 7 Fällen nicht sicher und einmal deutlich nicht im Gesunden entfernt. Weitere Behandlungsmaßnahmen wurden bei diesen 8 Patienten nicht mehr unternommen. Aus Altersgründen und medizinischen Risikofaktoren wurde von einer weiteren Therapie abgesehen. Ein Teil der Patienten verweigerte aber auch die empfohlene Nachresektion des Kolons (Tabelle 5).

Wiederholt ergaben sich Schwierigkeiten in der histologischen Beurteilung der Polypenbasis. Durch die Elektrokoagulation des Absetzungsrandes und die damit verursachte Gewebsdenaturierung konnte in einigen Fällen nicht mehr eindeutig entschieden werden, ob eine Abtragung des malignen Polypen nun tatsächlich im Gesunden stattgefunden hatte, oder ob die malignen Strukturen den Absetzungsrand überschritten hatten.

So wurde bei 9 weiteren Patienten mit unsicherem Tumorbefall der Polypenbasis der Kompromiß einer endoskopischen Stielresektion (Sigma) oder chirurgischen Mukosektomie (Rektum) eingegangen. Das im Hinblick auf eine mögliche Perforation nicht unproblematische endoskopische Verfahren wird seit einigen Jahren nicht mehr angewandt. Unter diesen 9 zusätzlich behandelten Kranken, wurde jetzt im Nachresektat noch 3mal Tumorgewebe und 6mal regelrechte Darmmukosa beschrieben (Tabelle 6). Keiner dieser Patienten wurde nachoperiert.

Nach vorangegangener endoskopischer Polypektomie fiel bei 39 der 87 Patienten die Entscheidung zum chirurgischen Eingriff in Form einer partiellen Kolonresektion oder Hemikolektomie (Tabelle 7). Gründe für ein operatives Vorgehen waren bei 22 Patienten die fehlende Abtragung des malignen Polypen im Gesunden; 8mal lag eine Lymphangiosis carcinomatosa im

Tabelle 5. Endoskopische Polypektomie maligner kolorektaler Polypen (1.1. 1972-1.1. 1988)

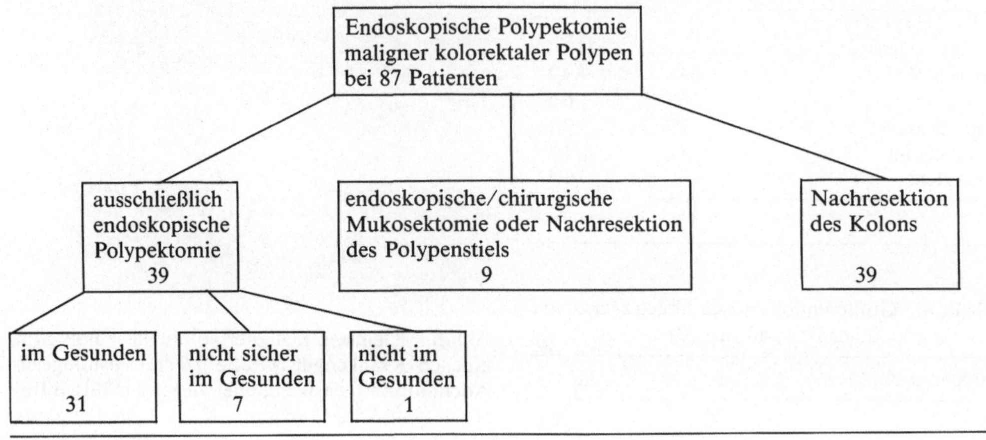

Tabelle 6. Histologische Befunde nach endoskopischer Nachresektion bzw. chirurgischer Therapie im Anschluß an endoskopische Polypektomie maligner kolorektaler Polypen

	n	tumorfrei	lokaler Tumorrest	unklar	Lymphknoten Metastasen
Mukosektomie, Stielresektion	9	6	3	–	?
Nachresektion des Kolons	39	29	6	3	1

Tabelle 7. Indikationen zur chirurgischen Resektion nach primärer endoskopischer Abtragung eines malignen kolorektalen Polypen (39/87 Patienten)

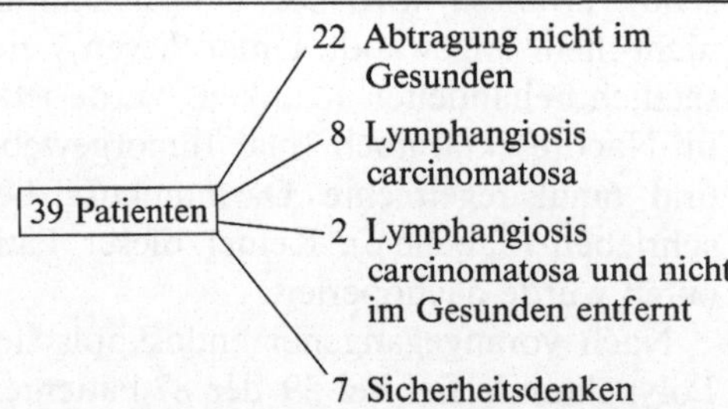

Polypenstiel vor, 2 Patienten zeigten sowohl einen Lymphgefäßbefall wie ein Überschreiten der Abtragungsbasis. In einem Fall konnten neben einer Lymphangiosis carcinomatosa Tumorzellen in einem Blutgefäß nachgewiesen werden (Abb. 6). In 7 Fällen schloß sich - aus Sicherheitsgründen - ein chirurgischer Eingriff an.

Die chirurgische Nachresektion nach endoskopischer Polypektomie muß frühzeitig erfolgen. Bereits 3 Wochen nach Schlingenentfernung kann die Identifizierung der Abtragungsbasis durch den lokalen Heilungsprozeß Schwierigkeiten bereiten. Die Darstellung der ehemaligen Polypenbasis geschieht am sichersten für den Chirurgen durch intraoperative Koloskopie; sie kann auch unmittelbar vor dem

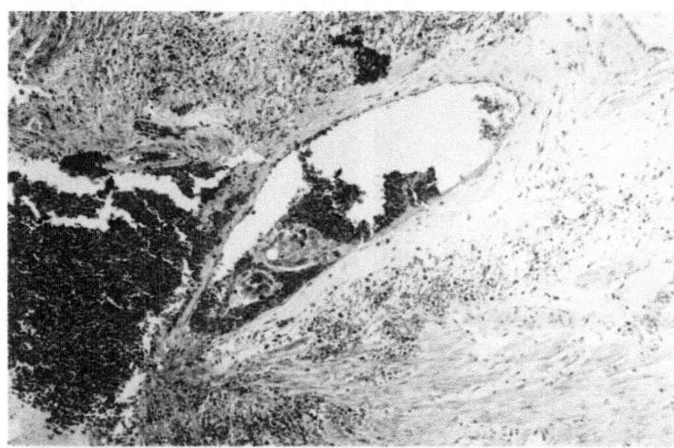

Abb. 6. Histologisch nachweisbare Karzinomzellen in einem kleinen Blutgefäß im Polypenstiel. Ausschnitt aus einem malignen Polypen mit überwiegend geringer Differenzierung und histologisch nachweisbarer Invasion von Lymphgefäßen und Blutgefäßen (High-risk-Polyp). Im Gesunden abgetragen, Nachresektion des Kolons. Keine Tumorzellen an der ehemaligen Polypenbasis. Keine regionäre Lymphknotenmetastasen. In onkologischer Nachsorge seit 3½ Jahren; bislang rezidivfrei

Eingriff durch Tuscheinjektion um die Koagulationsstelle erfolgen (Abb. 7a–c).

Im Operationspräparat wurde bei 39 Patienten lediglich 6mal mikroskopisch noch eindeutig Tumorgewebe nachgewiesen (Tabelle 6). Wiederum war in 3 Fällen die elektrokoagulierte Polypenstelle nicht eindeutig zu beurteilen. Nur bei einem Patienten zeigten sich regionäre Lymphknotenmetastasen. Kein Patient wies zum Operationszeitpunkt Organmetastasen auf.

Komplikationen

In 4 Fällen traten im Rahmen der endoskopischen Polypektomie Probleme auf. Zweimal wurde eine aktive arterielle Blutung aus dem Polypenstiel endoskopisch durch Unterspritzung zum Stillstand gebracht. Ein Patient mit Panzytopenie und transfusionsbedürftiger Blutung aus einem breiten villösen Sigmapolypen mußte wegen peritonitischer Zeichen 2 Tage nach dem endoskopischen Eingriff laparotomiert werden. Im Bereich der Polypektomie wurde eine lokale Durchwanderungsperitonitis ohne Perforation im eigentlichen Sinne angetroffen. Der 81jährige Patient erhielt einen endständigen Anus praeter. Stunden nach der endoskopischen Abtragung erlitt ein 75jährige Patient eine schwere pulmonale Dekompensation, die zur Reanimation und Beatmung führte. Der Patient verstarb 1 Woche nach dem Eingriff an kardiopulmonaler Insuffizienz.

Bei einem 70-jährigen Patienten trat eine Nahtinsuffizienz nach Sigmaresektion auf, die durch passagere Kolostomie erfolgreich behandelt werden konnte.

Kontrollkoloskopien

Die Therapie eines malignen kolorektalen Polypen erfordert ein onkologisches Nachsorgeprogramm über 5 Jahre. Endoskopische Kontrolluntersuchungen erfolgen 2mal im ersten Jahr, danach einmal pro Jahr im Sinne einer totalen Kolosko-

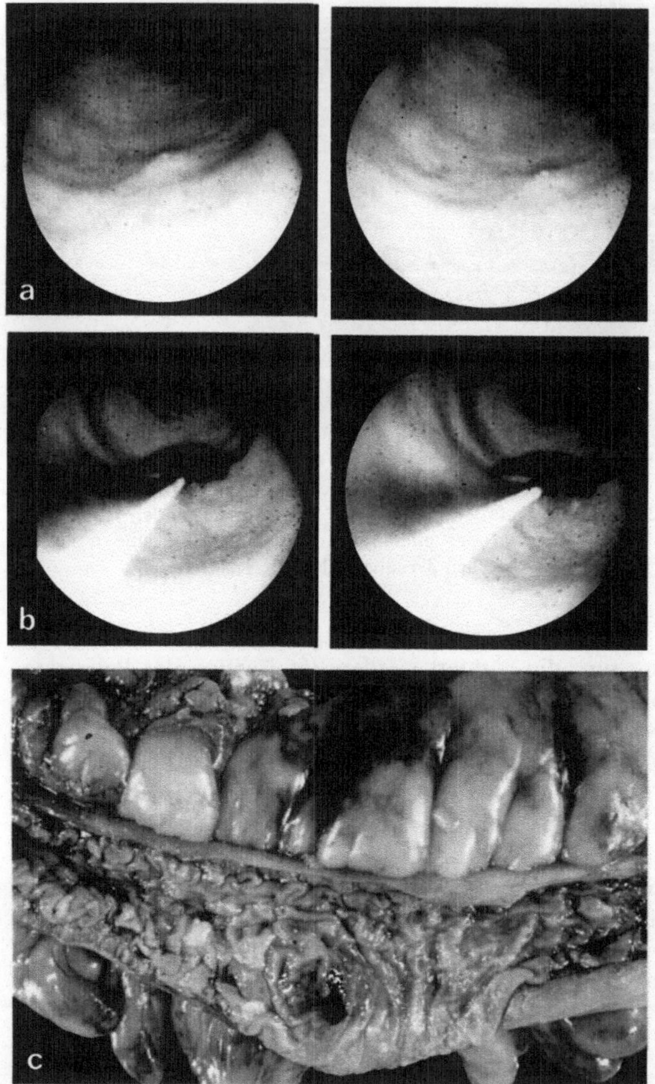

Abb. 7 a–c. Identifizierung des ehemaligen Polypenstiels an kleiner Erhabenheit im Sigma nach vorangegangener endoskopischer Polypektomie eines malignen Polypen 14 Tage zuvor (**a**). Schwierige endoskopische Darstellung, da nur minimale Polypenbasis erkennbar. Markierung durch Tuscheinjektion um die Abtragungsstelle (**b**). Operationspräparat mit tuschemarkierter Darmmukosa (**c**). Oberhalb des gut 2-DM-stückgroßen Tuschebezirkes findet sich eine kleine Rötung, die die ehemalige Polypenabtragungsbasis repräsentiert

Tabelle 8. Kontrolluntersuchungen (6 Monate-5 Jahre) bei 59/87 Patienten nach endoskopischer (und) chirurgischer Therapie maligner kolorektaler Polypen

	n	Adenome	Tumor im Bereich der Polypektomie-stelle	Metachrones Karzinom	Lebermeta-stasierung 4-5 Jahre nach Resektion
Ausschließlich endoskopische Polypektomie	23 (39)	9	1	2	-
Endoskopische Mukosektomie oder Nachresektion des Polypenstiels	7 (9)	1	-	-	-
Nachresektion des Kolons	29 (39)	5	-	1	2
insgesamt	59 (87)	15	1	3	2

pie. Zur Vorbereitung verwenden wir die perorale Darmspülung mit 4 l Golytely-Lösung und Prepacol am Vortag. Die Untersuchung hat das Ziel, neue Adenome zu entdecken und zu entfernen, und - so weit noch möglich - den Bereich der ehemaligen Polypenstelle zu beurteilen und bioptisch zu erfassen (Tabelle 8). Bei diesen Kontrolluntersuchungen konnten 15mal Polypen (Adenome mit leichter und schwerer Atypie) im Kolon durch endoskopische Polypektomie entfernt werden. 4 Jahre nach unvollständiger Abtragung eines malignen Rektumpolypen verstarb eine 82jährige Frau an ihrem Tumorleiden. Der mittlerweile lumenfüllende Krebs hatte zu einem Dickdarmileus geführt. In drei weiteren Fällen wurden metachrone Karzinome zwischen 4 und 5 Jahren nach Behandlungsbeginn diagnostiziert. Die Tumoren waren jeweils deutlich von der ehemaligen Polypenstelle entfernt, zwei dieser Kolonkarzinome wurden chirurgisch behandelt. In einem Fall konnte ein maligner Polyp (Low-risk-Polyp) mit der Schlinge abgetragen werden.

Zwei der operierten Patienten verstarben im 4. und 5. Jahr nach Polypektomie und Nachresektion des Kolons an der Lebermetastasierung eines Adenokarzinoms. Da zum Zeitpunkt der Erkrankung kein anderer Primärtumor gefunden wurde und ursprünglich ein maligner Polyp von hohem Risikograd (Adenokarzinom mit geringer Differenzierung) vorgelegen hatte, wurde die Tumoraussaat auf den ehemaligen Kolonpolypen bezogen. Zum Operationszeitpunkt lagen damals keine Lymphknotenmetastasen vor. Die Polypenbasis war als tumorzellfrei beschrieben worden, in einem Fall mit Einschränkung, da hier durch intensive Tuschemarkierung eine regelrechte Beurteilung nicht mehr möglich war.

Diskussion

Maligne kolorektale Polypen werden im Rahmen einer endoskopischen Polypektomie eher selten entfernt [20]. Im eigenen Krankengut wurde nur bei 3% aller Patienten ein bereits invasives Karzinom gefunden. Überwiegend finden sich derartige Neoplasien im Rektum und im Sigma [5, 6, 9, 18]. Ein Auftreten im rechtsseitigen Kolon ist die Ausnahme. Über die Hälfte der Polypen war bis zu 2 cm groß. Der Anteil der bis 1 cm großen Karzinome ist im eigenen Krankengut mit 18% ungewöhnlich hoch. So spricht gerade diese Beobachtung auch für eine Schlingenentfernung kleinerer Polypen. Allerdings fand sich kein maligner Polyp mit einer Größe unter 5 mm [14].

Die grundsätzliche Frage, ob eine endoskopische Polypektomie eine ausreichende Therapie darstellt, richtet sich nur nach dem histologischen Befund. Neben einer Einteilung in Adenokarzinome von hohem und geringem Risikograd, muß vom Pathologen auch die Frage der vollständigen Polypenexzision mit wirklich tumorzellfreier Abtragungsbasis beantwortet werden. Der Endoskopiker sollte die vollständige Schlingenexzision des Polypen in toto anstreben und auf eine Abtragung in einzelnen Teilen (Morcellement) verzichten. Polypektomie in mehreren Partikeln ist Stückwerk und läßt die Basis als Ganzes außer acht. Wir markieren zusätzlich nach Abtragung die Polypenabsetzungsebene mit einer Nadel, um das Einbetten zu erleichtern. Um eine exakte Aussage zu treffen, ob der Tumor tatsächlich im Gesunden entfernt wurde, werden Stufenschnitte im Abstand von 200 μm gefordert [10]. Offenbar kann auch nach subtiler Schnitttechnik nicht immer ein eindeutiges Urteil gefällt werden. Im eigenen Krankengut war wiederholt die Basis durch Elektrokauterung so denaturiert, daß Unsicherheiten an einer Abtragung im Gesunden bestanden [12]. Bei Zweifel an Tumorüberschreitung des Absetzungsrandes sollte die Entscheidung zu weiterführender Therapie gestellt werden. So wurde ein Teil der Patienten mit unklarem Absetzungsrand noch einmal durch Mukosektomie behandelt.

Darüber hinaus traten diskrepante Befunde in der Beurteilung der Polypenbasis und der Basis am Operationspräparat auf. 24 Patienten wurden operiert, bei denen die Abtragung nicht oder wahrscheinlich nicht im Gesunden erfolgte (Tabelle 7). Tatsächlich wurde nur in 6 Fällen im Resektat noch Tumorgewebe angetroffen.

Diese Problematik ist nicht unbekannt und wird von Morson et al. [17] ausführlich am eigenen Krankengut erläutert. 8 von 10 Patienten mit inkompletter Polypektomie wiesen dort im Operationspräparat keine Tumorzellen mehr auf; 8 weitere Patienten mit zweifelhaftem Befund an der Polypenbasis ohne anschließenden chirurgischen Eingriff blieben auch in den nächsten 5 Jahren tumorfrei. Es wurde demnach unterstellt, daß die Elektrokoagulation gleichzeitig Tumorgewebe am Polypenabsetzungsrand zerstört hatte.

Auch wir kennen 7 Patienten, bei denen die endoskopische Abtragung nur zweifelhaft im Gesunden erfolgte, und die anschließend nicht operiert wurden. Keiner dieser Patienten verstarb an seinem Tumorleiden. Diese Beobachtungen sind mit den von Morson erwähnten Fällen vergleichbar.

Trotz exakter histologischer Aufarbeitung gelingt es also nicht, in allen Fällen eine eindeutige Entscheidung zu treffen, ob endoskopisch oder endoskopisch-chirurgisch behandelt werden muß.

Die Entscheidung zur chirurgischen Nachresektion wurde früher auch durch übertriebenes Sicherheitsdenken mitbestimmt. Gerade jüngeren Patienten rieten wir trotz Polypenentfernung im Gesunden, „um wirklich sicher zu gehen", zur Nachresektion des Kolons. 7 Patienten wurden danach operiert, obwohl nach heutigen Maßstäben der Polyp regelrecht entfernt worden war. Mit der Festlegung maligner Polypen von hohem und niedrigem Risikograd ist seit 1983 die weitere Therapie definiert [10, 11].

Für die definitive Behandlung eines malignen kolorektalen Polypen ist neben der lokalen Abtragung im Gesunden auch von entscheidender Bedeutung, ob der Tumor bereits in regionäre Lymphknoten metastasiert hat. Zum Operationszeitpunkt werden beim kolorektalen Frühkarzinom Metastasen in unterschiedlicher Häufigkeit gefunden (Tabelle 9). Während Morson

Tabelle 9. Häufigkeit von Lymphknotenmetastasen bei kolorektalem Frühkarzinom am Operationspräparat (Literaturzusammenstellung nach Hermanek [11] modifiziert)

Autor	n	Lymphknotenmetastasen
Copeland [3]	69	3 (4,3%)
Kobayashi u. Kasugai [13]	12	1 (8,3%)
Shatney [22]	23	1 (4,3%)
Wolff u. Shinya [24]	25	1 (4,0%)
Morson [16]	24	3 (12,5%)
Coutsoftides [4]	22	4 (18,2%)
Nivatvongs u. Goldberg [19]	7	2 (28,6%)
Colacchio [1]	24	6 (25,0%)
Cooper [2]	34	5 (14,7%)
Montori [15]	29	5 (17,2%)
Christie [5]	17	1 (5,9%)
Morson [17]	14	0 (0%)
Haggit [8]	44	4 (9,1%)
Seib [21]	69	9 (13,0%)
Wingard [23]	48	5 (10,4%)
Hermanek u. Gall [11]	130	4 (3,1%)
eigene Ergebnisse [12]	39	1 (2,6%)

bei 14 operierten Patienten keinerlei Metastasierung beschrieb, wird eine filiäre Aussaat in Lymphknoten bei einzelnen Autoren bis zu 28% beobachtet. Hermanek selbst beschreibt 4 (3,1%) Fälle bei 130 operierten Patienten. Wir fügen unter 39 am Kolon Nachresezierten einen Fall mit regionären Lymphknotenmetastasen hinzu. Insgesamt gesehen wird aber eine Tumoraussaat in regionäre Lymphknoten bei kolorektalem Frühkarzinom relativ selten beobachtet. Der im eigenen Krankengut beschriebene Fall lag bei einem Patienten mit gering differenziertem Karzinom vor. 9 weitere Patienten mit malignem Polyp vom High-risk-Typ wiesen jedoch keine Lymphknotenmetastasen auf. Ist demnach also doch zu häufig operiert worden?

Es fehlt nicht an Versuchen, die Indikation für ein operatives Vorgehen noch weiter einzugrenzen. Haggit et al. [8] unterteilten histologisch die Submukosa in 4 Zonen, und finden bei einer Tumorinvasion bis zum unteren Rand der Submukosa im Vergleich zur minimalen Tumorüberschreitung der Muscularis mucosae die schlechtesten Ergebnisse. Hermanek [9] weist im gleichen Zusammenhang auf die Bedeutung der unterschiedlichen Tumorgröße innerhalb der Submukosa hin. Cranley et al. [6] und Morson et al. [17] halten den geringen Differenzierungsgrad eines invasiven Karzinoms als maßgebliches Kriterium für eine schlechte Prognose. Zu diesen Hinweisen passen auch eigene Beobachtungen, wonach 2 Patienten mit gering differenziertem Adenokarzinom an ihrem Tumorleiden infolge Lebermetastasierung verstarben; auch der einzige Patient mit regionären Lymphknotenmetastasen wies ein gering differenziertes Karzinom auf. Man kann folgern, daß für die Prognose des Patienten offenbar der schlechte Differenzierungsgrad und die Tiefe der Invasion des Tumors die entscheidende Rolle spielt.

Die Behandlung des malignen kolorektalen Polypen richtet sich rein nach pathologisch-anatomischen Kriterien. Erst die vollständige endoskopische Polypektomie gibt Aufschluß über das weitere Prozedere. Die Nachresektion des Kolons bei Vorliegen eines Polypen von hohem Risikograd und/oder bei nicht eindeutig tumorfreier Abtragungsbasis bedeutet therapeutisch einen sicheren Weg. Endoskopische Kontrolluntersuchungen über 5 Jahre sind zur Neuentdeckung von Adenomen und Zweitkarzinomen zwingend erforderlich. Ob eine radikale Therapie aber auch bei Patienten höheren Alters strikt durchgehalten werden soll, muß dahingestellt bleiben.

Die definitive Therapie des malignen Polypen schließt daher den Konsens von Endoskopiker, Pathologen und Chirurgen ein.

Schon die endoskopische Therapie alleine besitzt - abhängig vom histologischen Befund - oft genug kurativen Charakter. Ungeachtet der geringen Frequenz maligner kolorektaler Polypen bleibt so für den Endoskopiker die Polypektomie am unteren Verdauungstrakt auch weiterhin eine attraktive Aufgabe.

Danksagung. Wir danken besonders herzlich Frau Prof. Dr. U. Raute-Kreinsen (Pathologisches Institut der Städt. Krankenanstalten Bielefeld/Mitte, vormals Pathologisches Institut des Klinikums der Stadt Mannheim, Fakultät für Klinische Medizin der Univ. Heidelberg) für die histologische Aufarbeitung der malignen kolorektalen Polypen.

Literatur

1. Colacchio TA, Forde KA, Scantlebury VP (1981) Endoscopic polypectomy. Inadequate treatment for invasive colorectal carcinoma. Ann Surg 194: 704-707
2. Cooper HS (1983) Surgical pathology of endoscopically removed malignent polyps of the colon and rectum. Am J Surg Pathol 7: 613-623
3. Copeland EM, Miller LD, Jones RS (1968) Prognostic factors in carcinoma of the colon and rectum. Am J Surg 116: 875-881
4. Coutsoftides T, Sivak MV, Benjamin SP, Jagelman D (1978) Colonoscopy and the management of polyps containing invasive carcinoma. Ann Surg 188: 638-641
5. Christie JP (1984) Malignant colon polyps: Cure by colonoscopy or colectomy? Am J Gastroenterol 79: 543-547
6. Cranley JP, Petras RE, Carey WD, Paradis K, Sivak MV (1986) When is the endoscopic polypectomy adequate therapy for colonic polyps containing invasive carcinoma. Gastroenterology 91: 419-427
7. Frühmorgen P, Matek W (1983) Significance of polypectomy in the large bowel. Endoscopy 15: 155-157
8. Haggit RC, Glotzbach RE, Soffer EE, Wruble LD (1985) Prognostic factors in colorectal carcinomas arising in adenomas: Implications for lesions removed by endoscopic polypectomy. Gastroenterology 89: 328-336
9. Hermanek P (1982) Early stages of colorectal carcinoma: Morphology, clinical aspects and prognosis. Clin Oncol 1: 587-598
10. Hermanek P, Giedl J (1983) Pathologische Anatomie polypöser Prozesse im Colon und Rectum. Leber Magen Darm 13: 254-260
11. Hermanek P, Gall FP (1986) Early (microinvasive) colorectal carcinoma. Pathology, diagnosis, surgical treatment. Int J Colorect Dis 1: 79-84
12. Jung M, Meier HJ, Mennicken C, Barth HO, Manegold BC (1988) Endoskopische und chirurgische Therapie maligner colorektaler Polypen. Z Gastroenterol 26: 179-184
13. Kobayashi S, Kasugai T (1973) Polypoid lesions of the colon and rectum with special reference of early detection of polypoid cancer. Endoscopy 5: 117-120
14. Matek W, Hermanek P, Demling L (1986) Is the adenoma carcinoma sequence contradicted by the differing location of colorectal adenomas and carcinomas. Endoscopy 18: 17-19
15. Montori A (1984) Colorectal polyps with invasive carcinoma - a surgical point of view. Coloproctology 6: 281
16. Morson BC, Bussey HJR, Samoorian S (1977) Policy of local excision for early cancer of the colon/rectum. Gut 18: 1045-1050
17. Morson BC, Whiteway JE, Jones EA, Macrae FA, Williams CB (1984) Histopathology and prognosis of malignant colorectal polyps treated by endoscopic polypectomy. Gut 25: 437-444
18. Muto T, Kaniya J, Sawada T et al. (1980) Colonoscopic polypectomy in diagnosis and treatment of early carcinoma of the large intestine. Dis Col Rect 29: 68-75
19. Nivatvongs S, Goldberg SM (1978) Management of patients who have polyps containing invasive carcinoma removed via colonoscope. Dis Col Rect 21: 8-11
20. Ottenjann R (1983) Polypöse Prozesse im Colon und Rektum. Leber Magen Darm 13: 251-253
21. Seib HJ (1986) Colon-Adenome mit einem invasivem die L.-Submukosa infiltrierendem Adeno-Carcinom. Risiko von Lymphknotenmetastasen und Indikation zur sekundären Operation. Verh Dtsch Pathol 69: 683
22. Shatney CH, Lober PH, Gilbertsen VA, Sosin H (1974) The treatment of pedunculated adenomatous colorectal polyps with focal cancer. Surg Gynecol Obstet 139: 845-850
23. Wingard BA, Coller JA, Schoetz DJ, Veidenheimer MC (1985) When is the polypectomy enough? 84th Annual Meeting of the American Society of Colon and Rectal Surgeons, San Diego 1985, Abstracts, p 105
24. Wolff W, Shinya H (1975) Definitive treatment of malignant polyps in the colon. Ann Surg 182: 516-525

Rezidive bei Karzinomen des Kolons und Rektums

W. OEHLERT

Trotz der mit Ausnahme beim tiefsitzenden Rektumkarzinom günstigen operativen Ausgangssituation beim Kolonkarzinom unterschiedlicher Lokalisation werden in der Literatur relativ hohe Rezidivraten nach ausreichender Resektion des Karzinoms angegeben. So gehen Morson u. Dawson [4] von der Annahme aus, daß von 100 Patienten mit kolorektalen Karzinomen durch Operation 50 geheilt werden, 10 am lokalen Rezidiv, 35 an hämatogenen Metastasen und 5 an lymphogenen Metastasen sterben. Mit dem Auftreten lokaler Rezidive im Anastomosenbereich, sog. „suture line recurrence", wird in 22% gerechnet. In zahlreichen Untersuchungen [1, 8, 9, 11] fällt auf, daß vor allem die Rate des lokalen Rezidivs unverhältnismäßig hoch ist, wobei allerdings die Lokalisation des Primärtumors und damit die anatomischen Verhältnisse eine Rolle zu spielen scheinen (Tabelle 1). So werden Lokalrezidive bei Karzinomen des Rektums und Rektosigmoids in 27,8% [1], 21,0% [9] und 24,4% [8] angegeben, während im proximalen Kolon in 14% nach chirurgisch radikaler Resektion lokal Rezidive beschrieben werden [11]. Nach Rao et al. [9] ist innerhalb eines Zeitraums von 5 Jahren das Lokalrezidiv die häufigste Todesursache beim kolorektalen Karzinom. Am niedrigsten liegt die Rezidivrate im Operationsbereich nach Resektion von Karzinomen des Colon ascendens und transversum. Etwa 3mal häufiger ist die Rezidivrate bei Befall des Zökums, Colon descendens und Colon sigmoideum, 4mal mehr Lokalrezidive als in der genannten Lokali-

Tabelle 1. Lokalrezidive nach kurativer Operation von Adenokarzinomen des Rektums, Rektosigmoids und Kolons

	Patientenzahl	Lokalisation	Lokalrezidiv
Cass [1]	151	Rektum u. Rektosigmoid	27,8%
Rao [9]	204	Rektum, Sigmoid und Rektosigmoid	21,0%
Philipshen [8]	412	Rektum	24,4%
Olsen [6]	281	Kolon u. Rektum	12,0%
Russell [11]	550	Proximales Kolon	14,0%

Tabelle 2. Die Häufigkeit von Rezidiven bei kurativ operierten Karzinomen des proximalen Kolons in Abhängigkeit von der initialen Ausbreitung. 38,5% aller Rezidive traten innerhalb von 12 Monaten, 72,0% aller Rezidive innerhalb von 24 Monaten auf [11]

Stadium (Dukes)	Rezidive/ Patientenzahl	%
A	1/ 58	1,5
B1	9/106	8,5
B2	63/200	31,5
B3	14/ 23	61,0
C1	9/ 20	45,0
C2	75/126	59,5
C3	15/ 17	88,0
Total	186/550	34,0

Tabelle 3. Lokalrezidive nach Operation nicht vorbehandelter Karzinome des Kolons und Rektums [1]

Lokalisation	OP-Bereich	Bauchwände	Peritonealmetastasen	n	%
Zökum	10	–	1	11/28	38
Colon ascendens	–	–	–	0/15	0
Colon transversum	3	1	–	4/15	26
Colon descendens und Sigma	10	6	2	18/71	25
Rektum, Rektosigmoid	42	–	3	45/151	30
Total	65/78 (83%)	7/78 (9%)	6/78 (8%)	78/280	28

sation beobachtet man im Rektum und Rektosigmoid [1]. Abhängig ist, wie nicht anders zu erwarten, die Rezidivrate von der lokalen Tumorausdehung (Tabelle 2), während der Befall regionärer Lymphknoten offensichtlich nicht entscheidend ins Gewicht fällt.

Vorsicht ist geboten bei der Bewertung von Fern-, vor allem Lebermetastasen, und dem Tumorbefall entfernter Lymphknoten als Rezidive, wenn nicht sehr genaue Angaben über die präoperativen Verhältnisse vorliegen.

Das besondere Interesse des Klinikers und Pathologen sollten die lokalen Rezidive, vor allem diejenigen im Anastomosenbereich, erwecken. Ihre Häufigkeit ist beim Kolonkarzinom unterschiedlicher Lokalisation auffallend groß (Tabelle 3), selbst bei einer Tumorlokalisation, die günstige Operationsverhältnisse und damit die Erhaltung des sog. Sicherheitsabstands erwarten läßt.

Der histologische Nachweis von Resttumorgewebe im Resektionsrand ist nach unseren eigenen Erfahrungen bei Karzinomen außerhalb des unteren Rektums ein extrem seltenes Ereignis. Um so unerklärlicher erscheint die hohe Rezidivrate im Anastomosenbereich. Dabei werden 39% aller Lokalrezidive innerhalb des ersten Jahres klinisch festgestellt.
Handelt es sich hier tatsächlich um Rezidive, so muß die Möglichkeit einer während der Operation erfolgten Implantation

Tabelle 4. Synchrone kolorektale Neoplasien bei Patienten mit kolorektalen Karzinomen [7]

Insgesamt:	185	Patienten (≙ 100%) mit kolorektalen Karzinomen
Davon:	60	Patienten (≙ 35,9%) mit synchronen Neoplasien
Insgesamt:	60	Patienten mit synchronen Neoplasien
Davon:	43	Patienten mit tubulären Adenomen,
	5	Patienten mit villösen Adenomen
	12	Patienten mit Karzinomen

von Tumorzellen in den Wundbereich diskutiert werden. Handelt es sich dagegen um das Neuwachstum eines Tumors in einem durch Wund- und Heilungsvorgänge bedingten Locus minoris resistentiae, dann muß unsere Aufmerksamkeit auf die Schleimhautveränderungen im Absetzungsbereich gelenkt werden.

Bevor allerdings ein erneutes Tumorwachstum als Rezidiv bewertet wird, sollte die Möglichkeit präexistenter Zweittumoren des Dickdarms ausgeschlossen werden, obwohl diese für die Ursachenerklärung von Anastomosenrezidiven nur in seltensten Fällen eine Rolle spielen dürften.

Die Implantation von Tumorzellen oder Zellverbänden in die intakte Schleimhaut muß als Rezidivursache weitgehend ausgeschlossen werden, da selbst bei stark

Tabelle 5. Total entfernte Adenome des Dickdarms mit schweren Atypien oder Karzinom bei 52 Patienten [2]

Art der Entfernung	Patientenzahl	Klinisch geheilt 6 M.-9 J. Kontrolle	Karzinom an gleicher Stelle
Polypektomie	28	27	1 Dukes B, 9 Monate
Kolotomie	23	22	1 Dukes A

zerfallenden, polypös wachsenden Karzinomen sog. Satellitentumoren als Folge einer Tumorimplantation in die benachbarte Schleimhaut praktisch nie beobachtet werden. Die submuköse Tumorausbreitung als Ursache für die Entstehung von Anastomosenrezidiven ist dann auszuschließen, wenn die Absetzungsränder sorgfältig histologisch untersucht und tumorfrei gefunden wurden. Eine retrograde lymphogene Verschleppung von Tumorzellen aus befallenen regionären Lymphknoten oder bei bestehender Lymphangiosis carcinomatosa während des Operationsvorgangs ist zwar nicht auszuschließen, aber eher unwahrscheinlich bei histologisch nachgewiesener Tumorfreiheit der Resektionsränder. Die hämatogene Entstehung eines Anastomosenrezidivs ist nur bei Vorhandensein von Fernmetastasen in Leber und Lunge diskutabel und müßte ausschließlich oder doch vorwiegend auf solche Fälle beschränkt bleiben, bei denen eine derartige Fernmetastasierung zum Zeitpunkt der Operation bestand. Es besteht somit die Annahme zu Recht, daß der während der Operation erfolgten Implantation von Tumorzellen oder Tumorgewebe in den Anastomosenbereich eine wesentliche Bedeutung bei der Entstehung des Lokalrezidivs zukommt, und sorgfältige und gezielte Untersuchungen zu dieser Frage erscheinen deshalb gerechtfertigt.

Zur sicheren Feststellung eines Rezidivs oder zum Neuwachstum eines Tumors gehört die Kenntnis über die Häufigkeit von Zweittumoren oder Kombinationstumoren im Dickdarm. Die zu dieser Frage existierenden Untersuchungsergebnisse (Tabelle 4) weisen auf die endoskopisch arbeitenden Kliniker und Pathologen bekannte Häufigkeit des gemeinsamen Vorkommens von Adenomen und Dickdarmkarzinomen hin [7]. Zusätzlich muß aber auch die relative Häufigkeit der Kombination von Karzinoiden und Karzinomen im Dickdarm und die Häufigkeit echter Doppelkarzinome, vor allem beim Bestehen einer chronischen Colitis ulcerosa, berücksichtigt werden.

Lokalrezidive von Dickdarmadenomen

Außerordentlich schwierig ist es, Häufigkeitsangaben über die Rezidivrate von Adenomen zu erhalten. Einmal sind hierbei besondere Kriterien zu berücksichtigen, ohne deren Erfüllung die Diagnose eines Rezidivs nicht gestellt werden sollte:

a) Die Feststellung eines echten Rezidivs kann nur durch den sicheren Nachweis des Adenomwachstums an der Stelle der vorhergehenden Entfernung erfolgen, d.h. in der Regel nur durch den Endoskopiker, der auch die Abtragung selbst vorgenommen hat.
b) Der Nachweis von Adenomen durch einen Untersucher bei einem Patienten, dem an anderer Stelle „alle Polypen" entfernt wurden, kann nicht als Beweis für Rezidive gelten, da das Vorhandensein übersehener oder an anderer Stelle

Tabelle 6. Anzahl der in den Jahren 1977 und 1978 untersuchten Dickdarmadenome unter Berücksichtigung der Art der Gewebsentnahme [5]

Jahre	Gesamt	Adenom in toto	Zerstückelt, aber Stiel getrennt	Zerstückelt ohne Stiel
1977	997 (100%)	338 (34,60%)	68 (6,96%)	571 (58,44%)
1978	1247 (100%)	642 (51,48%)	123 (9,87%)	482 (38,65%)

entstandener Adenome nicht auszuschließen ist.

c) Die Abtragung von Adenomen in Teilen ohne die Mitnahme und damit ohne die exakte Untersuchung des Stiels oder der benachbarten Schleimhaut läßt keine Aussage über eine Totalentfernung zu.

d) Die Möglichkeit des Rezidivs steigt mit dem Vorhandensein und der Ausdehnung von Atypien im Adenom. Dabei ist es zumindest erstaunlich, daß bei total entfernten Adenomen mit schweren Atypien oder einem bereits voll entwikkelten Karzinom Rezidive eher selten sind (Tabelle 5).

In unserem eigenen Untersuchungsmaterial konnten wir die Feststellung treffen, daß von in 2 Jahren insgesamt 2244 entfernten Adenomen nur 980, das sind 43%, in toto entfernt und eingesandt wurden. Etwa 8% wurden in Stücken zur Untersuchung angeliefert, wobei allerdings der Stiel getrennt untersucht werden konnte, und 48,5% wurden in Teilen übersandt ohne gesonderte Stielanteile (Tabelle 6). Die Rezidivhäufigkeit hätte somit in nur etwa 40% mit einiger Aussicht auf verwertbare Ergebnisse untersucht werden können.

Die tägliche Erfahrung bei der Untersuchung von Biopsiematerial aus dem Dickdarm zeigt zudem, daß nur sehr selten vom Kliniker Material mit dem Verdacht auf ein Adenomrezidiv eingesandt wird.

Eine weitere Schwierigkeit, die Rezidivhäufigkeit von Adenomen, vor allem der verschiedenen Adenomtypen, mit einiger Sicherheit zu bestimmen, liegt in der Tatsache, daß in vielen Fällen multiple Adenome unterschiedlicher Größe beschrieben werden, daß aber nur die größeren Adenome entfernt und vor allem auch sog. Polypenknospen belassen werden.

Differentialdiagnose polypöser Veränderungen im Anastomosenbereich

Bei der Diagnose der Anastomosenrezidive durch den Kliniker muß die Tatsache berücksichtigt werden, daß polypöse Gewebsveränderungen im Anastomosenbe-

Tabelle 7. Zur histologischen Differentialdiagnose polypöser Veränderungen in Anastomosen und Polypektomienarben

Epitheliale Hyperplasien	Hyperplasie der Schleimhaut Hyperplastischer Polyp Zystische Hyperplasie
Epitheliale Neoplasien	Polypenknospe Adenome
Mesenchymale Hyperplasien	Neuronale Hyperplasie Muskuläre Hyperplasie
Mesenchymale Neoplasien	Neurome?
Entzündlich-mesenchymale Granulome und Polypen	Fadengranulom Teleangiektatisches Granulom Gefäßektasien Kolonhistiozytose Lipidmakrophagen Malakoplakie

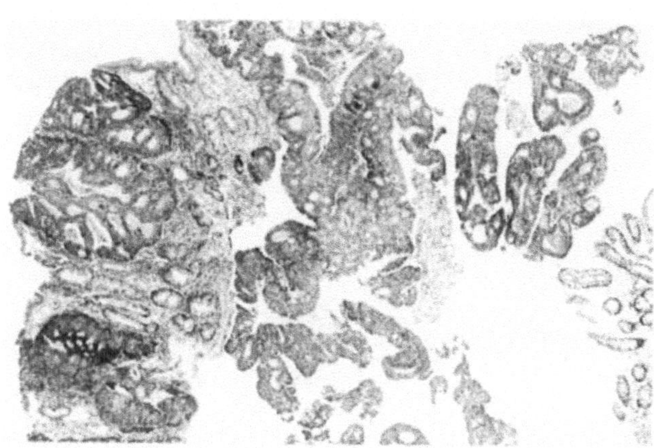

Abb. 1. Rezidiv eines Adenokarzinoms des Kolons im Biopsiematerial. Man erkennt mehrere Biopsiepartikel, die ausnahmslos aus Tumorgewebe bestehen. Nur am linken Bildrand findet man neben den Tumorzellverbänden schmale Streifen erhaltener Dickdarmschleimhaut. In diesem Falle war das rezidivierende Tumorgewebe im Schleimhautniveau gelegen und wurde als solches erkannt. (Vergr. 40-fach, HE-Färbung)

reich relativ häufig vorkommen, ohne daß es sich damit in der Mehrzahl der Fälle um Tumor- oder Adenomrezidive handelt. In Tabelle 7 sind derartige Veränderungen zusammengestellt, wobei zwischen direkten und indirekten Operationsfolgen und einer entzündlichen oder neoplastischen Zellproliferation als Ursache für die polypöse Veränderung unterschieden wird. Die Abb. 1-4 zeigen Beispiele für derartige polypöse Veränderungen im Anastomosenbereich, welche den Kliniker zur Verdachtsdiagnose eines Tumorrezidivs veranlassen können. Als häufigste polypöse Veränderung haben sich dabei die teleangiektatischen Granulome erwiesen, die vor allem innerhalb des ersten halben Jahres nach einer End-zu-End-Anastomose zur Beobachtung kommen. Weit seltener sind angiomatöse und metaplastische Gewebsveränderungen in polypöser Form.

Zur histologischen Differentialdiagnose polypöser Veränderungen in Anastomosen und Polypektomienarben

Epitheliale Hyperplasien

Gutartige, nicht neoplastische Hyperplasien der Dickdarmschleimhaut entwickeln sich auf entzündlicher Basis im Anastomosenbereich, können jedoch ebenso in der Umgebung bösartiger Tumoren beobachtet werden. Vor allem beim Rezidiv im Anastomosenbereich finden sich derartige oberflächliche Schleimhauthyperplasien als Reaktion auf ein in der Tiefe wachsendes Karzinomrezidiv. Bei nur oberflächlicher Gewebsentnahme wird das Tumorgewebe nicht erfaßt (Abb. 2a) und nur die tiefgreifende Gewebsentnahme erbringt in derartigen Fällen den Nachweis des Rezidivs (Abb. 2b). In unmittelbarer Umgebung der Anastomose und besonders ausgeprägt bei schwereren entzündlichen Veränderungen in ihrer Umgebung beobachtet man als Folge von Narben eine Destruktion mit zystisch ausgeweiteten Krypten mit Ausbildung sogenannter Schleimzysten. Auch diese imponieren als polypö-

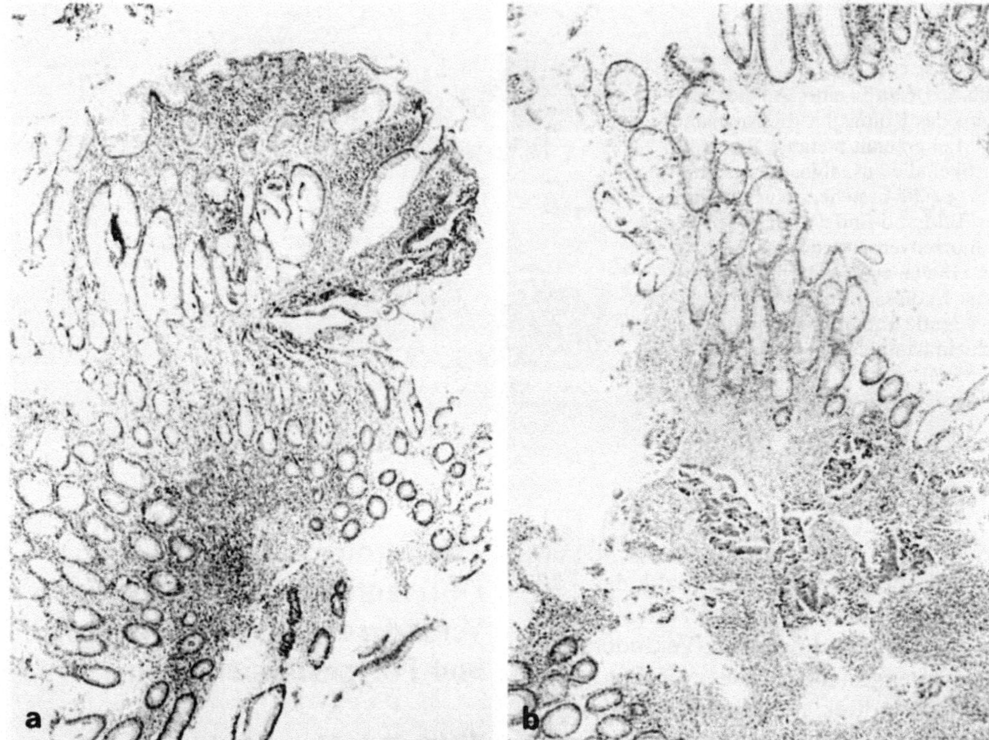

Abb. 2 a, b. Rezidiv eines Adenokarzinoms des Dickdarms mit Hyperplasie der benachbarten bzw. darüberliegenden Dickdarmschleimhaut. Endoskopisch wurden polypöse Schleimhautveränderungen mit Verdacht auf Rezidivtumor beschrieben. **a** Histologisch fand sich zunächst nur eine deutliche Schleimhauthyperplasie mit deformierten Krypten und einem dicht entzündlich infiltrierten Stroma. **b** Erst bei weiterem Aufschneiden des Materials stellten sich in tiefen Schleimhautabschnitten Verbände eines hochdifferenzierten Adenokarzinoms dar. (Vergr. 40-fach, HE-Färbungen)

se Gebilde und werden vom endoskopisch untersuchenden Arzt als Rezidiv angesehen.

Epitheliale Neoplasien

In mehreren Fällen konnten wir in unmittelbarer Umgebung der Anastomose Polypenknospen beobachten, die nach Aussagen des Klinikers zum Zeitpunkt der Operation nicht vorhanden waren. Wir müssen annehmen, daß es sich hier um die beginnende Neubildung eines Adenoms handelt, die vom Oberflächenepithel ihren Ausgangspunkt nimmt. Seltener konnten wir tubuläre oder villöse Adenome im Anastomosenbereich nachweisen.

Mesenchymale Hyperplasien und Neoplasien

Nicht selten bilden sich polypöse Vorwölbungen als Folge einer Hyperplasie der Plexus in der Submukosa und der Muscularis propria, wobei man hier in der Umgebung meist narbige Veränderungen beobachtet und eine Wucherung von Nervenfortsätzen. Das gleiche gilt in erster

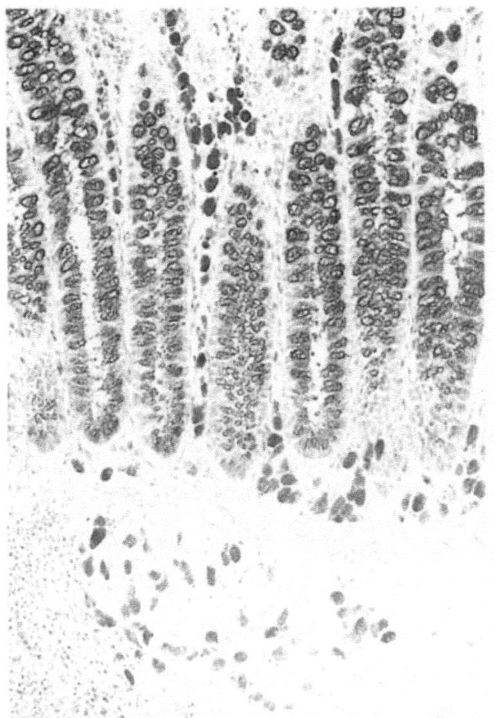

Abb. 3. Kolonhistiozytose mit ausgeprägter Schleimhauthyperplasie im Anastomosenbereich. Endoskopisch wurden grau-weißlich verfärbte polypöse Schleimhautvorwölbungen im Anastomosenbereich beobachtet. Histologisch findet man eine verbreiterte Dickdarmschleimhaut mit verlängerten, aber becherzellreichen Krypten. Das Schleimhautstroma und die aufgesplitterte Muscularis mucosae zeigt Gruppen histiozytärer Zellelemente, die mit PAS-positivem Material beladen sind. (Vergr. 160-fach, PAS-Färbung)

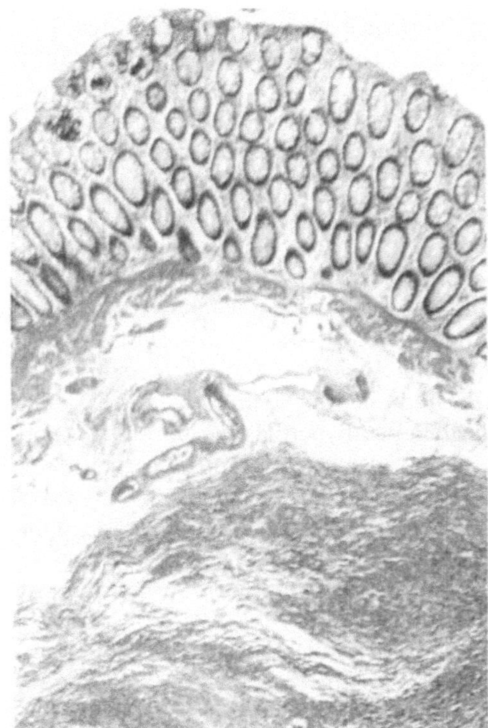

Abb. 4. Submuköses Kontrastmittelgranulom im Anastomosenbereich. Endoskopisch waren grauweißliche polypöse Vorwölbungen im Anastomosenbereich aufgefallen, die als Rezidiv gewertet wurden. Histologisch fand sich unter einer nur geringgradig entzündlich veränderten Dickdarmschleimhaut ein größerer Bezirk, in dem Kontrastmittelrückstände neben einer Fremdkörperreaktion nachweisbar waren. (Vergr. 40-fach, HE-Färbung)

Linie für die Muscularis mucosae, bei der es im Anastomosenbereich zu myomähnlichen Hyperplasien kommen kann. Neuromartige, einander sich durchflechtende Neubildungen von Nervenfasern, ähnlich wie man sie in der Appendix nach rezidivierenden Appendizitiden findet, lassen sich auch im Anastomosenbereich nachweisen und imponieren ebenfalls als polypartige Vorwölbungen.

Entzündlich-mesenchymale Granulome und Polypen

Das teleangiektatische Granulom ist in unserem Material die häufigste gutartige polypöse Neubildung im Anastomosenbereich, die vom Endoskopiker fälschlicherweise als Rezidiv angesehen wird. Diese bei entzündlichen Prozessen im Dickdarmbereich besonders häufigen überschießenden Regenerate mit ihrer außerordentlich vulnerablen Oberfläche führen zu Blutungen und lenken damit den Verdacht auf ein Tumorrezidiv. Ebenso häufig findet man im Bereich der Polypektomie Gefäßektasien, wie sie in Stielen tubulärer und villöser Adenome häufig anzutreffen sind. In der Regel lassen sich dabei in der Umgebung Eisenablagerungen erkennen als Hinweis auf vorangegangene Blutungen. Mit Rezidiven werden allerdings derartige Gefäßektasien seltener verwechselt. Auch die sog. Kolonhistiozytose findet man im Anastomosenbereich relativ häufig und sie ist nicht selten mit einer Schleimhauthyperplasie kombiniert (Abb. 3). Das gleiche gilt von Ansammlungen lipidspeichernder Makrophagen, deren Ansammlungen ebenfalls zu Vorbuckelungen der Schleimhaut im Anastomosenbereich mit gelb-weißlicher Verfärbung Anlaß geben (Abb. 4). Eines der seltensten Ereignisse ist die Malakoplakie, die zwar in der Literatur beschrieben [10], die wir selbst aber noch nicht im Anastomosenbereich beobachten konnten.

Zusammenfassung

Lokalrezidive nach kurativer Operation von Adenokarzinomen des Dickdarms werden in Abhängigkeit von der Lokalisation des Tumors verhältnismäßig häufig beobachtet. Je ungünstiger die Operationsverhältnisse, desto häufiger wird über Lokalrezidive berichtet, vor allem also bei Karzinomen des unteren Rektum. Die Wahrscheinlichkeit eines Lokalrezidivs wird um so größer, je ausgedehnter der Tumor die Dickdarmwandung infiltriert hat. Das Zustandekommen der Lokalrezidive bei nachweisbar freien Absetzungsrändern im Operationspräparat ist bislang ungeklärt. Die Möglichkeit von Implantationsmetastasen wird für wahrscheinlich gehalten. Rezidive bei nicht karzinomatös veränderten Adenomen des Dickdarms sind selten und kommen praktisch nur dann vor, wenn das Adenom nicht total mit dem Stiel entfernt wurde. Die stückweise Abtragung von Adenomen erschwert nicht nur die ausreichende histologische Untersuchung, sondern schafft die Möglichkeit eines Rezidivs.

Nicht alle polypösen Veränderungen im Anastomosenbereich sind Rezidive. Differentialdiagnostisch ist bei derartigen Veränderungen vor allem zu denken an teleangiektatische Granulome, Schleimhauthyperplasien, Fremdkörpergranulome und neugebildete Polypenknospen. Tiefgreifende Biopsien bei Schleimhauthyperplasien im Anastomosenbereich sind erforderlich, um in der Tiefe lokalisierte Rezidive zu erfassen.

Literatur

1. Cass AW, Million RR, Pfaff WW (1976) Patterns of recurrence following surgery alone for adenocarcinoma of the colon and rectum. Cancer 37: 2861-2865
2. Lipper S, Kahn LB, Ackerman LV (1983) The significance of microscopic invasive cancer in endoscopically removed polyps of the large bowel. Cancer 52: 1691-1699
3. Malcohn AW, Perencevich NP, Olson RM, Hanley, Chaffey JT, Wilson RE (1981) Analysis of recurrence patterns following curative resection for carcinoma of the colon and rectum. Surg Gynecol Obstet 152: 131-136
4. Morson BC, Dawson IMP (1979) Gastrointestinal pathology, 2nd edn. Blackwell, Oxford
5. Oehlert W (1982) Grundzüge der Diagnostik: Biopsie. In: Der kranke Dickdarm. IV. Hamburger Medizinisches Symposium. Witzstrock, Baden-Baden Köln New York
6. Olson RM, Perencevich NP, Malcolm AW, Chaffey JT, Wilson RE (1980) Patterns of recurrence following curative resection of adenocarcinoma of the colon and rectum Cancer 45: 2969
7. Pagana J, Ledesma EJ, Mittelman A, Nava HR (1984) The use of colonoskopy in the study of synchronous colorectal neoplasm. Cancer 53: 356-359
8. Pilipshen SJ, Heilweil M, Quan SHQ, Stern-

berg SS, Enker WE (1984) Patterns of pelvic recurrence following definitive resections of rectal cancer. Cancer 53: 1354-1362
9. Rao AR, Kagan AR, Chan PM, Gilbert HA, Nussbaum H, Hintz BL (1981) Patterns of recurrence following curative resection alone for adenocarcinoma of the rectum and sigmoid Colon. Cancer 48: 1492-1495
10. Rotterdam H, Sommers SH (1981) Biopsy diagnosis of the digestive tract. Raven Press, New York
11. Russel AH, Tong D, Dawson LE, Wisbeck W (1984) Adenocarcinoma of the proximal colon: Site of initial dissemination and patterns of recurrence following surgery alone. Cancer 53: 360-368
12. Taylor FW (1962) Cancer of the colon and rectum. A study of routes of metastases and death. Surgery 52: 305-308

Inkontinenz

M. SCHWEIGER

Die Aufrechterhaltung der Stuhlkontinenz ist eine komplexe Leistung des Organismus. Eine Vielzahl von Organen und anatomischen Strukturen wirken in einem komplizierten Regelkreis zusammen. Veränderungen in anderen Organen können als Störgröße erheblichen Einfluß auf diesen Regelkreis - Kontinenz - ausüben.

Aufgrund dieser Gegebenheiten sind die Ursachen der analen Inkontinenz sehr mannigfaltig, ebenso wie die Möglichkeiten der apparativen Diagnostik.

Für die Inkontinenzdiagnostik ist die gründliche Anamnese und die klinische Untersuchung unbedingt Voraussetzung. Die apparative Funktionsdiagnostik kann wertvolle zusätzliche Informationen liefern, jedoch diese Basisdiagnostik nicht ersetzen.

Apparative Inkontinenzdiagnostik

Willital [2, 6] hat für die Kinderchirurgie die sog. Funktionsendoskopie empfohlen. Bei diesem Verfahren wird der Analsphinkterschluß mit einem Endoskop beobachtet.

Aus folgenden Gründen überzeugt jedoch dieses Verfahren zur Kontinenzbeurteilung nicht:

1. Die übliche proktologische Untersuchung ist ebenso aussagekräftig und einfacher.
2. Objektive, reproduzierbare Daten und Meßwerte können nicht gewonnen werden.
3. Das Endoskop selbst stellt eine erhebliche Störgröße im Analkanal dar. Wird zudem Luft im Rektum insuffliert, tritt der sog. rektosphinktäre Reflex ein, das heißt, der Analsphinkter erschlafft.

Für die anorektale Funktionsdiagnostik empfiehlt sich in der Erwachsenenchirurgie die Elektromyographie und die Manometrie [4, 5].

Der Untersuchungsvorgang unterteilt sich in verschiedene Abschnitte.

Zuerst wird ein EMG vom M. sphincter ani externus und vom M. puborectalis abgeleitet. Dann folgt die Registrierung des Druckes im Rektum und in Analkanalmitte (Abb. 1).

Bei beiden Untersuchungsvorgängen werden folgende Funktionen geprüft:

1. die Ruhesituation,
2. die willkürliche Kontraktionsfähigkeit,
3. Eigenreflexe, ausgelöst durch Hustenstöße, wobei der Druck im Analkanal normalerweise höher als im Rektum ist,
4. Fremdreflexe wie anokutaner Reflex.

Ein weiterer Untersuchungsgang ist die Bestimmung des Rektumdruckes und des Analkanaldruckes bei rektaler Distension.

Ein Ballon im Rektum wird in 50-ml-Schritten mit Luft gefüllt und dabei distentiert (Abb. 2).

Durch rektale Distension wird der sog. rektosphinktäre Reflex ausgelöst. Zu-

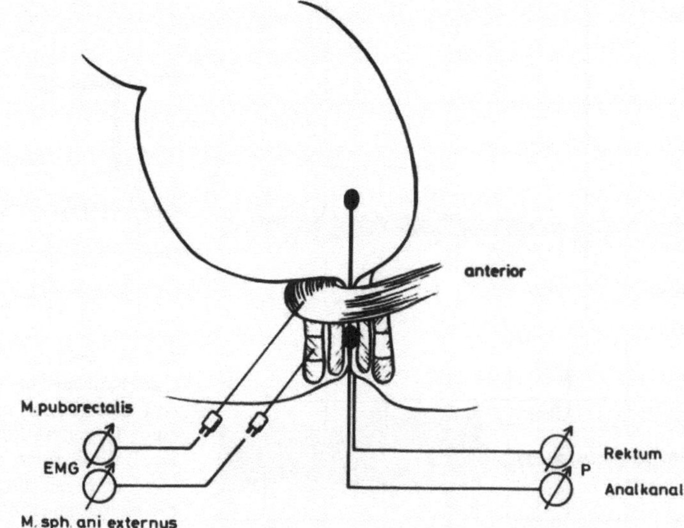

Abb. 1. Lage der EMG-Elektroden und der Manometriesonden bei der anorektalen Funktionsdiagnostik

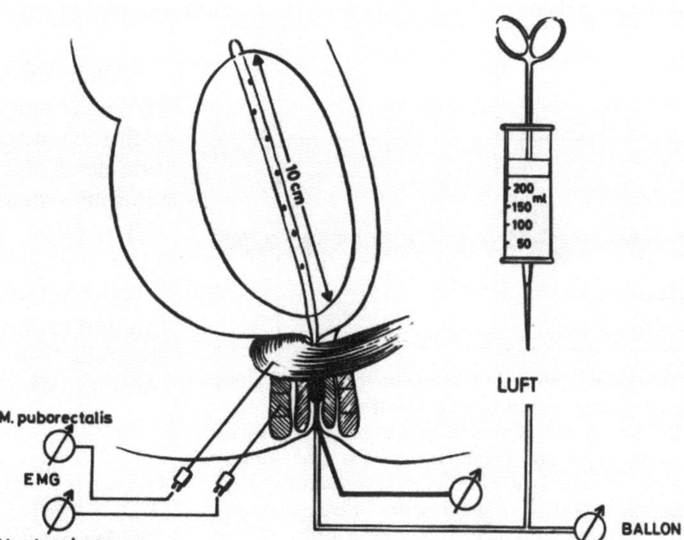

Abb. 2. Untersuchungsanordnung bei der rektalen Distension zur Auslösung des rektosphinktären Reflexes. Ein Ballon im Rektum wird in 50-ml-Schritten mit Luft gedehnt

nächst kommt es beim Gesunden zu einem Druckanstieg im Analkanal. Danach setzt reflektorisch eine Erschlaffung ein, um nach einiger Zeit ein neues - etwas niedrigeres - Ruheniveau einzunehmen.

Beim Morbus Hirschsprung fehlt dieser Reflex.

Folgende Parameter sind besonders aussagekräftig in der Differenzierung zwischen Kontinenz und Inkontinenz.

Der Druckunterschied im Rektum und im Analkanal beim Husten als Ausdruck der Streßinkontinenz ist charakteristisch, wenn er negativ ist, ebenso die Kraft der willkürlichen Kontraktion, wenn diese unter 80 mm Hg liegt.

Der Analkanalruhedruck ist weniger potent in der Beschreibung einer Inkontinenz, da er einer sehr großen biologischen Streubreite unterliegt.

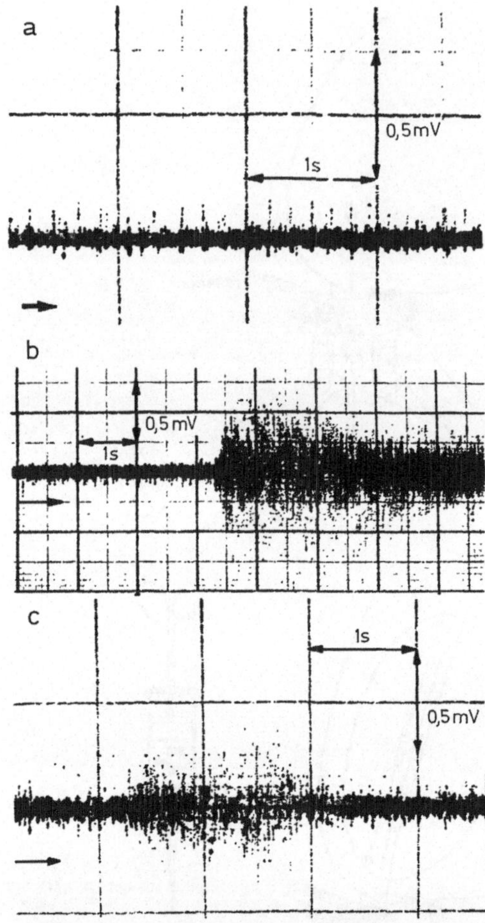

Abb. 3 a–c. Normale EMG-Muster im M. sphincter ani externus. **a** Ruheaktivität mit ca. 6 Spikes/s. **b** u. **c** Interferenzmuster bei willkürlicher Kontraktion und beim Husten. Da eine Vielzahl von motorischen Einheiten vorhanden sind, kommt es zur Überlagerung der Spikes, die Nullinie und die einzelnen Spikes sind nicht identifizierbar

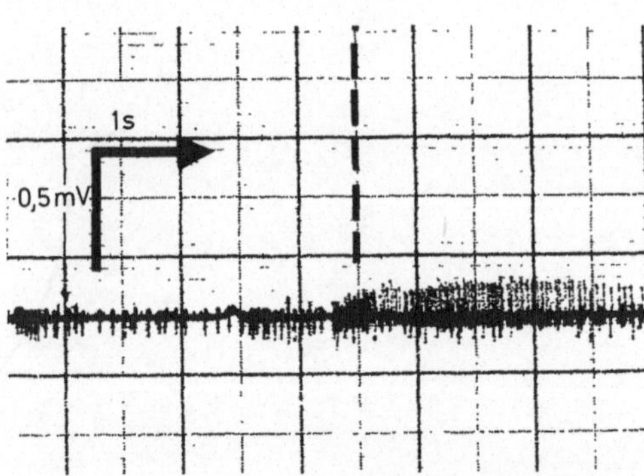

Abb. 4. Fehlendes Interferenzmuster bei willkürlicher Kontraktion (rechts von gestrichelter Linie). Auf dem Boden eines Rektumprolapses ist es zu einer Degeneration von Muskelfasern gekommen. Es sind nur noch wenige motorische Einheiten intakt; zu einer Interferenzbildung kommt es nicht, die einzelnen Spikes sind identifizierbar

Neben ausgesprochen pathologischen EMG-Veränderungen wie spontanen Mehrfachentladungen ist die Ruheamplitude der EMG-Spikes im M. sphincter ani externus sehr signifikant.

Bei einer Ruheamplitude von unter 0,15 mV ist eine Kontinenz nicht möglich.

Kann bei willkürlicher Kontraktion kein Interferenzmuster aufgebaut werden, ist ebenfalls die Stuhlinkontinenz gesichert (Abb. 3 u. 4).

Ursachen der Stuhlinkontinenz

Die häufigste Ursache der Stuhlinkontinenz ist der Rektumprolaps.

Bei etwa 30% unserer Prolapspatienten fanden wir deutliche psychische Störungen, die das Krankheitsbild überlagerten und den späteren Therapieerfolg relativierten. Zur postoperativen Funktionsdiagnostik sind daher objektive, reproduzierbare Verfahren - wie oben beschrieben - erforderlich, um klare Indikationen für etwaige Folgeeingriffe zu bekommen.

In gut ⅔ der Fälle kann eine Stuhlinkontinenz beim Rektumprolaps durch eine transabdominelle Rektopexie zumindest gebessert werden.

Persistiert die Inkontinenz nach einem solchen Eingriff, ist ein sog. „post-anal repair“ nach Parks [3] indiziert. Diese Operation besteht im wesentlichen in einer Plikatur der quergestreiften Analsphinktermuskulatur und damit einer Tonisierung des Schließmuskels.

Die sog. Hämorrhoidektomie nach Whitehead kann zu einem totalen Verlust des sensiblen Analkanals und damit zur sensorischen Stuhlinkontinenz führen.

Die chirurgische Therapie [1] besteht in der Rekonstruktion des analen Kanals durch 2 große Rotationslappen sensibler perinealer Haut - der sog. S-Plastik.

Bei der chirurgischen Therapie kryptogener Analfisteln muß immer ein gewisser Teil der Analsphinktermuskulatur durchtrennt werden. Insbesondere bei den hohen Fisteln resultiert bei einem Teil der Patienten eine Minderung der Kontinenzleistung, in unserem Krankengut sind es ca. 8%.

Die Therapie dieser Inkontinenzform besteht in der Analsphinkterrekonstruktion.

Die durchtrennten Muskeln werden freipräpariert und durch Naht direkt überlappend vereinigt [1].

Die tiefe anteriore Rektumresektion beim Rektumkarzinom im mittleren Drittel führt zum weitgehenden Verlust der Rektumampulle.

Eingehende klinische und manometrische Studien haben jedoch ergeben, daß nur ein kleiner Teil der Patienten mit einer Inkontinenz rechnen muß [4]. Bei sehr tiefer Resektion sind nach einer Adaptationszeit von 1 Jahr 80% der Patienten voll kontinent. Beim Rest sind die Störungen zumeist erträglich.

Treten jedoch große Anastomoseninsuffizienzen mit konsekutiver Fibrosierung der Levatormuskulatur auf, ist die Wahrscheinlichkeit einer Inkontinenz sehr viel höher.

Kommt es nach Eingriffen am Kontinenzorgan zu Kontinenzstörungen sind - nicht zuletzt auch aus forensischen Gründen - objektive reproduzierbare diagnostische Methoden erforderlich.

Leider werden insbesondere bei der Manometrie die unterschiedlichsten Verfahren angewandt. Meßergebnisse von verschiedenen Untersuchern können daher nicht verglichen werden. Damit können natürlich auch nicht die Operationserfolge nach bestimmten Eingriffen zur Erhaltung oder Erzielung der Stuhlkontinenz objektiv überprüft werden. Eine Aufgabe der Zukunft ist es daher, eine Standardisierung der anorektalen Funktionsdiagnostik zu erarbeiten.

Literatur

1. Goligher JC (1980) Surgery of the anus rectum and colon, 4th edn. Bailliere Tindal, London
2. Meier H, Groitl H, Willital GH (1984) Kontinenzstörungen bei Kindern - Diagnostisches Vorgehen und therapeutische Konsequenzen. In: Farthmann E, Fiedler L (Hrsg) Die anale Kontinenz und ihre Wiederherstellung. Urban & Schwarzenberg, München Wien Baltimore
3. Parks AG (1975) Anorectal incontinence. Proc Soc Med 68: 681
4. Schweiger M (1982) Funktionelle Analsphinkteruntersuchungen. Springer, Berlin Heidelberg New York
5. Schweiger M (1984) Manometrie, EMG. In: Bartelheimer H, Ossenberg F-W, Schreiber HW, Seifert G, Winkler R (Hrsg) Aktuelle Proktologie. Pflaum, München
6. Willital GH, Groitl H, Zeiser E, Riedl A (1977) Fortschritte in der Diagnostik funktioneller Störungen des Enddarms bei Kindern - chirurgische Konsequenzen. Monatsschr Kinderheilkd 125: 2

Sachverzeichnis

a

Acanthosis nigricans 78
Acholasie des Ösophagus 37
Adenome 183
Analfisteln, kryptogene 193
Anastomosen, bilio-digestive 147
- des Kolons 162
-, Endoskopie von 162
Anastomoseninsuffizienz 4
Anastomosenstriktur, postoperative 25
-, Therapieverfahren 26
Anastomosierung, laterolaterale 79
-, - des Jejunumstumpfes 79
Angiodysplasien 93
Antirefluxoperation 11

b

Ballondilatation des Pankreassphinkters 158
-, endoskopische 141
-, pneumatische 158
Barrett Syndrom, sekundäres 38
Billroth-I-Operation 63
Billroth-II-Operation 65, 194
Blutstillungsverfahren, endoskopische 90
Blutungen, postoperative gastrointestinale 2
-, -, ischämische Läsionen 3
-, -, Mehrfachbefund 3
-, -, Streßläsionen 3
-, -, technisch bedingte 3
Bougierungsverfahren, blinde 8
-, endoskopische 8
n-Butyl-2-Cyanoacrylat 31

c

Cholangiodrainage, perkutane transhepatische 133
-, transpapilläre 133
Cholangiographie, perkutane transhepatische (PTC) 130
Cholangitis, aszendierende 141, 147
-, eitrige 105
-, primär sklerosierende 141, 147
Choledochuduodenostomie 147
Cholestase, extrahepatische 116

d

Dekompressionssonde bei paralytischem Ileus 84
Dilatation, pneumatische 37
Dilatationstherapie, endoskopische 78
Ductus hepatocholedochus, Durchtrennungen 126
-, Ligaturen 126
-, Stenosen 126
Duodenaldivertikel, juxtapapilläres 102, 130
Duodenopankreatektomie 156
Dysphagie 7

e

Elektromyographie 190
Endoskopie, postoperative 2
Engen an Speiseröhre und Kardia 7
-, postoperative 7
-, -, benigne 7
Entlastungssonden (s. Dekompressionssonde) 163
ERCP 100, 145
-, assoziierte therapeutische Methoden 136
-, in der frühen postoperativen Phase 116, 136
-, nach operativen Eingriffen am Pankreas 154
Ernährungssonde, nasoenterale 77
Erosionen, gastroduodenale 94
Erweiterungen nach Hepp-Couinaud 150
Ethibloc 157

f

Fadenulkus 68
Fibrinklebung 24
Fisteln, biliäre 116, 124
-, pankreokutane 116
Fistelverschluß, endoskopischer 24
-, -, durch Fibrinklebung 24
-, -, durch fibroplastische Reaktionen nach Natriumhydroxidlösung 24
Forrest-Kriterien 94

Frühkarzinom, kolorektales 170
-, von hohem oder niedrigem Risikograd 170
Fundoplicatio, Störungen nach 36

g

Gastrektomie, partielle 63
-, totale 76
-, -, postoperative Störungen nach 76
-, -, Syndrome nach 76
Gastritis, chronisch-atrophische 70
Gefäßstumpf, sichtbarer 94
Granulome, teleangiektatische 164, 185
-, von Fremdkörpern 165

h

Hämobilie 116
Hepatikojejunostomie 149
Huibregtse-Endoprothese 141
Hymecromon 107
Hyperplasien, epitheliale 185
-, mesenchymale 186

i

Ileumreservoir 169
Inkontinenz 190
-, Diagnostik 190
-, sensorische 193

j

Jejunoplikation 79

k

Karzinom des Kolons 181
-, des Rektums 181
-, Differenzierungsgrad 179
-, Invasionstiefe 179
Karzinomrezidiv 74
Kolektomie, totale 169
Kolitis, ischämische 169
Kolonpolypen, maligne 170
Koloskopie nach Eingriffen am Kolon 168
Kontrastmittelablaufzeit 108, 110

l

Lithotripsie, mechanische 114, 121
Lymphangiosis carcinomatosa 173

m

Magenstumpfkarzinom 71
Magenteilresektion, obere 66
-, Rezidivulkus nach 67
-, -, Ursachen 68
Mallory-Weiss-Syndrom 91
Manometrie 190
Mukosektomie 173
Mukosazylinderplastik nach Smith 152
Myotomie, vordere longitudinale (nach Gottstein-Heller) 37

n

Nahtbruch 4
Nahtdehiszens 4
Needle Knife 106
Neoplasien, epitheliale 186
-, mesenchymale 186
Notfallendoskopie 90, 94

o

Ösophagojejunostomie, nach Graham 49
-, nach Longmire 49
-, nach Roux 49
-, nach Schloffer 76
Ösophagoskopie in der frühen postoperativen Phase 2
Ösophagus, Eingriffe am unteren 35
-, -, funktionelle Ergebnisse 35
Ösophagusatresie 39
Ösophagusdivertikel, epiphrenisches 38
Ösophagusersatz, Störungen nach 22
-, Syndrome 22
Ösophagusvarizensklerosierung 29
-, Injektionstechnik 29
-, Instrumentarium 29
-, Komplikationen 32

p

Palliative endoskopische Pertubation (PEP) 79
Pankreasgangokklusion 157
Pankreaskarzinom 140
Pankreaskopfkarzinom 130
Pankreaslinksresektion 155

Pankreaspseudozyste 158
Pankreassphinkter, Stenose des (s. hypertensiver Pankreassphinkter) 158
Pankreatitis, chronische 156
Papilla Vateri, Hyperplasie der 104
-, villöses Adenom der 105
Papillenkarzinom 105, 140
Papillenmamometrie 139
Papillenstein, inkarzerierter 105, 106
Papillenstenose, benigne 100, 139
-, entzündliche 123
-, sklerotisch fixierte 123
Papillome des Ösophagus 78
Papillotomie, endoskopische (EPT) 112, 139
-, -, Indikationen 112
-, -, Komplikationen 113
-, chirurgische 112
-, Letalität 113
-, Morbidität 113
Polidocanol 30
Polyp, maligner 179
-, vom High-risk-Typ 179
Polypektomie, endoskopische 170
-, kolorektaler Adenome 170
-, Komplikationen 175
Postcholezystektomie-Syndrom (PCS) 137, 145
-, biliopankreatische Ursachen des 138
Postgastrektomieösophagitis 60
Postgastrektomiesyndrome 46, 70
Precutting 114

r

Reflex, rektosphinktärer 190
Reflux, bei Normalpersonen 88
-, bei Patienten mit Leberzirrhose 88
-, bei ulcus-duodeni Patienten 88
-, bei ulcus-ventriculi Patienten 88
-, duodeno-gastraler 85
-, jejuno-gastraler 85
Refluxkrankheit, gastroösophageale 35
Refluxösophagitis, alkalische 46
-, Einteilung nach Savary und Miller 56, 59
-, nach Gastrektomie 44
-, nach Ösophagogastrostomie 67
-, sondeninduziert 4
Refluxrate bei Rekonstruktion nach Longmire 78
-, nach Roux-Y 78
-, nach Schloffer 78
Rektumresektion, tiefe anteriore 193
Residualsteine 117
Restmagen, bakterielle Besiedelung 70
Rektropexie 193
Rektroskopie, nach Eingriffen am Rektum 168
Rektrumprolaps 192
Rezidive, von Dickdarmtumoren 181
-, lokale 181

s

Siegelringzellkarzinom 78
Sonde, nasobiliäre 139
Sphincter Oddi, Dyskinesie des 110
Sphinkterfunktion, medikamentöse Beeinflußbarkeit 107
Sphinkterotomie des Sphincter proprius pancreatis 132
-, endoskopische 100
Sphinkterspasmus 109
Steinextraktion 139
Stenosen, infolge iatrogener Verletzungen der Speiseröhre 7
-, narbige 7
-, peptische 7
Stufenschnitte 178

t

Tc-99-Lebersequenz-Szintigramm 152
Thrombin 91
-, Injektion 91
Tumorrezidiv, lokales 166

u

Ulcus ventriculi, hepatogenes 88
Ulzera, mit großem Gefäßstumpf 97
-, mit kleinem Gefäßstumpf 97

v

Veränderungen, polypöse 184
-, -, Differentialdiagnose von 184
-, -, entzündliche mesenchymale 187
-, -, im Anastomosenbereich 184

w

Whipple-Operation 130

z

Zirrhose, primär biliäre 141
-, sekundäre 141
Zystikusstumpfsyndrom 143